U0258217

照片治疗技术

探究个人照片与家庭相册的秘密

PhotoTherapy Techniques

Exploring the Secrets of Personal Snapshots and Family Albums

［加］朱迪·韦泽（Judy Weiser）　著

张 喆　王 瑞　洪显利　陈 伟　译

人民邮电出版社

北 京

图书在版编目（CIP）数据

照片治疗技术：探究个人照片与家庭相册的秘密 /
（加）朱迪·韦泽（Judy Weiser）著；张喆等译. -- 北
京：人民邮电出版社，2024.3
ISBN 978-7-115-63506-8

Ⅰ. ①照… Ⅱ. ①朱… ②张… Ⅲ. ①照片—应用—
精神疗法 Ⅳ. ①R749.055

中国国家版本馆CIP数据核字(2024)第032443号

内 容 提 要

随着智能手机的普及，用手机拍照记录生活的点滴变得更加流行。而当人们就拍摄的照片展开自由讨论时，照片就成了非语言交流的媒介，似乎照片可以同时表达人们的思维和情感部分。因此，每一张照片都有故事要讲、有秘密要分享、有回忆要呈现。

本书所讲述的照片治疗是一组技术，包括投射技术、自画像技术、用他人拍摄的来访者照片工作、用来访者拍摄或收集的照片工作、用家庭相册和自传式照片集工作。这些技术可以提升心理咨询师或治疗师在进行助人工作时的专业技能。读者可以根据治疗模式的类型和来访者遇到的困难、人群定位或他们所喜欢的环境来调整使用照片治疗技术的方式。此外，书中不仅有丰富的案例、大量的照片和图片，还有练习示例，一步一步教你如何使用这些技术。当读完本书后，你将了解照片治疗技术"是什么""为什么"和"怎么做"。

本书不仅适合心理学家、婚姻和家庭治疗师、精神科医生、艺术治疗师、社会工作者等人阅读，也适合对照片治疗感兴趣和想通过照片更多地探索自己的生活，以此作为增强自我认识和个人成长的一种方式的读者阅读。

◆ 著 ［加］朱迪·韦泽（Judy Weiser）
译 张 喆 王 瑞 洪显利 陈 伟
责任编辑 黄海娜
责任印制 彭志环

◆ 人民邮电出版社出版发行 北京市丰台区成寿寺路 11 号
邮编 100164 电子邮件 315@ptpress.com.cn
网址 https://www.ptpress.com.cn
北京捷迅佳彩印刷有限公司印刷

◆ 开本：787×1092 1/16
印张：22 2024 年 3 月第 1 版
字数：350 千字 2025 年 3 月北京第 4 次印刷
著作权合同登记号 图字：01-2023-3911 号

定 价：99.00 元
读者服务热线：（010）81055656 印装质量热线：（010）81055316
反盗版热线：（010）81055315

数码照片**更**适用——因为照片治疗技术所探索的是照片所蕴含的情感内容，并不关注照片是怎么拍摄的。除非照片本身消失，否则照片治疗技术永远不会过时！

献给我的丈夫鲍勃，以及我生命中那些特别的人，他们的照片与我心心相连……瞬间永恒，万世珍藏。

推荐序一

自朱迪·韦泽出版其代表性著作《照片治疗技术》以来，这本书已经被翻译为意大利语、韩语和俄语。然而，国内了解和应用照片治疗技术的人很少。令人欣喜的是，张喆博士带领其团队正尝试把照片治疗技术引入中国，并为推动照片治疗技术的本土化而持续努力着。

近年来，随着儿童、青少年心理问题频发，厌学、拒学问题增多，如何帮助他们深入了解自己，促进其身心健康成长，已经成为心理健康工作者面临的一大问题。在临床心理工作实践中，越来越多的人发现，通过通俗易懂的表达性艺术治疗进行自我探索是儿童、青少年喜闻乐见的方式。与心理咨询和心理治疗的其他流派和技术相比，表达性艺术治疗有其独特的魅力和疗效。表达性艺术治疗的类别众多，如绘画治疗、音乐治疗、舞动治疗等，而照片治疗是其中的瑰宝之一。

在促进心理治疗和个人成长方面，照片治疗有其独特的作用。现代人不可避免地生活在充满镜头的世界里，照片不仅记录了我们的生活，更饱含我们无法用言语描述的丰富情感状态和潜意识信息。即使最普通的照片也可以成为很好的心理咨询和心理治疗工具。

由张喆带领团队翻译的《照片治疗技术》是国内第一部介绍照片治疗的专业译著，具有开创性的意义。我相信，本书的出版会使照片治疗技术的理论和实践在中国这片肥沃的土地上生根发芽，也为那些致力于表达性艺术治疗研究的心理健康工作者和临床工作者提供更有价值的参考。

是为序！

樊富珉

清华大学心理学系教授、博士生导师（荣休）

北京师范大学心理学部临床与咨询心理学院院长

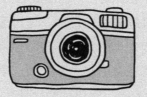

推荐序二

我初次接触张喆博士，是在一次心理学学术研讨会上。彼时，他作为参会者给我留下了非常深刻的印象。无论大会的工作坊还是会议报告，他都表现得积极、赤诚。在他身上，我不仅看到了心理学工作者的敏锐和人性光辉，更被他的远大理想和抱负所感动。其实，说到理想和抱负，人人都有，但能否转化为现实，最关键的要看这个人是否有将其付诸实践的能力和精神。而张老师的言谈举止和对心理咨询（特别是艺术治疗）的独到见解让我非常欣赏，后续与他的交流和接触也进一步印证了我的想法。

我记得他曾经跟我说过，想为国内的心理学界和心理学领域做些什么，对此当时我并没有特别在意。后来，当我从一些报道或书上看到张喆这个名字，并从网上了解到他正在做的事情时，我发现他正在朝着自己当初的理想和抱负前进。当接到为《照片治疗技术》一书写推荐序的邀请时，我感到既惊讶又欣喜。惊讶的是，他一直在坚持做自己想做的事；欣喜的是，我国的心理咨询行业正在不断壮大，百花齐放、百家争鸣的景象已呼之欲出。

本人此前了解过一些与拍摄相关的内容，加之我的儿子大学所学的专业是摄影艺术，所以当张老师把《照片治疗技术》的译稿发给我时，我非常支持他把这本书介绍给国内的同行。我们知道，很多新手咨询师抱着强烈的助人之心，急切地想要帮助来访者摆脱困境。但我们也知道，在面对一些防御比较强或有年龄限制甚至有严重创伤的来访者时，我们很难通过言语来表达和描述出其心底的一隅。然而，作为表达性艺术治疗之一的照片治疗，可以将来访者的潜意识具象化地投射在具体的事物上，也就是照片上。如此一来，来访者就可以更直观地正视自己所处的困境或面临的问题，可以找到自己拍摄或收集的照片如何捕捉和表达自己的情感。

其实，当我们回顾照片时，仿佛在跨越自身的局限，感受那凝固的时间，而过往的喜怒哀乐也会若隐若现。每一张照片都承载着一段记忆，它的真实性和纪实性，会让我们重回那些令人感动或心痛的时刻，这也是我了解到的照片治疗技术的诱人之处和魅力所在。

《照片治疗技术》是一本关于照片治疗的全面指南。它不仅告诉我们如何利用照片寻找被隐藏的情感和意识，还带领我们探索照片背后的故事。这些照片或许是来访者自己拍摄的，或许是他人为来访者拍摄的，或许是来访者收集的图片，无论何种形式，它们都是个体的真实写照。通过回顾一张张照片，来访者可以更深层次地探索自己的潜意识，而由照片延伸出来的故事也是一个人的心灵旅程，更是一次与自我对话的机会。通过照片，来访者会发现隐藏的内在力量与智慧，也将学会如何面对未知的挑战，与过去的伤痛和解，重焕心灵的光辉。

是为序！

伍新春

北京师范大学心理学部教授

中国心理学会临床与咨询心理学专业委员会主任

译者序

2006年9月，我踏出国门到韩国攻读研究生。初到异乡的我感到很孤独，为了一解思乡之苦，我买了一部可以拍照的手机，方便与家人联系，同时我也想用拍照的方式记录自己的留学生活。那时我就想，会不会有和我一样喜欢拍照的来访者呢？照片是否可以运用到心理咨询中呢？后来，在机缘巧合下，我知道了照片治疗技术的代表人物、加拿大心理学家朱迪所写的《照片治疗技术》一书。

2017年，经过几年的学习和准备，我带着紧张又激动的心情给朱迪写了一封电子邮件，表达了我想把《照片治疗技术》一书翻译成中文的想法。几天后，朱迪给我回信了，很委婉地表达了她的顾虑，因为我没有照片治疗技术的长程受训背景，她觉得我很难理解和把握书中的专业术语和内容，不能很好地表达她的思想和照片治疗技术的精髓。

为了实现这个梦想，我再次赴韩国攻读博士，并且选择圆光大学艺术治疗学专业，原因是该专业的李尚烈教授早年在加拿大留学时师从朱迪并与她有过深入的交流。于是，我申请并有幸成为他的博士研究生。

2021年，我获得了艺术治疗学博士学位。同年，博士毕业回国后，我再次联系朱迪，向她表达了我想把《照片治疗技术》一书翻译成中文的想法，这次她经过慎重考虑后同意了。

2022年6月，我组织了一个译者团队，除了我，另外三位译者分别是渤海大学的王瑞老师、重庆师范大学的洪显利副教授和天津大学的陈伟博士。王瑞老师也师从李尚烈教授，是我的师妹。洪显利副教授有多年表达性艺术治疗学习和授课经验。陈伟博士则在艺术和心理领域有着多年的工作经历。

虽然翻译这本书的过程很艰辛，但朱迪似乎在每一章都设置了一个彩蛋，因为

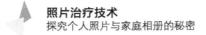
每一章的内容都让人惊喜不已，相信读者读完本书后会有相同的体验。

在我即将写完译者序时，我的母亲走过来问我在干什么，怎么这么晚还不睡。我说在写《照片治疗技术》的译者序。她愣了一下说："你的姥爷特别聪明，他是咱们市第一个自学研究出如何冲洗彩色照片的人。"当听到这句话后我突然明白，原来我和照片之间的缘分来自这里。

翻译团队代表：张喆
于中国葫芦岛

译者介绍

　　张喆，男，韩国圆光大学艺术治疗学博士，率先把照片治疗技术引进中国；渤海大学社会心理服务与艺术治疗中心主任，副教授，硕士生导师；韩国照片艺术治疗学会注册督导师；担任社会职务有韩国圆光大学特任教授，泰国西那瓦国际大学心理学专业兼职教授、博士生导师，北京师范大学珠海校区心理健康服务中心实习督导师；出版著作有《画里的秘密：儿童绘画心理分析与咨询》《艺术治疗：从绘画了解未知的自己》《蝴蝶抱抱》《保护你的勇士》《安全屋》等。

　　王瑞，女，韩国圆光大学艺术治疗学博士，渤海大学心理健康教育硕士生导师，韩国照片艺术治疗学会照片艺术治疗师，韩国临床艺术治疗学会艺术心理咨询师，韩国艺术心理治疗学会色彩心理咨询师。

　　洪显利，女，重庆师范大学教育科学学院心理学副教授，硕士生导师；中国心理学会临床心理学注册工作委员会注册心理师，重庆市心理卫生协会理事，重庆市残疾人心理健康与咨询学会理事；主要从事社会心理学、教育心理学、儿童游戏疗法、箱庭疗法、艺术疗法、戏剧疗法等课程的教学与研究。

　　陈伟，女，天津大学临床与咨询心理学硕士，教育学博士；天津市"131"创新型第三层次人才，国际温尼科特协会会员，北京温尼科特学研小组成员；主要研究领域包括儿童、青少年心理健康和艺术治疗等。

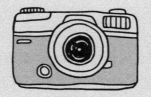

新版前言

在这本书的中文简体版中，我在许多方面进行了更新，包含了更多、更新的资源，以及更加详尽的作者介绍和更多细节来帮助读者更好地了解书中的内容。

但是，首先我要回答一个经常被问到的问题："自从您30年前第一次撰写这本书以来，随着数字技术和手机拍照的广泛应用，书中的内容是否已经过时？"

我的回答是："当然不过时！"实际上，照片治疗技术的用途更广泛了，因为这些新技术的进步为拍摄、查看、重新修图和更便捷地分享个人和家庭照片提供了诸多机会，而这在早些年是无法实现的。

然而，由于照片治疗技术是基于对嵌在任何照片中的情感意义进行探索（照片所传达的故事即时且非言语化地给每个观看者带来的感受和记忆），而不仅仅是它是什么（其表面呈现的视觉细节，无论这些细节是否经过数字化的处理得到增强），所以使用哪种技术来创建或查看照片并不重要！

正因如此，我相信这本书在今天与首次出版时一样有意义，只要照片本身还存在，这种重要性就会继续保持！已经接受过培训的心理健康工作者将学习到如何针对来访者的个人和家庭照片提出恰当的问题，从而帮助来访者开始探索当他们思考或讨论照片时所产生的更深层次的情感和记忆，以及如何将这些反应塑造成结构化的治疗过程，从而获得他们需要的洞察力，这些洞察力可以帮助他们做出他们所期望的改变。

由于本书运用了清晰的非技术性语言，所以许多非心理健康专业人士（包括专业教练、康复工作者、基于照片的定性研究人员，以及许多不需要接受专业心理健康技术培训的人）也可以从中受益，读者也可以通过改编其中的技术来帮助自己或他人提升幸福感。

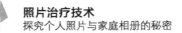

我非常高兴这本书被越来越多的人关注，随着国与国之间交流的不断增加，近年来这本书被翻译成了多种语言，我非常荣幸地邀请读者阅读这本书的中文简体版！

朱迪·韦泽

照片治疗技术
探究个人照片与家庭相册的秘密

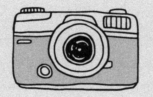

导　言

"若你还留着我的照片，那我便仍在你心里。"

她很清楚自己想要什么："在那边，树的旁边，以大海为背景。"她看着眼前的景色，在脑海（和照相机的取景器）里构图，然后用脚在泥土上画了一个X，为拿着照相机的朋友标记了确切的站位。"等我准备好，就会摆搂着树的姿势，在我微笑时，你就拍，但别把其他人拍进来。"她指挥道。而她的朋友也尽了最大努力记下了她的要求。从酒店的阳台上看着这一切，我亦像从前那样，再次被人们对使用拍照来精准记录特殊时刻的期望所震撼。我也很关注这位女士的朋友，因为她被期望可以拍出完美的照片，日后用以证明那个非常令人愉快的假期。

我想知道这张照片会是什么样子：是会被当作一个和朋友共度假期的回忆而珍藏在家中的某个地方，还是会因为"不太完美"（正如她所想象到的那样）而被立刻删除呢？她会喜欢照片中自己的样子吗？或许会发现这反而让她想起了自己的母亲？这张照片会让她想起生命中其他时间、地点、人物的相关记忆，并联想到相关的经历吗？还是只在日后的绝望中象征着那仅存的幸福时光呢？她是否能完全意识到所选的停顿时刻的潜在意义？她是否明白印刷出来的照片所拥有的现实意义在她心里远比在相纸上更重要呢？她是否能暂缓脚步并认识到她对这张照片的解释只是众多版本中的一个？她是否意识到自己正在被观察，而在这种观察下又会有怎样的不同呢？

正是这些隐藏在普通照片中的生活的部分，才为其边界内的意义增光添彩。而这些"秘密"是拍照者或后来的观看者所意识不到的。许多年前，我开始注意到人们关于自己收藏的照片的对话可以产生事实性和情感上的信息，而那恰巧是我无法通过直接询问得到的。我还发现，当人们看到我挂在画廊上的照片时，也会出现同样的情况。有时我甚至还会听到人们站在照片前争论它们的意义，并对摄影师拍摄这张照片的初衷或展览这张照片的原因提出相反的假设。

通常，我会让人们就照片展开自由讨论。作为一名艺术家，我痴迷于听他们对一张我很熟悉的照片发表所见所感，不过显然他们的见解与我的非常不同（特别是如果他们还没意识到这张照片是我创作的）。于是，我开始意识到，永远不会有一种方法可以清楚地预测人们可能从我的照片中"得到"什么，或者当他们与照片互动时，可能会唤起怎样的情绪。作为治疗师，我对所有这些"意外"嵌入照片视觉细节的无声交流很感兴趣。

最初我将照片视为一种艺术品，这种想法也给我带来了很多经历，在这些经历中，照片被作为一种非语言的交流方式，而不管它们可能包含的任何潜在艺术价值——而这本书则介绍了这一转变的结果，因为它试图给读者提供一个"更清楚"的视角，让他们了解在提供心理治疗或咨询的人手中，不同种类的普通照片可以成为强有力的工具。当治疗师开始探索每张照片对感知、拍摄、摆姿势、保存甚至只是记住它的人所具有的内在意义时，照片的艺术成分很快就变得无关紧要了。

简史

当我决定开始使用来访者的照片和家庭相册中的照片作为刺激因素时，我发现，对我提出的关于照片的问题，他们的回答唤醒了自己与潜意识和深深埋藏的记忆、想法和情感的联系，而这是我通过口头询问无法触及的。使用自然嵌入来访者回应、创作、摆姿势或收集的照片中的象征性交流，我注意到他们开始以一种自己没有意识到却又完全熟悉的方式在情感和信息之间建立联系：谈论那些已经成为他们日常生活一部分的普通照片和相册中的照片。由于这些认识，我开始开发一个更正式的相互关联的技术框架，该框架是基于这种自发的非正式的"照片探索"过程，而这个过程经常发生在人们随意讨论他们的个人照片（特别是那些有他们出现的照片）时。

我第一次尝试这些技术是在为几名听力受损的原住民儿童（原住民指在加拿大的美洲印第安人）做咨询的时候，其结果非常令人兴奋。后来我被要求为这项工作写一篇文章（Weiser，1975），并且要为这个过程想一个题目。于是我选择了"照片治疗"（PhotoTherapy）这个名字，并试图通过使用两个大写字母来强调这两个部分的平衡。我原以为出版了这本书后，我很快就会出名，我认为自己创造了一个新的领域。

大约六个月后，我收到了参加在美国伊利诺伊州举行的第一届国际照片治疗研讨会的邀请。虽然成名的想法很快就消失了，但我在这次会议上解释了我的工作，也认识了其他数十位心理治疗师，他们展示了自己的那些"照片 - 心理咨询"相组合的类似版本。接着，一份季刊开始出版、一个国际协会成立、1983 年由克劳斯（Krauss）和弗莱尔（Fryrear）编辑的《心理健康中的照片治疗》（*PhotoTherapy in Mental Health*）一书出版，为我们中的许多人提供了写我们一直在做的事情的机会。

十年后，有关照片治疗的专业活动、媒体关注、学术出版物和学校网络皆有所增加。我们中的一些专家也开始为那些对照片治疗技术感兴趣的人开展培训。1982 年，作为该领域的资源、培训和网络基地，加拿大温哥华的照片治疗中心开始对外开放。该中心内设有一个开放式图书馆，馆藏数百篇文章、书籍和大量"现场"个案录像带，供学生及从业人员使用。

读者群体

为了相关的治疗实践或更广泛的应用，许多不同领域的人参加了公开或专业的照片治疗会议。这些人不仅包括从事心理治疗或相关咨询活动的心理健康从业人员（心理学家、婚姻和家庭治疗师、精神科医生、艺术治疗师、社会工作者等），而且还包括那些具有相关背景的人，如特殊教育教师、将英语作为第二语言的教师、夏令营人员、神职人员等。当然也有很多将视觉素养、跨文化研究和非语言交流的概念应用于社会学习或课堂情境的理论家们，对视觉信息编码、表达和放置在语境中的方式感兴趣的人类学家和社会学家，以及许多参与摄影艺术的人和参与该领域教学或批判理论的人，都对此十分感兴趣。最后，也有很多公众表达了好奇心，这些人本身可能并没有心理问题，但他们想通过照片更多地探索自己的生活，以此作为增强自我认识和个人成长的一种方式。

尽管这本书主要是为上述第一类读者所写，但它也激发了上述列出的所有其他读者的兴趣。它可能对表达性艺术治疗师特别有用，因为他们的理论基础是基于这样的概念：象征性的艺术表达赋予了情感一种形式，否则这些情感可能无法转化为意识层面或语言层面的内容。这是一本将严肃的治疗过程展现出来的书，也是一项最好由那些受过适当训练的人完成的活动。但我确信，任何对视觉交流或自我探索及对启发他人分享个人照片中潜藏的秘密感兴趣的人，都会发现这本书有趣的地方和助人的特点，哪怕他们只是为自己，而不是为了应用到专业的工作中。

在这本书中提出的照片治疗是一组技术，这些技术可以提升已经有能力的心理治疗师在进行助人工作时的专业技能。这本书并不是为了教大家如何进行心理治疗，而是为了教那些已经训练有素的治疗师如何及为什么使用其他治疗工具，来辅助他们更好地完成助人工作。读者可以根据治疗模式的类型和来访者遇到的困难、人群定位或他们所喜欢的环境来调整使用照片治疗的方式。而对尚未接受过心理治疗技能培训的读者来说，这些内容也非常有用。但需要注意的是，如果你想尝试对他人而非只对自己使用照片治疗技术的话，那就必须接受该治疗方法的专业培训。

关于照片治疗，大家经常问的一个问题就是，是否必须成为一名熟练的摄影师才能真正做好照片治疗工作？答案是否定的。摄影艺术的专业训练与其说是一种优势，不如说是一种妨碍。因为对图像构成、色调质量、区域系统、解构公式等的审美关注，往往会阻碍人们将注意力集中于将照片作为沟通和情感刺激来进行自发性治疗的反应。

在我的临床治疗实践中，我将摄影视为动词，也视为名词，它既是变革的积极推动者也是反思的对象，既是非常直接的情感交流也是艺术。因此，就算那些模糊、起皱、构图糟糕的普通个人照片，也与出于艺术原因而创造的照片一样有用。所以，那些业余爱好者，甚至从未拍摄过照片的心理治疗师，也很有可能与接受过摄影艺术培训的心理治疗师一样，出色地将照片治疗融入自己的治疗实践。

除了作为一名心理治疗师，我恰巧也是一位艺术家，一位"成熟的"摄影艺术家，我的作品常在画廊展出和出售，所以，我经常会反思自己的摄影作品，以便更深入地了解自己的内心过程。但是，我想非常清楚地说明，我认为我最主要的"艺术"（即驱动我的创作热情并赋予我内在情感的发泄口）更多地植根于创造和实施成功的心理治疗上。做心理治疗，并且做好心理治疗，便是我的艺术。我的专长是助人，当仅靠文字还不够时，"照片"①就是我与潜意识交流的主要语言之一。它本身就

---

① 照是拍照、摄影，动词；片是相片、图片，名词，简称照片。——译者注

是一门艺术，读者不必成为任何其他学科的官方"艺术家"也可以很好地使用照片治疗技术。

理论依据

在过去的十年里，很多心理健康专业人士都在寻求进一步的照片治疗技术培训。但随着这一兴趣的增长，很明显，单独一个人（抑或和其他同事一起）无法对每一个对照片治疗技术感兴趣的人开展培训。特别是当学习如何在自己的专业实践中应用照片治疗技术时，就必须先亲自体验它们，才能理解它们的有效性。

1983 年出版的有关照片治疗的书，虽然包含了非常出色的概念介绍，但它只是详细地介绍了各类治疗师在其特定实践或设置中运用照片治疗所能做的事，而关于如何真正开始进行照片治疗，实际上并没有为读者提供实际的建议。这就是我写这本书的原因：提供一个实用的指南，给读者提供新鲜的想法（支持他们的理由）和活动，让读者和他们的来访者一起进行尝试，因为我坚信，最好的学习就是从个人经验中内化而来的。本书提供了一个结构化的框架，结合了理论基础、丰富的插图技术说明，以及大量的实用建议和"如何立即开始"的练习，从而让读者在体验后，再与来访者一起使用。

在此当然也应该补充一个简短的说明，讲一下这本书不是什么。一些理论家 - 作者［特别是阿克雷特（Akeret，1973）和莱西（Lesy，1976，1980）］把他们的整个实践都建立在这样一个假设之上，即他们已经知道人们的照片是什么了，并且他们可以指导读者像解读一本书一样解读一张照片。同样，许多后现代主义艺术理论家和批评家认为，根据预先设定的解读规则，是可以对照片的视觉"文本"进行解码和心理分析的（Burgin，1982；Roskill，1989；Roskill and Carrier，1983）。

的确，我明白，至少以这种方式可以探索一部分照片的内在含义，但前提是你得有预先的指南（包括对权力、文化、性别、种族等方面的具体认识），这将使你能够根据这些既定的规则来理解和说明。然而，在这种情况下，你解读的"真相"仍然只是和制定这些指南的人的现实情况相关，但与拥有其他价值体系的人则完全毫无关联。

所以，这本书不会教读者如何解读别人的照片的含义，相反，它将展示助人工作者与来访者相互协作、一起步入的图像之旅，是如何帮助人们揭示他们以前无意识的联想和感觉的。

当你读完这本书后，你将了解照片治疗技术"是什么""为什么"和"怎么做"，并希望在此过程中也能有一些启发性的个人发现。如果你是一名想要开始使用这些技术的心理咨询师或治疗师，我希望你也能了解这一点，与为了更好地了解来访者的生活而"在来访者的立场上工作一天"相比，你可以静静地站在他们的照相机的镜头后面，看看他们看到（如何看到）了什么；根据他们对一个人"应该"需要什么样的肖像的指示为他们摆姿势；与他们一起思考摄影图像所激发的意义、感受、记忆和思想；和他们一起探索他们的相册，聆听他们解释他们以特定的方式拍摄某些照片的理由（以及那些照片中可能缺少的东西，如果有的话）。你也可以通过和他们一起看他们的家庭相册，和他们一起探索他们的非语言行为的细微差别，从而偶然地发现对他们的家庭和价值观有意义的见解，看看这些见解是如何在不知不觉或摆姿势时被捕捉到的。最后，如果你问他们对你拍摄的照片的反应，你可能会重新发现每个人的思想是多么的不同和特别。

在本书中，我使用一个框架展示一个人对着照相机时可能会采取的一些位置姿势的相关技术。例如，作为主题，可以让别人给你拍照（这个人安排或选择抓拍的时机）；作为一名拍摄者，可以拍摄照片（其他人、风景、物体或其他任何能吸引你眼球的东西）；作为一名摄影指导，要摆姿势为自己拍照，但需要做出所有涉及的选择（包括控制按下快门的时刻）；作为个人收藏的有特殊意义的照片（比如那些在相册、桌子上或在家里的墙上发现的照片）的"策展人"；最后，作为一名反思的观众再看看你的照片，别人给你的照片或在杂志、画廊、贺卡等中"发现"的照片。

内容概述

本书中最重要的几章从大致相同的角度介绍了几种照片治疗技术：当你浏览任意照片时会引发的状况（投射技术）；你对创作照片有全部的控制权（自画像技术）；他人为你拍摄的照片，无论摆拍还是你自愿，都是由他人来决定拍摄的时间和内容等（用他人拍摄的来访者照片工作）；你拍摄或收集的对自己有特殊意义的照片（用来访者拍摄或收集的照片工作）；为了记录你的生活的家庭相册和自传式照片集（用家庭相册和自传式照片集工作）。每种技术都包括大量的案例，说明不同来访者的经历和体验，每章之后都有相关的练习或活动。

第一章为照片治疗技术提供了理论背景和关键点，第二章不仅对每种技术进行了简要介绍，也解释了它们是如何成为一个真正相互关联和相互依赖的系统，而不是某些特定的固定线性进程中离散且独立的步骤。在这本书中，我并没有试着提供照片治疗的完整发展历史，也没有任何全面的文献综述。不过，当我觉得它们很重要时，偶尔也会提到相关的资料来源。撰写一部用大量篇幅记录他人发现的巨著并不是我的目标。阅读一本关于治疗的书是一回事，而真正开始和一名活生生的来访者尝试这些技术则完全是另一回事，所以这本书绝对是面向后一种的不二之选！

同样，虽然我之前强调了这本书对艺术治疗师的附加价值，但在这本关于照片治疗的书中，没有足够的空间深入讨论书中给出的练习或案例中涉及的纯艺术治疗的元素。如果读者希望进一步了解来访者表达的这些部分，有很多已经发表的艺术治疗的文献可以参考，部分文献列在了本书最后的推荐阅读中。

在前两章的基本介绍之后，本书的其余部分主要包含了实用的信息、插图和对每种技术的建议。

第三章"投射技术"是利用自由联想的过程，将视觉刺激与有意识和无意识的意义联系起来。一个人看任何普通照片时，所见的内容皆不止于眼前的某一点。在一般层面，向来是眼见为实。无论隐喻还是字面意义，我们会看到我们相信的，我们也会相信我们看到的，这两者基本上不可分割。通常，所见与理解是同义词。所以，这一章为所有余下的照片治疗活动奠定了基础，因为与照片的投射性互动也会发生在所有其他照片治疗技术中。在本章中，读者将会看到各种通过摄影图像吸引来访者及根据过程中提出的问题组织治疗的方法，此外还列举了一些用以说明人们的反应及如何将这些反应整合到整体治疗进展中的案例。本章以较长的篇幅做结尾，讲述了一个人在几个月内与一张照片的相遇。而有关这幅插图的故事是书中最长的轶事，并附有评论，解释了我提出这些特定问题的原因。

第四章讲的是第二个主要的技术——自画像技术。因其自我导向的问题，所以拥有治疗的首要地位（如自尊、自信、自我接纳和其他自我感知反应）。自画像技术专注于将来访者视为独特的个体，与周围的家庭或社会环境分离。在这里，自我被描述为直接被自己感知，以希望获得更好的客观自我意识，而在接下来的两章中，自我将作为一个独立的个体被他人感知和感知他人。

本章详细介绍了来访者可以自发或根据治疗师的要求制作各种自画像,我对创作自画像的过程及创作后的积极讨论中可以做些什么提出了建议(如果需要,可以使用各种艺术材料、文字、拼贴画或三维作品进行详细阐述)。

其中一个关键部分展示了可以针对任何形式的自画像进行各种提问。我选择了一个我最喜欢的练习并给出了详细的介绍,它的提问形式展示了我将如何向持有这些照片的来访者提出问题。本章最后的案例中使用的文本实际上完全遵循了相同的提问模式,以便读者可以观察到如何在实际体验中"现场"处理自画像,以及根据来访者的需求和咨询师的不同目标诠释和激活一个练习。

第五章是关于他人拍摄的来访者照片。一些同道将其他人为来访者拍摄的照片作为自画像工作及与自我形象和自我感知直接相关的一部分。但是,我更喜欢将"他人拍摄的来访者照片"和"自画像"分开讲授,因为在拍摄过程未能完全在来访者独立控制的情况下,会产生不同的权力问题。(我也对第六章将要讨论的技术,即来访者拍摄或收集的照片,做出了类似的区分。)

本章并没有教读者查看来访者的照片,并就他们的面部、姿势、身体或其他同时拥有的拍摄细节的意义发表外部视角的观点。相反,我向读者展示了如何将来访者的照片作为起点,来更多地了解他们的生活和感受,同时发现更多关于他们如何看待自己及与他人的非语言交流的信息。本章关注来访者出现在照片里的视觉内容,以及所有与人物图像一起出现在照片中的其他信息,也有关于拍摄者的相关讨论。拍摄者即是对照片的存在负责的人,无论他(她)要求来访者摆姿势,还是自发地用镜头捕捉来访者。

因为这一章和下一章与摄影中的自我陈述密切相关,我就没有在这一章写更多冗长的文字记录或案例研究。相反,本章使用了几个较为简短的案例说明其他人拍摄的来访者照片可以提供的各种治疗效果。

第六章是关于来访者拍摄或收集的照片。如上所述,我也是单独讲授这种技术的,因为尽管所有的照片在某种程度上都是隐喻性的自画像,是来访者对焦点和注意力的个人选择,但他们却很少意识到这一点。因此,他们对照片的选择会表明对他们而言哪些类型的图像是值得注意和保存的。有时,是拍照瞬间周边的事件赋予了图像最强烈的情感意义,而不是画框内实际存在的视觉内容。这一点也适用于来访者收集的其他人拍摄的照片，通常只是因为他们喜欢这些照片。这类照片通常是通过选择性的积累而不是"拍摄"获得的，所以来访者可能直到后来遇到它们时才会意识到这是一种自我反思的视觉表达。

本章讨论了来访者拍摄或收集的照片的用途，包括那些已经用于治疗领域的照片和来访者根据治疗师分配的任务创作的照片。同时，它还提出了这些视觉作品在日后用于聚焦部分或优先目标、价值观澄清和多元照片活动的方法。本章的最后并非以来访者的案例作为总结，而是一个人的个人反思，他用自己的照片（附上一张隐形的照片）直接参与了一个深入的练习，并且还分享了在完成练习的各个步骤时的感受。

第七章介绍了家庭相册和自传式照片集里的照片。前三章已经独立地探讨了"自我"的概念，本章则通过考虑家庭中的"自我"将照片治疗的整个图景补充完整——将家庭单位视为一个"自我"，一个不同于仅由出生、归属、选择或任何类型的"家庭"被认同形成的个体之和，以及就其成员之一的我的来访者而言，这意味着什么。无论孤立的自我还是语境中的自我，一种外化和客观化的自我认同实际上就是它自己的故事和自己的建构。读者可以通过比较由家庭相册保管者创建的家庭故事与出现在相册中的人（或被排除在外的人）所定义的版本，来了解在家庭工作中两者兼而有之的好处。

本章将从家庭系统理论的框架入手，讨论如何将该概念应用于与来访者一起回顾的现有家庭照片（或已遗失的照片），并根据特定的练习重新格式化它们。相册保管者（家庭故事的叙述者）的角色也被探索和记录在几个案例中，用以说明几种基于系统的定位。此外，本章还讨论了如何在需要发现个人支持网络的情况下使用它们，并将这些信息用于帮助那些临终的人、受虐待的幸存者和其他特殊群体进行生活回顾与总结。

本章讨论了来访者通过回顾自己的家庭相册来了解秘密和发现系统性的潜在情感。我认为，本章的案例由一个恰好也受过系统理论培训的人来完成的完整相册评论可能是有益的——在这种情况下，通常就是我自己！因此，读者会发现本章的案例是我对自己的家庭相册的回顾性反思，这些相册根据系统理论概念被分为多个部分，如寻找模式、代际传递、三角关系、性别角色与期待、角色个性化及其他关键结构要素。

在本书的最后，第八章简要讨论了照片治疗的其他方面，这些方面对所有读者都十分重要，它将本书全面综合在一起，形成了对所有人都有用的应用研究。

最后，读者将会看到本书的参考文献和推荐阅读，它们一同为读者提供了一个全面的附加文献列表，它们都展示了这些技术在实际应用中范围的广泛性和多样性。

诚如我的目标，这本书是关于照片治疗内容的实用和功能性的提炼，它将会指导读者在阅读完并亲身体验推荐的"入门"练习后立即开始使用这些技术。

有关本书列出的参考文献、任何其他信息或反馈，欢迎读者给我发电子邮件：JWeiser @ phototherapy-centre.com。

关于作者

朱迪·韦泽，心理学家、艺术治疗师、作家、讲师和培训师，同时也是照片治疗和照片治疗技术的先驱。

朱迪是加拿大温哥华照片治疗中心的创始人兼主任，被认为是专注于研究个人照片所蕴含的情感内容，并探索如何通过与照片互动来帮助人们改善生活的"世界级权威"。

其编撰的经典著作《照片治疗技术：探究个人照片和家庭相册的秘密》已出版第三版，被翻译成意大利语、韩语、俄语（简体中文版即将上市）。她还在专业出版物发表了数十篇有关这一主题的文章或内容。

朱迪的网站"照片治疗和治疗性照片技术"（PhotoTherapy & Therapeutic Photography Techniques）仍然是这些（及许多相关）技术的主要信息来源，并且她的 Facebook 相关群组现在已有 11000 个非常活跃的成员。

在过去的 40 年里，朱迪在全球 50 多个城市举办了 300 余场教育研讨会、高级培训课程、主题会议演讲和讲座，向心理健康专业人员教授如何利用照片治疗、照片艺术治疗来提高他们与来访者咨询会话的成功率。

朱迪还多次受邀于波兰、意大利、乌克兰、墨西哥、俄罗斯、美国和加拿大的国际专业协会会议上发表主题演讲或会议报告。作为美国家庭治疗学会的正式成员，她还曾担任多伦多和温哥华艺术治疗学院的兼职讲师。

除了关注照片治疗（和影像疗法）技术，朱迪也一直在教非治疗师如何运用她提出的技术并对此进行各种改编——如疗愈性拍摄、社会行为性拍摄和疗愈性电影制作，以便在不需要专业技术的情况下，为民众和社区创造积极的改变。

除此之外，她还讲授如何为基于照片的活动设计特定的目标及如何非常有效地将其应用于其他专业领域，如培训、正念练习、基于照片的定性参与式研究项目等。

朱迪曾是《照片治疗杂志》（*Phototherapy Journal*）的编辑，现在仍然是意大利《科学艺术》（*PsicoArt*）和《加拿大艺术治疗协会杂志》（*Canadian Art Therapy Association Journal*）的编委会成员。她还担任过国际艺术医学协会董事会的加拿大联络员，以及北荷兰大学创意治疗系的咨询委员会成员和讲师。并且目前她还担任视觉治疗中心（美国）、心理和摄影研究所（墨西哥）、PSYFoto/PSYForte 组织（俄罗斯）、视频报告和逐梦音视频制作中心（意大利）和 ONE 项目（加拿大）的顾问。

尽管不再亲自教学，朱迪仍会通过在线咨询、演讲和采访等方式继续分享关于照片治疗的知识（其中大部分内容在她的 YouTube 上）。

第一章

*

作为治疗工具的照片

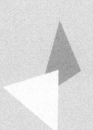

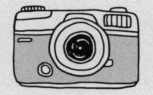

照片是我们思想的足迹，是我们生活的镜子，是我们内心的倒影，如果我们愿意的话，它们还是我们可以永远静静地握在手中封存的记忆。它们不仅记录了我们可能去过的地方，还指明了我们可能要踏上的旅途，无论我们对此是否了然于胸，都需要经常与照片交谈，仔细聆听它们所述说的秘密。

大脑只能通过视觉、听觉、嗅觉、味觉和触觉接收信息。由于大约80%的感官刺激都是通过我们的视觉输入的（Hall，1973），因此视觉接收的信息对我们理解所遇到的事物至关重要。因此，我们的经历和对这些经历的记忆都有着很多的视觉成分。此外，意义并不真正存在于"我们"之外，而存在于刺激对象和感知者之间的关系中。不仅是"情人眼里出西施"，我们对现实的想法本身也是基于我们的感知。如果我们注意到了某件事，那是因为它对我们有某种意义。如果我们没有注意到它，它就没有那么突出；在某种程度上，对我们来说它根本就不存在。当我们第一次感知一个物体时，它就已经被赋予属于我们的个人意义，而这种意义是不可能被消除的，它将永远铭刻在我们的记忆中。

不同的人会以不同的方式解释相同的感官刺激，这取决于他们是谁、他们注意或没注意到的产生影响的背景因素。视觉和其他感官刺激对每个人来说或多或少都是相同的。例如，每个人在看一张照片时都可能看到一个穿着红衬衫和牛仔裤、留着黑色卷发的女人。但这些事实到底意味着什么，主要取决于每位观看者给照片带来了什么。

我们没有注意到的人、事物可能对我们来说并不重要，但那些在我们头脑中产生某种差异的人或事物，很可能是我们所关注的。（上一页有照片吗？这本书的封面是什么颜色的？当你读这个问题时有背景声音吗？）在感知到的行为中，我们倾向于把那些后来被我们接受为"现实"的东西变为现实。我们认为自己从视觉刺激（看到一个人、一张照片）中获得的意义，主要是由我们在感知它的过程中创造出来的。而如何创造这种现实的重要组成部分就是我们的感知滤镜、个人符号和独特的

"内在地图"或逻辑思维框架。这些因素在很多层面影响了实际拍摄，从我们拍摄哪些照片，到我们喜欢或多年后能记得哪张照片。

后现代主义艺术运动的基本理念是，没有一种普遍的现实可以被所有观看者客观地观察到。相反，后现代主义认为现实是完全相对的，并且取决于人们对它的感知。实际上，人们对现实的体验为他们构建了现实的意义，而他们对现实的最终定义将基于他们对这种意义的解构。

建构主义认为没有中性的知识，所有的感知都被感知者赋予价值和语境。知识与事实无关，而与人们对生活的假设有关；我们所能知道的某个对象的现实只是它的外观表象，因为我们是有选择性地感知它。因此，它的意义是在我们理解它的过程中从个人、社会和文化上所建构的，包括后来对它的口头解释或艺术表现。同样，照片也可以被视为对现实的建构，而不是客观的记录。部分原因在于我们选择了某个时刻来描绘它，随后在其周围形成一个框架，使我们可以在眼前可用的"整个画面"中进行选择。

解构主义涉及观看者如何解读事物。正如认为不存在单一的固定现实一样，解构主义否认可以从给定的图像或物体中解释出客观意义。理想情况下，当从这两个角度审视艺术或生活时，我们会更加意识到自己的无意识是如何促进意义的形成的，以及语言（包括言语和非言语）是如何调节意义的。

在心理治疗中，当人们试图揭示熟悉的人的日常行为或谈话背后的意义时，他们便可以开始认识到感受是如何无意识地与思想或语言联系起来的，以及一些人如何利用"有引导性"的图像或语言构建视觉或语言信息，进而操纵他人的情绪反应。从这个意义上讲，后现代主义可以被看作从存在主义理论和现象学理论演变而来，这三者都为理解人们如何从照片中获取意义提供了理论框架。

后现代主义认为，意义是由个人滤镜来选择的，每个感知图像的人都可以从中获得不同的意义，这在所有人类与外部现实的相互作用中都成立。因为治疗涉及人们对自己的生活和身份的理解，所以这些观点对治疗尤其重要。

大多数人在思考、感受和回忆时，并不直接使用语言，而是用象征性的意象：内心中无声的思绪画面（有时伴随着动觉或其他线索）、视觉符号和概念。无论使用语言还是艺术符号的表现形式，所有这些都构成了我们日后试图与事物进行认知交流时使用的心理地图。

在我看来，照片似乎可以同时表达人们的思维和情感部分，因此，很难从其最初的自发起源中提取一个简单的客观观察或直接关联的意义。除非相机可以捕捉到人们的行为或情感表现，否则，照片上记录的只是它们的视觉痕迹，因为感受是短暂的。试图像解读一本书那样解读一张照片，会导致类似于量子物理学中波粒二象线理论的问题，即观察行为会自动改变被观察的对象，使其从自然的状态转为被观察的状态而发生变化。照相机不仅仅是记录，它还起到了调和的作用。观察或解释的人无法摒除文化、种族、社会学、性别及其他类型的滤镜，因此从任何照片中提取的意义都是个人的、独特的，往往不是摄影师想要传达的信息。由于每位观看者的反应都是基于独特的个体感知，因此，照片的意义作为一种不可观察的（虽然未必是随机的）可能性组合而存在，这种可能性组合只发生在观看者与图像本身之间的界面中。

人们对照片的反应

如果你停下来思考一下，会发现照片是一个很神奇的东西。它是一张非常薄的纸（或者电子设备里的图片），当我们以三维的方式感知它时，它仿佛就是活的，就在此刻存在着。我们看着它的那一刻，照片里的内容便是"现在"；我们在那个图像的时间和空间中，仿佛身临其境。我们的大脑没有将看到的照片中的视觉内容与观看的视觉事实本身分开；它是一个过渡的桥梁，我们甚至都没有意识到这些联结正在发生。看着一张一百年前我们祖辈的照片，我们在头脑中将其处理成仿佛我们当时就在他们面前，看着他们活生生地站在那里，与他们对望。我们的思绪跨越了认知的鸿沟，将看照片等同于身临其境。因此，我们确信相机没有也不可能撒谎，因为显然它拍摄了当时、当地就在它的面前真实发生的事情。只不过拍摄照片的并不是相机，而是一个人。

有人曾告诉我，照片是一张布满了"情感"的纸；当然他指的是相纸，但这个用词错误一直困扰着我。照片确实带有情感色彩，仿佛被电磁刻在上面一样，我们永远无法冷静地观看自己的照片。事实上，这些小纸片的力量远远超出了它们表面的价值，它们的意义与人们产生共鸣，跨越过去，直至未来。与主题相关的情感会转移到该主题的摄影作品中，作为真实人物、地点或事物的一种替代。人们对这些视觉艺术品的反应就像它们本就充满了生命力那样自然。

因此，照片具有一种特质，它既是一种逼真的幻象，又是一种虚假的现实。它既是被捕捉的一瞬间，也是永远无法被完全捕捉的刹那间。我们用照片来使时间驻足，但时间是无法停止的。这些对理解照片疗法为什么有效（及如何有效）至关重要：它允许我们将凝固在照片上的时间片段作为"事实"并进行复杂的审视，并且允许随着每位观看者对它的不同反应而展现出无穷无尽的"现实"。每一张照片都有故事要讲、有秘密要分享、有回忆要呈现。

拍照者试图将一个特殊时刻（它之所以特殊是因为观看者视其为特殊，也许其他人不这样认为）永远记录下来。如果照片拍得"对"，那是因为它满足了拍照者的期望；如果没拍好，那么拍照者可能就会对其中的缺憾或"不对劲"产生一些思考。人们拍摄的照片（或收集的明信片、海报、杂志或日历上的图片等）可以反映出一些关于他们的信息。这些照片或图片之所以被拍摄或收集起来，是因为它们具有重要的意义。作为一份收藏，它们几乎就是其所有者的镜像投射，因为我们通常不会保存自己不喜欢或无关紧要的照片。那些对我们来说最特别的照片，能够表达出很多关于我们和我们生活的事情，我们只需要利用一些比较好的探索性问题来解释它们即可。

当人们摆姿势让他人拍照时，即使是自拍，通常对最终拍摄出来的照片都抱有一些期望，而这些期望则反映出他们希望在现实生活中他人看待自己的方式。通过询问他们关于自己照片的问题，可以很好地了解他们对自己的评价。

照片中的视觉内容本身很重要，但对每个看到它的人来说，这些内容的意义也很重要。对拍摄者、照片中的每个被拍摄对象（无论摆拍还是无意中被拍摄）及日后观看照片的每个人（不管他们对照片的主题或拍摄者的熟悉程度如何），当然还有将其作为永久收藏或纳入更重要的家庭相册的人，这张照片都会有不同的"意义"。（家庭相册有其自己的私人生活和存在的理由。）

通常，在照片治疗过程中，与来访者对一张照片的意义的解释相比，他们对为什么自己所知道的内容是真实的及自己是如何知道的解释更为重要。

当一个人深入探究照片在情感上的意义和在视觉上的呈现时，照片中的很多内容都可以被揭示出来。无论照片有多大，它永远只是时间和空间中生活图景里的一个小细节。随着我们对其背景的愈发了解，它的意义也会慢慢地增加。能够将照片视为起点而不是终点，并且能够用它们发问和探索感受的来访者，在这个过程中也能够更加深入地了解自己。

照片治疗的力量

在生活中，我们时常会存储一些信息，以备日后无需任何言语也可慢慢地回忆。而后，我们可能会用言语试图将内心深处那些"默默"领悟的思想和感受"翻译"给别人，但我们使用的词语只是对内在意义的一种尝试性描述，并非意义本身。每个人都会使用内在语言对现实进行分类，并将自己对现实的体验进行编码，以便能够在心中接触到这些内容。但原始的体验并不一定能够被完整地转化为可以进行描述的词语。不过，照片有能力以视觉符号的形式捕捉和表达情感与想法，哪怕是非常个人的隐喻表达。

出现在照片中的符号和视觉表现显然是一种语言，但对局外人来说，想要理解这种语言可能需要来自创作者的帮助。语言构建现实，然而语言并非仅指言语。艺术表现也是一种语言，当然它同样可以像言语一样传达我们的思想、情感和关系。当我们意识到自己的视觉（非言语）素养，并且充分理解它在每个人身上的差异时，就可以开始认识到，决定、期望、感觉、思想和记忆在多大程度上是基于非言语刺激和意义形成的，因此它们与我们的感官知觉是息息相关的。

总之，我们在日常生活的互动中接收的大部分信息，在进入我们的大脑时是没有被进行言语编码的，当我们想要回忆这些信息时，当然也不会以言语的方式进行。只有当我们试图让别人理解我们内心的世界时，那些内容才会被转化为言语。因此，不难理解为什么那些沟通者——如教师、心理治疗师等专注于内在意义的人——需要利用非言语的方式（如音乐、舞蹈、视觉艺术，尤其是照片）来表达和分享意义。各种艺术治疗和表达性艺术治疗都是基于这一概念。在考虑照片治疗是如何做到既是又不是艺术疗法之前，我们有必要讨论一下照片治疗是如何适应治疗模式和技术范畴的。

在治疗的背景下，我认为不可能将来访者的问题视为单一原因的结果。在特定情境中遇到问题的人不仅是该情境的一部分，也是其规则和可能性的部分创造者。因此，不能期望这个人可以从客观的"旁观者"立场来看待自己的问题，也不能期望其治疗师能够完全从外部立场理解和观察这个问题。此外，虽然结果可能伴随原因而来，但这些结果并不能反过来定义原因。

在与来访者的工作中，我更倾向于将因果关系视为一种与认知或逻辑运动一样有效的同步或直觉性的活动，而非一种单向运动的线性顺序连接。因此，引用赖恩（Rhyne，1990）的观点，我不再是"一根筋"，取而代之的是成了"模式思维"。我发现，混沌理论或系统/控制论比基于线性因果关系的模型更有助于理解人们问题的复杂性。这种思维方式也影响了我在其他活动中的表现，包括理论讲座、治疗工作和周末的计划安排；同样，我也试图让我的来访者理解他们过着并非单一的生活。

作为一名治疗师，我倾向于利用我能找到的所有适合或合理的技术帮助我的来访者，包括催眠、梦境回顾、格式塔疗法中的"空椅子"技术或角色扮演，当然还包括艺术治疗和照片治疗技术。我并不会对每名来访者都采取相同的方法，也不会像遵循处方清单一样，强迫他们使用相同的照片治疗技术或选择相同的治疗顺序。相反，我会根据每名来访者的特定需求和偏好来调整治疗技术。如果一种技术的效果不佳，我会尝试其他技术或探索其他途径。而且我也并非总是运用所有的治疗方法，而是根据每名来访者的独特需求和目标，并且我将这些技术与各种艺术疗法或其他程序结合起来的程度也大相径庭。正因如此，我也强烈抵制使用"照片治疗师"这个术语，因为一名好的治疗师都不会固守一种单一的方法或技术，就像摄影师不会永远只使用一种镜头，艺术家也绝不会仅使用调色板上的一种颜色。

在与有情感和沟通问题的人合作时，无论这些问题是与他人的还是与内在自我的，我都需要了解他们自身的情况，不仅是他们的家庭或工作环境，还有他们与周围环境的关系。照片治疗是一种非常有效的获取信息的方法，其中与自己相关的照片和家庭照片都扮演着非常重要的角色。

对我而言，照片治疗至少包括两个阶段：在积极的照片治疗工作过程中，来访者会发生什么；（可能更关乎整个疗效）当他们日后开始总结、理解、消化、反思和情绪化地处理在治疗过程中产生的所有"余波"、结果的考量，以及整个过程的演变时，他们会发生什么。每个选择拍照或回顾之前拍摄的照片的人，都可能体验过拍照这一媒介所提供的自我探索和自我成长的自然过程。这就是作为治疗工具的照片，许多业余的拍摄者都体验过其益处。所有的照片都可能拥有治疗效果，尽管在专业人员的协助下效果更显著。在照片治疗中，重点放在治疗上，治疗师引导来访者在欣赏照片和拍摄的过程中逐步进行治疗。这让人想起关于艺术治疗师的焦点应该是"将艺术作为治疗"还是"寓艺术于治疗中"的争论;而我的回答始终是令人摸不着头脑但又简单至极:"当然,显然是二者兼备。"

心理治疗领域的一些同行认为,让他们的来访者进行体验、记忆、表达感受、深入理解或再创造就足够了。但根据我的经验,来访者通过进一步观察自己并反思验证会受益匪浅。这也有助于他们将自己的经验纳入认知,通常是言语的框架中,然后他们可以利用这些框架进一步整合和建立他们在情感上所经历的东西。

我认为,要让人们从治疗中受益,他们需要在过去的事件、回忆、思绪和情感方面既要经历认知觉察,又要有情感体验,以充分理解过去对现在的影响。无论心智、情感,还是洞察力和认知框架,都是必要的,不能单独依赖其中一种。记忆是身体和心灵的一部分,因此,在重新与情感建立联系或进行有助于改变的工作时,我们不能仅从大脑方面入手。当与潜意识中那些主要使用象征性的非言语表达和交流方式的无意识部分一起工作时,以非言语和感官为基础的技术似乎是最佳选择。出于这些原因,要想帮助那些问题根深蒂固的人,心理治疗师需要使用能够触及潜意识领域中那些非言语和以视觉刺激为主要组成部分的工具,如艺术治疗和照片治疗。

艺术治疗和照片治疗的异同

一直以来,一些学者对拍摄照片是否属于艺术争论不休。一些人认为照片仅是机械记录的产物,不涉及艺术家创造性的个人投入。他们表示,照片可能是一种传达方式,但并不是"纯粹"的艺术。将照片归为艺术还是传达方式这一问题,只会耽误它作为两者之一的使用。这种二分法的问题与治疗目的无关,因为在治疗中,二者可以共存。争论照片是艺术还是传达方式似乎有些可笑,因为艺术本身就是一种交流方式,而所有的交流方式都是艺术表达的一种形式!我当然同意用系统/控制论的方法处理艺术治疗实践(Landgarten,1981,1987;Lusebrink,1989;Nucho,1988;Rhyne,1984;Riley,1985,1988,1990;Sobol,1982,1985)。

鉴于照片疗法已经成为一个热门的研究话题,尤其在艺术治疗师中,我认为讨论艺术疗法的理论和实践对理解和应用照片治疗技术很重要。我并不认为二者是互

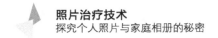
斥的，也不认为它们之间存在任何争论。

长期以来，关于艺术治疗到底是一套所有治疗师（心理学家、家庭治疗师、精神科医生等）都可以学习和使用的技术，还是一种具有独特的潜在概念基础的独立模式，一直存在着争论。双方都有充分的论据，不过在这里，我并不打算试着解决这些争议。我的立场是，照片治疗并不是一种独立的模式，而是一组互动技术，适用于所有治疗师，无论他们偏好的理论模式如何。对我来说，它们是在本质上相互关联、彼此互补的子集，尽管由于所使用的媒介不同，有时在成品上或过程中可能会存在很大的不同。它们都基于将情感赋予视觉的形式，使不可见变得可见，是一种"提升无意识"的方式（Martin and Spence，1988）。克劳斯（Krauss，1979，1983）对这两种方法进行了详细的比较，在下面的讨论中，我将总结一些他提到的观点，以描述我所经历的异同之处。

象征性表达是我们用来表达和传递想法、感受、记忆和其他内在体验的唯一语言，尽管在描述这些经历的过程中，它必然会起到影响和过滤的作用。所有的艺术治疗都基于这样一个观点，即视觉符号表达远比基于感官经验的口头"翻译"产生更少的干扰和更少失真。我们不仅经常通过这种隐喻的交流方式从内心深处投射出无意识的意义，而且在对他人产生的象征性意象做出简单的反应或回应时，也能够触及这些领域。克劳斯强调，非言语的个人符号具有强大的力量，因为它们来自潜意识，以表明自身的存在；他将它们称为意识的真实源泉。当我们观看自己创作的照片或艺术作品，或者审视我们对它们的反应时，当我们探索在这样做的情况下会出现的主题和模式时，我们能够绕过那些为合理化、防御、借口和其他保护提供良好藏身之地的言语"翻译"来了解自己的潜意识。

在艺术治疗中，来访者通常会自发地创作图像，而这些象征性的沟通直接来自潜意识。有时这些图像中的多层隐喻意义很容易被理解，但通常它们只是一个起点。尽管艺术治疗中的"艺术"可能并不是"真正的"艺术，但它是以非言语形式进行的个人编码表达；同样，在某种程度上照片是与自我之间的私人沟通，与任何偶然的艺术价值无关。

克劳斯（1983）提出：

虽然艺术治疗和照片治疗都利用了图像投射技术，但最初看起来，它们的方式似乎截然不同。艺术治疗依赖来访者的内在关注，通过其自发的绘制过程，让潜意识中的问题浮现出来，并且无需存在外部刺激、光线或其他内容，图画中也不一定需要出现一个具体的形象……而另一方面，照片需在物理内容实际存在的地方（或其象征形式出现或被安排出现之地）被拍摄。一张关于房子的照片的内容就会包含房子的某些物理表征。由于艺术治疗依赖于外化的内在主题，而照片治疗依赖于内化的外在主题，因此它们似乎处理的是个人符号学的不同方面。

许多艺术治疗师强调，来访者实际制作的象征性图像的重要性，往往比其他组成部分更有价值。这说明了这两种治疗之间的一个核心区别：制作图像只是照片治疗的一个方面，而不一定是核心方面。另一个区别是，大多数人对拍摄这一媒介的熟悉度和舒适度。拍摄和讨论照片通常给人一种平易近人的感觉，而制作或评论艺术作品却显得有点难。

同样，艺术作品的归属通常是其意义的一部分。我们很少在欣赏一件艺术作品的同时意识到它表达了创作者的个人观点，但我们可以将照片视为一个任何带着相机经过的人都可以记录下来的客观图像。因此，在照片治疗中，我们可以通过对照片的调查推测创作者的目标、需求或欲望，而这是其他艺术媒介创作无法实现的。事实上，由于拍摄作品的创作者可以很容易地与图像分离，因此在照片治疗中可以轻松地使用非来访者原创的照片，而这在艺术治疗实践中并不常见（除了拼贴作品外）。

艺术治疗通常似乎更关注成品，较少关注图像的概念或发展过程。而在照片治疗中，这个过程更加平衡；把照片印刷或打印出来通常是最不重要的元素，而选择方案、决定如何创作照片（何时、何地、何人、原因、为谁等）的标准，才是重要且值得探讨的。在治疗中，"处理"完成的照片是很重要的组成部分，但它也经常用来引出问题，使讨论不仅局限于照片本身。

克劳斯指出，个人照片提供的事实记录具有附加价值，"个人和家庭照片的可利用性……为投射和客观信息提供了丰富的来源，而这些信息往往是通过其他方式无法获得的。它们提供了有关来访者与治疗之外世界的关系的背景信息（包括与家庭成员的关系，以及他们如何在镜头捕捉的图像中相互关联，而非言语交流）。"

通过照片，我们可以看到与我们向他人展示自己的方式很接近的样子，而不是我们在镜子中看到的颠倒的影像。我们还可以从侧面或背面看到自己，以及自己作为家庭或朋友团体的一部分。在艺术治疗中，我们的肖像是严格的个人主观表现；照片治疗则提供了由机械设备创建的具有较少主观性的图像。

最后，我发现，与一些艺术治疗师认为的对衡量进展、改进或停滞至关重要的艺术创作发展阶段，在照片治疗中并不存在。拍摄技巧并不会随着年龄的增长而有太大变化，除非我们学会站得更稳或有意识地构建更复杂的内容（如果这是我们的目标的话）。我见过一些8岁的孩子和孤独症青少年通过拍照传达出严肃的隐喻意义，也见过一些专业人士拍摄的技术不佳或令人困惑的作品。因此，在照片治疗中，艺术创作能力的发展阶段并不是显著相关的因素。

第二章

*

照片治疗的五种技术

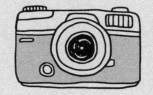

照片治疗的基本技术与个体和相机或个体和照片之间可能存在的关系有关。它们包括：（1）投射技术；（2）分析由来访者拍摄的自己的照片（自画像技术）；（3）用他人拍摄的来访者照片工作；（4）用来访者拍摄或收集的照片工作，通常是关于朋友或家人的，来访者可能出现在照片中（如聚会、婚礼、家庭聚会等）；（5）用家庭相册和自传式照片集工作。在照片治疗中，后四种作为主要技术都有所体现，但第一种技术并非独立存在，它更像其他技术的一部分，它关注的是一个人首次从任意照片中领悟意义的方式和原因。

理解摄影意义的投射成分是人与照片之间所有互动的基础。我们在观看照片（及我们的感官所能接触到的任何其他事物）时会将意义投射其中。照片可以对生活进行分解和简化，这可以帮助我们将时间凝固成人们可以研究的有意义的单元。在描述和对照片做出反应时，人们通常能够触及被认知障碍（如否认和合理化）所掩盖的强烈情感。

照片治疗技术可以使来访者绕过有意识的言语控制和监管，同时也允许他们的潜意识隐喻和象征性语言（非言语）浮现出来。对那些觉得其他视觉艺术的要求太高或有风险而不敢尝试的人来说，使用相机尤为有效。

在本书末尾，读者可以在参考文献和推荐阅读中找到更多关于照片治疗技术具体应用的细节。一些引用参考了各位同仁在理论概念上构建照片治疗领域的诸多尝试，以便为研究或教学提供参考框架（Cooper，1984；Fryrear，1980；Gooblar，1989；Krauss，1979；Loellbach，1978；Nath，1981；Smith，1989）。在回顾这些文献时我们可以得出，尝试将本质上相互关联的技术分割成离散且界定清晰的子集是多么困难。此外，一些治疗师已经进行了多阶段的综合计划，定期且成功地在一次或多疗程中使用了多种技术（Brenneman，1990；Hogan，1981；Krauss，1979；Mann，1983；Marino and Lambert，1990；Reid，1985；Smith，1989，1990；Weiser，1975，1984c，1985，1989；Zabar，1987）。

克劳斯（1979）建议，个体心理治疗师采用一个由四个组成部分构成的框架，要求来访者提供一张自己现在的照片、一张自己现在家庭的照片、一张自己童年时的照片及一张可以象征自己的照片。斯图尔特（Stewart，1978）为他的来访者编撰了一本多技术工作手册，其中包括与自我和家庭相关的现实和幻想的图像。其他治疗师记录了与一名来访者在持续数年的纵向应用中使用不同技术的情况，当来访者强烈要求时，就会换成另一种技术（Weiser，1983a，1983b）。

大量的文章和研究论文都讨论了上述技术的应用（Amerikaner、Schauble&Ziller，1980；Burckhardt，1990；Carpenter，1986；Coblenz，1964；Cooper，1984；Cosden & Reynolds，1982；Craig，1991；Evans，1989；Gallagher，1981；Glass，1991；Gosciewski，1975；Graham，1967；Krauss，1979；Lambert，1988；Levinson，1979；Muhl，1927；Nath，1981；Peck，1990；Reid，1985；Smith，1989，1990；Stewart，1979a，1979b；Trusso，1979；Turner-Hogan，1980；Tyding，1973；Wallace，1979；Weiser，1983a，1983b，1984a，1984b，1988a，1988b；Williams，1987；Zakem，1977a，1983，1984）。最后，广播、电视和平面媒体的报道对那些想了解照片治疗历史或成就的读者可能会有所帮助（Brody，1984；Cohen，1983；Elias，1982；Fenjues，1981；Hagarty，1985；Hathaway，1984；Lipovenko，1984；Medina，1981；Morgan，1974；Morganstern，1980；Nierman，1989；Palmer，1990；Poli，1979；Proudfoot，1984；Robotham，1982；Sevitt，1983；Sheehan，1988；Sherkin，1989；Tomaszewski，1981；Weal，1979；Wilcox，1990；Zakem，1977b）。

除了适用于大多数心理治疗情况的主要照片治疗技术外，还有许多相关的应用，其中包括视频和活动暗房技术，它们都可以辅助治疗过程。对接受过艺术治疗培训的人来说，照片和其他艺术媒体的组合会非常实用，这些组合还可以根据相关领域的具体用途进行定制，如跨文化咨询、个体空间行为研究、特殊教育等。此外，对不同年龄段的人群、诊断群体（如精神分裂症患者、青少年罪犯、虐待受害者、丧亲群体）和不同环境（如机构、养老院或疗养院、医院、日间治疗项目）也有许多可能的应用。照片治疗研究文献还涉及在治疗过程中应用不同照片治疗技术的时机，如在入院、诊断/评估、治疗过程中、治疗过程外、治疗终止、治疗后的追踪等。

由于篇幅有限，我不便在此对照片治疗技术的应用做进一步讨论，但在本书的参考文献和推荐阅读部分，我已详尽罗列了专门介绍这些应用的清单。我强烈建议读者将这些部分作为信息资源，以更广泛地了解照片治疗的应用领域。

投射技术

我们认为自己看到的很多内容，实际上来源于我们自身。简言之，这就是在照片、物体或人的影响下发生的投射过程，与我们是否熟悉或曾经见过它们无关。无论是否有言语描述，投射技术都可以使用摄影图像来引发情绪反应。任何类型的照片都可以被使用，包括来访者的个人照片、他人的照片，或者杂志、明信片、日历、相册封面和贺卡上的图片，哪怕是这些图像的复印件也可以。我们在观看一张照片时，看到的是某个人面对他们珍视之物时的表现。但我们总是会代入自己对它们的理解，虽然那可能并不是拍摄者的本意。当我们试图理解一张照片时，会在脑海中"扫描"、本能地解构或赋予它意义。在构建照片的意义时，我们内心对照片的表征，即我们的个人构建，也将成为我们了解它的全部事实。

一张照片可能使我们想起其他人或事物，或者可能唤起相关的情感，或者引发我们思考。我们将其视为一个起点、一个刺激或意义投射的催化剂，而不是将其视为一个成品。我们会将自己和独特的个人解释投射其中。从这个意义上讲，照片治疗中的投射过程类似于心理治疗和艺术治疗中使用的许多其他传统投射工具，比如大家熟知的罗夏墨迹测验、主题统觉测验，或者各种画人、画房树人的投射性绘画评估。然而，目前还没有用于评估对照片刺激的投射反应的解释手册，因为它们是因其内容被接受，而不是其系统性的标准答案。这意味着在使用投射这一技术时，治疗师需要确保答案始终来自来访者，来访者要在治疗师所提问题的引导下进行回答。同时，需要记住的较为重要的一点是，回应并不意味着它在诊断方面具有重要意义；在假设有任何意义之前，治疗师必须先发现来访者的回应中存在的某种重复或模式。

因此，当治疗师观看来访者自己或其拍摄的照片、他们的相册，或者发现具有个人意义的其他人的照片时，应该更关心这些照片的"为什么"和"如何"，而不是"是什么"。因为解释一张照片没有对错之分，每个回答对陈述者来说都是正确的，所以投射过程是发展自我意识和自我赋能的工具。对长期习惯于自身的反应被贬低或存在自我怀疑的来访者，以及那些希望更好地了解指导他们生活的潜意识过程的人而言，照片治疗中的投射技术会是一个特别好的起点。

一个人所注意到的部分，总是反映出其无意识地用来组织和理解感官所感知到的信息的内在地图。如果自觉地反思这个持续的注意和澄清过程，也可以帮助来访者揭示其认知建构下的价值观和信仰。因此，我治疗的主要目标之一就是尽我所能地发现来访者用来区分相关差异的标准，以便更好地理解他们做出无意识决策时所使用的独特个人地图或框架。

我想要更加了解他们用来表达和存储意义以便日后回忆的个人编码，并且想要更多地了解到底是什么将他们有意识的思维，与之前未被识别或已遗忘的感觉和记忆自发再现联系起来的。这种意识可以提供一个框架，使来访者能够更多地了解自己平时不易观察到并因此不会被有意识地审视的部分。如果他们能够意识到这些部分，那么与这些刺激相关的感觉就可以得到更好的整合和承认（如果需要的话，还可以进行改变）。

让人们专注于对照片的反应还有一个额外的好处，这更多地与个体的人际关系有关，而非其内在。之前提到的对照片的理解和反应没有绝对正确或错误之分，这同样也适用于人们在面对他人时的反应。当一个人遇到另一个人时，两个人的期望和个人感知滤镜发生碰撞，并尝试相互磨合。如果两个人之间想进行沟通，那么必须有共同的意义基础。如果对话中的一方遇到的人不是其习惯或期望遇到的，那么他们对彼此的反应可能会反映出对彼此的投射，这些投射没有事实依据，而仅是对差异本身的威胁所产生的反应。这可能使他们很难就两人本应拥有的共同点进行沟通。

如果人们能够更加意识到这些差异并不自动表示"更好"或"更坏"，那么"如果我是对的，那你就必然是错的，因为别无选择"这类常见的防御姿态就会失去意义。如果人与人之间的差异不再具有威胁性，而成为我们欣赏世界（或家庭内部）的基础，那么差异就可以被看作一种充实、富足的存在，而非问题。

大家可以思考这样的情况：许多人在观看同一张照片时，他们看到的是一个与自己完全不同的人。每个人对照片主体的感知可能会有所不同，这取决于他们之间的细微差异。对每个特定的感知者来说，他们对照片主体的感知确实是真实和正确的，尽管这可能与其他感知者的感知截然不同。如果他们能够有意识地认识到，每个人对照片的感知都是不同的，并且这些解读都是真实有效的，那么他们就会开始认识到，当下次在现实生活中遇到一个意见或外表与自己截然不同的人时，他们就不必觉得自己受到了威胁。

在与传统上被边缘化、政治上被剥夺权利的人群一起工作时，我发现在探索那些通常对某些人来说至关重要，但其他人可能甚至没有注意到的不可见差异方面，投射技术特别有帮助。投射技术也可以成为帮助那些可能对正在产生的差异感受到威胁的来访者发展出自己独特身份的重要工具，并维护他们在家庭中及与他人之间的地位和环境。

来访者的问题往往源于他们的实际经历与内心对自己和他人的期望之间的冲突、事情的现状与他们认为的事情的发展方式之间存在的可能冲突。期望是衡量我们认知的标准，失望则通常是对生活或他人应该如何的严格规定下的期望的直接反映。当来访者能够"拥有"问题中源自自己期望的部分时，通常他们就可以放松对自己生活规则的限制。投射技术在这个过程中可以起到辅助作用，因为它可以帮助人们认识到自己假设和期望的来源。

如果来访者不希望改变，那些理想化的、不受现实生活经验考验的内在形象，就很难被挑战或改变。认知失调理论（Festinger，1957）建议，通过使来访者认识到改变实际上是有益的、有用的和可取的，来达到所期望的改变。投射技术在探索人们的无意识价值观方面非常有用，这些价值观决定了他们对自己和他人的期望。在使这些概念意识化的过程中，我们对改变是否能从内部开始产生影响。

人们不会仅仅因为别人告诉他们必须改变，就真的改变，除非他们想要改变，或者至少接受他们必须做出改变的理由，即承认他们对世界的看法与他人不同。当使用投射技术时，你可以证明多人观看同一张照片时可能会获得截然不同的含义、信息和感受。这是一种相对轻松的方式，可以让你开始有意识地认识到在认识一个人或经历某些事情时，正确的方式可能不止一种。人们在感知方面的差异是有原因的，基于投射感知的对话可以帮助来访者认识到这些差异。

照片治疗特别适合帮助来访者理解别人对他们的看法可能与他们内在感觉到的自我不同，他们向他人展示的是他们认为自己是什么样的。投射技术结合自画像技术可以帮助来访者反思他们的感知过程，并将他人对自己的定义与自我定义区分开来。

总而言之，投射技术可以极大地帮助人们关注自己之前的潜意识部分，学会分析自己是如何及为什么从感知刺激或他人的言语信息中获得某些意义，而并非对言语和情绪线索变得更加敏感。当来访者学会注意和澄清信息发送者的意图与接收者感知到的信息之间的差异时，沟通便将得到改善，分歧也能更好地解决。

自画像技术

"自画像"（self-portrait）一词大致包含了任何与自我感知有关的拍摄呈现，无论实际的还是隐喻的。自画像与其他照片的不同之处就在于，真正的自画像创作不受任何人的影响。它们是我们自己的照片——我们身体的或我们认为可以代表我们的照片。从最初的想法到最终的成品，我们控制着自画像创作的方方面面。由于它们是自我的照片、由我们创作，因此它们潜藏着强大的自我对抗性和不可否认性。

我们确实很少花时间真正审视向他人展示自己的方式，很少看看自己是如何以视觉的方式传达我们的外在、精神和情感方面的特征的。我们拍摄的自己的照片，没有任何外界干扰，这可以让我们在无人观察（或后期评判）的情况下探索我们是谁。这与自我赋能和自由创造自己的理念一致，我们可以摆脱他人施加的限制和期望，找出我们真正的样子。通过自我探索和自我表达，我们可以更好地了解自己，并在过程中发现自己的真实面貌。

我们只能在自己能够进行自我反思时意识到自己。我们在任一时刻的存在都是对选择性记忆的总结，并且在这一过程中，由于记忆的扭曲本质，这一总结也是一种仅由我们对自己的了解和从他人那里内化所得的部分的虚构。自画像技术可以让我们以一种外在的实体、作为一个独立的个体来审视自己。当这种情况发生时，人们本能地将外在的自我与内在的形象进行比较，但后者通常是理想化的。两者之间的差异经常会使内在产生紧张感，一般会引发一种内在的潜意识过程来解决内在的不协调。客观自我意识理论（Duval and Wicklund，1972）强调要从他人的角度看待自己的治疗价值。自画像照片的使用使其完全成为可能。这些理论超出了本章的范围，在此不便进行深入探讨，但它们指出自我概念和自我反思能力对整个心理治疗实践的核心意义。

在自我对峙、直面防御、探索限制方面，我们自己的照片可以成为一种安全的方式，并且我们可以通过自我指导的、可控的步骤超越它们。自画像为我们提供了这样一种方法，即让我们从自己可能不喜欢的一面分离出来，并找到一个强化自我形象而不是感知到局限的空间。将相关的投射技术与自画像技术相结合，往往更有帮助，因为即使来访者正在观察自己的照片，他们仍然会产生投射并有选择地过滤自己所看到的内容。

有时，自画像只代表了自我的一部分。通过使用自画像技术，人们可以识别和表达自己的部分。这些部分可以相互对话，或者直面它们所属的个体，如果通过言语的方式进行仍有威胁感的话，也可以通过非言语方式进行。自画像技术的许多好处源于它允许很直接的情感对峙。关于自我的视觉信息通常不会像口头信息那样遇到相同的障碍、防御、合理化和压抑。

自画像技术允许来访者探索他们身份的各种可能性，特别是通过治疗师设计的自画像练习。我经常建议来访者拍摄一张自己的问题得到解决后的样子的照片。在这项任务中有一个信息：一切都结束了，你可以将那些改变付诸现实，看到那个形象有助于将可能变为现实。其他任务包括制作"你的父母永远都无法理解的你自画像""你最喜欢（或最不喜欢）的部分""如果人们觉得你有魅力，那么你会是什么样子""母亲一直希望你成为的样子"等。每项任务都有治疗目的，每张照片都以非言语的方式回答了许多言语本身无法涵盖的东西。来访者随后对这些图像的讨论会为照片的内容、过程、信息和意义的解释提供背景细节，而这些细节通常是潜意识的和无法在意识思考中获得的。由于自尊、自我意识和自信对大多数治疗来说都是问题的关键，自画像技术无疑是可以使来访者更清楚地看到自己的重要工具。

就像在任何一种照片治疗技术中使用的那些由来访者提供的照片一样，自画像可以只涉及"即时"的拍照时刻（自动拍摄），也可以是一项由来访者自行发起的任务，来访者在我办公室以外的地方完成并根据自己的计划进行创作。与所有照片治疗技术一样，这些照片的回应也可以与其他表达媒介（艺术材料、面具工作、拼贴、雕刻或运动等）相结合，以进一步强化潜意识的象征意义，在后文的案例中我会进行说明。

在过去，关于性别问题（及其社会政治后果）和性别的不同拍摄表现引发了广泛的关注。这种兴趣的高涨伴随着自画像和家庭相册作品的大量产出，尤其是出自女性创作者之手，她们中的许多人将自己的发现带入治疗师的办公室进行进一步探索。来访者发现，将自己的照片与他人，尤其异性拍摄者（特别是家庭成员）拍摄的形象进行对比非常有用，便于探索那些基于性别的可能会无意识地指导、影响甚至限制他们生活的驱动力。即使来访者发现自己没有任何想要改变的地方，但对他们而言，认识到自己的身份是为了参与他们所承担的性别角色而构建的这一点也十分重要。

自画像工作在协助女性形成或加强自己的身份认同方面十分有效。此外，一些重要的自画像干预治疗已用于来自各种被剥夺权利或边缘化的群体，尤其当他们必须经常面对生活被他人定义或操控的后果时。显然这与个人和家庭对性别角色和期望的定义有关，这些定义会影响那些试图获得自己内在形象的来访者。

许多摄影师，如利维（Levey，1987，1988，1989，1991）、马丁（Martin，1987，1990，1991）、纽伯里（Newberry，1990）、思朋斯（Spence，1978，1980，1983，1986，1989，1991），都专注于摄影的自我发现技术，旨在鼓励他们的拍摄对象基于性别问题、家庭期望和女权主义的个人成长与他们进行合作和探索。他们鼓励被拍摄对象使用自己的自画像照片、家庭相册和视觉重建作为反思治疗的过程。更重要的是，他们还与被拍摄对象的治疗师共同合作，帮助他们共同的"客户"反思性地探索在自画像和家庭重构中发现的自我形象。

用他人拍摄的来访者照片工作

他人为我们拍摄的照片让我们有机会看到其他人看待我们的多种方式。它们让我们能够审视在生活中对他人重要的东西，并将其与我们认为对他们重要或应该重要的东西进行比较。如果我们为了拍照而摆姿势，它则会展现我们的摆拍行为（对通过镜头观看我们的人）。如果是潜意识——偷拍——的瞬间，往往可以捕捉到一种不同的自我。

照片是探索我们与拍摄我们的人之间权力动态的有效方法。当每个拍摄者为另一个人"拍摄"照片时，主体和客体这两个术语在主体化和客体化方面就获得了额外的含义。思考哪个人拍摄的照片向我们传达了我们最真实的信息，并探索这可能表明把谁拍摄的照片放心地视为自己的真实面貌是非常有趣的。有时，我们可以将来访者的照片与展示出他们"真实"自我的自画像进行比较，而这些自画像是为了展示他们在未被观察或未被他人的目光通过照相机的镜头建构的情况下的"真实"自我。

用来访者拍摄或收集的照片工作

人们拍摄的照片，包括那些被认为有意义而保存下来的照片，都是一种自我表达形式。一个人所重视的东西会在他们认为有意义和值得保存的照片中得到体现。一名来访者曾告诉我，她感觉"照片在拍摄她"，而不是她在拍照，因为她经常看着自己随意拍摄的照片，发现其中的深度远远超出了她按下快门时所感知的内容。

影响一个人拍照的因素有很多：他们的目标、希望、期望的结果，以及如何将这些因素与视觉语言联系起来，以满足这些独特的个人标准。如果照片的效果不如他们的预期，那么探索出现问题的原因和意义，以及他们认为什么因素可能助其成功，同样很有帮助。

仔细探究人们选择记录的瞬间，可以得到事实和情感信息、反复出现的主题和兴趣点、个人隐喻和象征，包括在按下快门或选择照片时并没有完全意识到的东西。来访者所拍摄或收集的照片会成为他们自身的隐喻，或者对尚未在他们的意识中清晰呈现的感知的暗示。对比他们过去几年拍摄的照片主题与当前引起他们注意的内容，并探索这两组图像，往往能够揭示出他们的思想和情感的信息。这种非言语的回顾方式允许自我直接告知自己。

自发地拍照可以带来很多乐趣，也是创造性交流的来源。让来访者带着他们拍摄或收集的许多照片，然后请他们给我介绍这些照片，已被证明是一种不具有威胁性的可以更好地了解他们的方式。他们告诉我的每一个细节都具有潜在的重要性，因此我对他们关于照片内容的讲述、当时拍摄环境的情况及保留照片的原因也十分感兴趣。

从更直接的角度来看，要求来访者拍照或收集照片可以协助他们回答更具情感色彩的问题。这些任务并不一定需要太具体，遍地撒网才能重点"捞鱼"。拍摄那些影响你的事物可以让你在未知或意想不到的方面获得掌控感，将自己置身其外则可以让你从更安全的角度观察和探索。拍摄可以让你对比预期和实际情况，并发现在某些情况下，如果你愿意承担风险，便仍可以有选择的余地。

　　我会布置一些任务，包括要求人们拍摄他们希望在世界或自己身上可以做出的改变，拍摄一个没有人真正了解的自己（秘密的自我），拍摄亲近的人、家人、陌生人、阻碍、计划、希望或梦想，或者用隐喻的方式描述它们，而不必直接将其表现于照片中。有时，我也会成功地要求来访者拍摄他们不可告人的事情、不愿分享的秘密或他们希望我不要问及之事，而来访者通常也愿意用图像的方式进行描述。

　　不过，拍照从来不是一种完全无害的行为。在照片中，人们可以被客体化、主观化、被支配或要求合作，但他们永远不能在没有自身元素的情况下被"拍摄"，或者在这种碰撞中摄影师自身发生某些改变。大多数把摄影作为爱好的人很少意识到为某人拍摄照片这一简单的行为中的多个层面，但这些层面总是存在，可以供人们在后期解构式地探索。

用家庭相册和自传式照片集工作

　　家庭相册中的照片和其他类型的照片集需要一种单独的照片治疗技术，即使这些照片是来访者自己的、由来访者拍摄的或他们的自画像。事实上，一个人收集的照片也是自画像的一种形式。图像的选择、组织、呈现，尤其对来访者个人的意义，可以为他们的个人探索提供许多附加的意义和信息。

　　在涉及通过家庭照片与来访者的自我进行工作时，这个自我由其个人家庭、根源、背景、环境及相互关联的系统、关系模式、代际沟通的信息和期望所构建。因此，在来访者进行自我审视时，会涉及他所收集的照片和家庭相册治疗技术，家庭相册治疗技术可以提供之前提到的技术不曾有的视角（主要处理的是在没有其他人"出现在画面中"时，来访者是谁的问题）。通过这种技术，我们可以更多地了解他们在出生后所处的复杂系统中扮演的角色。多年来，相册构建了一种模式，可以用来审视家庭成员相互关系的动态变化和权力结构。

　　家庭相册通常是为了记录而制作的，是对抗时间洪流的护身符，是人们的存在及与他人的关系在这个世界上的重要性和影响性的证据。保存于相册中的照片可能会有几张是庆典活动的摆拍照，但更多的是反映转瞬即逝的现实生活的照片。这些照片有助于我们研究相册所代表的年代的日常生活。

　　由于这些是照片而不是绘画作品，因此观看者会下意识地赋予它们一种"真实性"的特点,而这种特点是肖像画所没有的。我们认为过去的照片是当时生活的真实写照,但我们可能忽视了,它们呈现的是一种家庭身份的认同,尤其是家庭女性成员的身份,毕竟照片上呈现的内容可能无法如实地反映她们在日常生活中的活动和经历。一个家庭的照片历史性地记录了对这个家庭而言非常重要的内容,对家庭相册的所有人来说,无足轻重的照片根本不会被包括在内。

相册中永久保存的照片与之前讨论的照片有所不同,其区别在于排列组合的意义,甚至永久保存的方面。相册常是一个有封皮的装着照片的文件夹,里面放着讲述了某人生活故事的照片。不过,家庭照片也可能被保存在钱包中、办公桌上等。

家庭相册里一般放着那些重要到需要永久珍藏的人和宠物的照片(有时也包括某个地方的照片)。永久珍藏的对象不是陌生人或不受欢迎的人,也很少有人将自己不喜欢的人的照片放在相册里。我们会保留那些与个人意义有着强烈关联的部分:那些带有强烈情感色彩的地方、人物或时间的图像。如果这些照片丢失了,它们就会在我们心中留下一片空白。

值得一提的是,拥有这样的收藏性质的相册也证明了我们对其他人来说是非常重要的,他们是我们天生的支持者,即便在某一刻他们可能不太喜欢我们,但仍然会爱着我们。或者,至少这个相册就是为了呈现这一点而制作出来的。有时,真实的家庭关系并不是相册中的那些照片所呈现的那样,这在很大程度上取决于谁负责为家庭相册挑选照片,以及你自己的个人收藏相册是否与其有很大不同。

没有什么比向来访者提问更能促进思考的了,比如"你今天带来的这个相册中,哪些照片不是真的?又有哪些是谎言?哪些展示了真实的家庭状况而非刻意表现出的幸福美好?哪些照片是你希望我不要问的?如果可以依照你对过去的家庭生活的记忆重新拍摄,你会删除或更换哪些照片?你已经告诉我这些人都是谁,那现在能讲一讲他们之间的关系吗?"接受过家庭系统理论培训的治疗师可以在家庭相册中发现丰富的信息,引发来访者对亲子关系、三角关系、双重束缚、分化或融合等问题的思考。即使不是从系统模型的角度开展治疗的治疗师,也可以轻易地从照片的视觉内容入手,提出关于身体亲密度、面部表情、肢体语言、经常包括或排除的人员的问题,以及照片所呈现(或有选择性地遗漏)的有关个人生活和人际关系的视觉数据。

最后,通过查看来访者相册中的优先摆放位置来简单探究"家庭"的概念,可以帮助我们了解来访者关于自己的位置感和归属感的看法和情感，以及如果家庭成员由选择而非血缘关系组成，那么家庭又会包含哪些人。"附属家庭""关系家庭"和"选择家庭"这些术语对希望了解来访者原生家庭以外背景的治疗师来说都具有重要意义。

如果来访者没有真实的相册，治疗师可以简单地指导他们通过现有照片和寻找新照片创造一个替代版本。重新拍摄的照片、复印后再创作的作品、拼贴作品等，都可以用来制作自传式照片集。

组合应用

就像其他真正相互关联的系统一样，照片治疗的各种技术是相互关联的，并非各自独立存在。许多治疗师会将某些技术背后的理念与极具创意的具体任务相结合。例如，让人们按照自己的方式构建属于自己的人生故事，然后建立一本全新的"老家庭相册"；将自拍照复印并拼贴到其他照片中；要求一家人一起拍摄一组照片，通过协商决定包括哪些内容、何时按下快门等；使用照片作为面具来进行表达。在任何时候，照片（及拍摄照片的环境）和讨论照片的过程都与治疗目标相关联，并具有共同的治疗意义，照片的视觉内容及其在情感上的含义都需要来访者和治疗师共同探讨。

我们还可以探索照片中的负空间（图像中主体周围或之间的空间，是一种艺术表现手法），任何图像都可以旋转 90 度和 180 度，让我们从不同的角度重新观察它们（这有助于观察照片的整体形态和空间，而非细节）。所有这些操作既可以在单张照片上进行，也可以在多张照片集上进行，这对那些在形式、模式、图形 - 背景动力学等方面训练有素的荣格式、格式塔式或系统导向的治疗师尤为有用。

有时，照片中缺失的东西比呈现出来的东西更重要。同样，来访者没有提及的东西比他们所讲述的东西更有意义。有时，"看"本身就是一个选择性过滤的过程，也是一种"不看"的方式。图像中缺失的东西有时能定义一个强大的现实。以照片治疗为导向的问题需要有一个框架，这样才能为观看者提供多种可能性，让他们看到画面中缺失（或一开始没有注意到）和存在的东西。

一名来访者提供了典型的"缺失即存在"的例子，她说她突然意识到，在她的整个童年岁月里，她家所有的非裔美国女佣都没有留下一张照片。她的家人保存了一些相册，用来记录生活中的重要事件，尽管这些女佣在她童年时期每天都在她的家中，她在家庭合照中却找不到任何她们存在过的证据。这并不是说拍照时这些女佣不在场，而是她们在这个家庭的身份未被认同为同样真实存在的人，不是构成家庭成员的重要部分。

视觉艺术所涉及的各种媒介都可以与照片治疗相结合，同时发挥巨大的优势。来访者可以使用油彩笔或其他非侵入性的艺术表达方式，直接在照片上表达自己的情感。他们可以把照片粘贴在纸板、纸张或其他有形的东西上，如杂志页、镜子，甚至他们自己身上，然后通过绘画、拼贴或粘贴其他材料，如丝带、闪粉、蕾丝、纽扣、有机材料（如鲜花、树叶、头发等），甚至可以用从杂志上剪下来的文字和其他图像，进一步"装饰"这些表面。

将照片中的人物、面孔或人物剪影贴在物体、毛绒玩具及像舞台的背景板上，也可以贴在沙盘中的物体上，还可以与黏土或塑胶泥相结合，或者贴在手指上做手指木偶或直接贴在木偶身上，以及编成故事书或为诗歌配图。这些形象可以开口说话，可以在他们头上画出说话气泡并写上文字，就像漫画书里的一样；也可以让他们通过额外的照片或从杂志上剪下来的材料"说话"。这些活动可以单独完成，也可以组合在一起形成叙事，甚至制作成视频或电影。

如果某张照片过于特殊，无法对其进行此类操作，也可以复印这张照片。然后，来访者在复印的照片上进行剪切、粘贴、放大或缩小，并利用其中的内容构建一个新的图像。通过这种方式，来访者可以重建以前未记录下的记忆，或者制作属于自己的家庭相册、个人叙事或生活故事。

当来访者使用自己的形象，将照片治疗与艺术治疗或其他表达性媒体技术相结合时，会很有成效；当使用隐喻性的自我象征物，如衣物、自行车、最喜欢的杯子、床、书、眼镜等代表性物品，以及家庭相册或其他收藏的相册里的照片时，来访者也能获得积极的治疗效果。

使用即时照相机拍摄的照片具有额外的好处，因为可以将顶部的图像（通常可以看到的部分）作为一个视觉现实来处理，底部可以被小心地剥离、去除，从而获得一个"阴影"图像。此外，可以通过剪切图像制作正片和负片（纯黑色）。例如，在荣格心理治疗中，当治疗师想要对比"自我"部分（可知的和"在光下"的部分）

与"阴影"部分（不可见、不可知的部分，通常被认为是集体无意识而非个体无意识的部分）时，这种方法就特别有用。

在艺术治疗或照片治疗中，拼贴艺术是指将许多图像粘贴在同一个背景上，使它们共同构成一个完整的图像，除了其各个组成部分的视觉内容外，它本身就是一幅图片或完整的信息拼贴艺术，可以包括照片、照片的再创作（杂志页面、复印件等），以及对其进行的附加强化，如在所创作的图像上写字或绘画。拼贴艺术可以是没有限制的自由创作，也可以根据具体目标进行调整。例如，在一张大报纸上进行拼贴可能是为了表现自我的某个主题或组成部分。如果将纸固定在一个长长的架子上，它便可以像卷轴一样展开，一般会用来叙述一个以时间为导向的故事。

来访者也可以躺在一张大纸上，让他人勾勒出他们的身体轮廓，然后用艺术媒介或照片图像填充整个身体轮廓。他们可以把拼贴出来的形象放在自己的旁边，并拍摄一张即时照片，这种方法可以用来解决与身体形象、自我表达、主观和客观自我印象等相关的问题。这些技术对来访者的各种问题（包括饮食失调、自我验证和客观自我意识等）都可能有帮助。

让来访者自己拍摄照片，要求他们在等待照片出来的同时用铅笔或蜡笔根据记忆勾勒出他们刚刚拍摄的图像。当照片出来后，可以把照片与来访者绘制的图像进行比较以讨论期望和记忆的选择性。很少有来访者绘制的图像包括照片中所有的细节。

为了使复杂的图像简化（隐喻为问题），来访者可以在一张大白纸上剪出一个长方形。在图像的上面移动这张白纸，人们就能逐步看到这个图像，这样来访者就能与可控制的部分进行互动。这种局部化的方法可以排除那些不必要的"背景"，不仅可以突出重要的组成部分，而且在某些情况下，还可以让人发现其中哪些部分才是重要的。这种技术通过类比的方法教会来访者当在生活中面对非常复杂的问题时，如何获得一些控制权。

如果你想找到一张照片的本质所在，可以按照以下步骤进行操作。用手或纸张遮挡照片，将它分解为大小不同的几个部分，然后问自己："如果我遮住了这一部分，照片中剩余的部分给我的整体感觉或信息还一样吗？"如果你移动手或纸张，既能覆盖小的细节，又能覆盖大的部分，在某一点上无意中遮住某些东西，就会改变你对这张照片的"直觉"感受。那个被覆盖掉的"东西"已经向你表明，它是这张照片情感焦点的关键，它的象征性简洁清楚地说明了它自身对意义的强大的凝聚和升华。如果没有它，照片的特定情感意义就不复存在（它已经改变或消失）。当你再次揭开它时，这种感觉或意义就会再次出现。这是一种帮助来访者确定照片中最关键、最具情感色彩的部分的简便方法。这个过程对治疗师来说同样适用，因为我们发现自己可能会由于某种无法说明的原因被照片强烈地吸引，下面的例子就证明了这一点。

图 2-1 是我和我丈夫的照片，它一直强烈地吸引着我的注意力，这张照片是我们刚刚开始约会时拍摄的，当时我们对彼此的关系还没有确切的承诺。不知为何，它似乎暗示着我们之间正在建立一种更长久的关系，比我想要的还要长久。

为了弄明白这个问题，我使用了上面介绍的遮盖或部分化技术，以找到这张照片中向我传达这个信息的元素。结果我发现，关键就在于我用整个手握住他的一根手指，就像一个小孩子表达信任时可能会做的那样。这就是关键的意象，但仍有一些疑惑萦绕在我的脑海中，似乎在说这个手指的信号还有其他含义。一年后，当我们已经确定恋爱关系并结婚后，我带他拜访了我的父母。我的妈妈拿出了家庭相册，给他看我童年时期的照片，其中有一张是我父母的合照，当时他们刚刚结束钓鱼旅行回到家，照片中的他们心情愉快、兴致盎然（见图 2-2）。在那张照片中，我发现我妈妈用相同的姿势握住我爸爸的手。

这个画面突然伴随着一声"啊哈"进入了我的意识：我和他当然会幸福地生活在一起，这个手势已经在无意间告诉了我这一点。显然，之前我已经多次看到过这个画面，因此它早已成为我无意识图像库的一部分，并与幸福、安全感和愿意相信和某人自然快乐地在一起的形象产生联系。

但我当时肯定没有意识到它的特殊性，如果有人提到我和未婚夫的合影，并且问我是否曾在其他人的照片中见过这种姿势，我确信我的回答应该是否定的。如果我没有在家庭相册里发现那张几十年前的照片，我只知道对他的"感觉"是对的，而这种感觉不知为何与握住手指有着某种联系。作为心理治疗师，我必须深入探索自己的个人意识，以寻找这种联系。

照片治疗和艺术治疗的组合方式是无限的。唯一的限制在于治疗师的想象力、前期培训和类似的自我限制条件。当然，如果治疗师要求来访者使用艺术材料对照

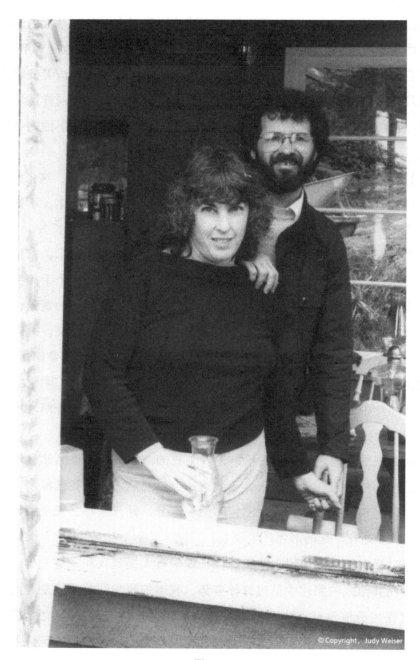

图 2-1

注：本书中的所有照片，除非在照片下面特别注明，否则均由作者拍摄，版权归作者所有。在任何情况下都不得复制本书中的任何照片。

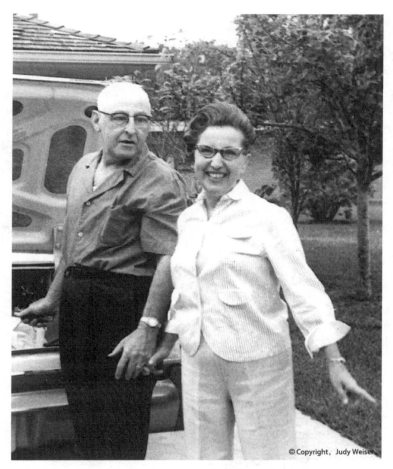

© Copyright，Judy Weiser

图 2-2

片进行详细阐述，那么他们首先应该完成艺术治疗培训，因为这些过程很可能会催生艺术治疗。如果不这样做，就等于欺骗了来访者，使他们无法意识到可能存在的其他层次的沟通，因为如果这种表达对他们来说是无意识的，而治疗师也没有注意到，那么从实际目的来看，它就不存在。图 2-3 至图 2-6 展示了一些基于照片的艺术表达示例，它们是我的一些来访者或研讨会的参与者制作的，通常，他们还会添加书面背景说明。

我认为，要决定展示的这些表达和呈现形式是照片治疗还是艺术治疗，并选择其中一种技术来帮助来访者是非常困难的。所以，更可取的做法是对这两种技术都有足够的了解，以便在合适的时候运用它们，因为它们都是整体治疗的组成部分。

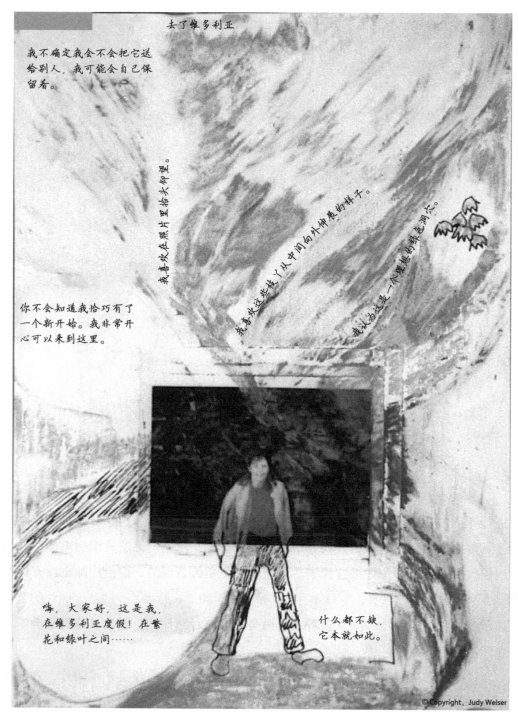

图 2-3

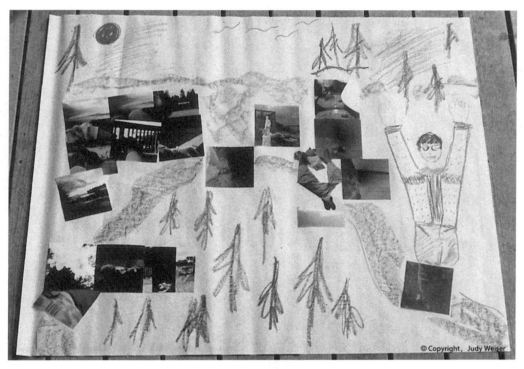

图 2-4

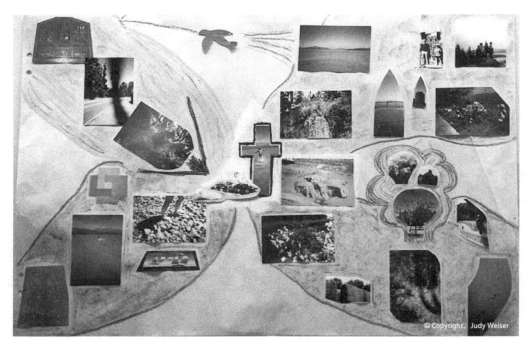

图 2-5

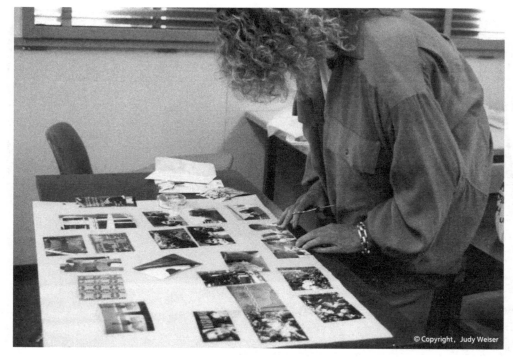

© Copyright，Judy Weiser

图 2-6

注意事项和指南

在最基本的层面，照片治疗（PhotoTherapy）指在治疗环境中，人们和照片聚在一起相互交流以便能够记录所带来的信息和洞察，融入助人结构，并有意识地和在认知层面进行反思。显然，无论治疗师是否在场，只要人们和照片聚在一起，都会发生类似的互动过程。不同的是，虽然这种"偶然"的照片探索可以且经常在没有任何指导的情况下发生，但治疗性的引导可以帮助人们进入日常交流个人照片时不常见的领域。没有治疗的照片治疗只是摄影，没有或多或少。要进行有效的照片治疗，必须有一位称职的专业治疗师在场，他必须具备充分使用这些技术的知识和符合伦理，并且拥有丰富的经验，懂得如何使用在别人听来可能是对照片最普通的随意评论。

照片治疗"是什么"似乎非常简单：来访者和治疗师将注意力集中在由来访者拍摄的照片、来访者的自拍照和家庭相册中的照片上，将这些艺术品作为起点，结合投射性和互动性的过程，进行治疗对话并促进来访者的内省。然而，照片治疗"如何"做——你如何做——则要复杂得多，因为照片治疗技术旨在形成开放式的互动模式，单就来访者的独特需求而言，它们仍然具有情境独特性。

照片治疗的"为什么"——为什么它如此有效——是使用这些技术的一个不太明显但却极其重要的组成部分。重要的是，在开始使用这些技术作为辅助治疗工具之前，读者要了解它们所促进的各种认知和情感过程，以及为什么它们能在如此深的层次上取得成功。这些知识将使治疗师能够决定如何根据来访者独特的情况和特定的困难选择最合适的技术。

照片治疗并不是像简单的"使用相册重建来帮助受害者重新获得力量""使用自画像技术帮助来访者重塑他们作为'幸存者'的自我描述，并由此带来治疗上的改变""使用投射技术，重新进入那些因早期创伤被封锁在记忆之外的早年生活"等说法那么简单，好像每种技术都是相互独立的。并不是说这些想法行不通，它们确实行得通，而且相当不错。只是事情并没有那么简单，单一的技术可以与单一的诊断类别或问题一一对应。事实上，大多数技术在理论和实际应用中都是相互关联的。

虽然这本书一直在讨论照片治疗是什么，但我也想清楚地说明照片治疗不是什么（或不应该是什么）。它不是一套封闭的方法论，包括必须以特定的方式遵循的或者根据特定规则与特定情况相匹配的步骤和程序。它不是一个结构化的工具包，必须按照我的解释去使用，也不能完全按照我的方法去做。相反，当实践者认识到这些技术所提供的灵活性和选择适用性，并将其作为适用于多种情况的开放式、相互关联的辅助工具系统时，照片治疗才会取得最大的成功。在培训学员和举办研讨会时，我会解释如何提出好的照片治疗问题，而不是告诉大家按照某个固定的列表在何时提出哪些问题。

在应用照片治疗技术时，我们应该非常谨慎地对照片进行外在或客观的分析，绝不应以绝对的方式对其进行定义（绝对化）。照片治疗并不是要替别人解释他的照片。治疗师需要抵制从一张或几张照片中过度概括或过度解读的诱惑。这样做的目的是把焦点从来访者身上转移到照片上，因为与讲述自己相比，来访者更容易告诉你照片中的内容。你的角色是提出问题，来访者才是发现和找到个人真相的人（尽管作为治疗师，我们可以分享自己的观点，如果我们确实"拥有"这些观点的话）。

在使用照片治疗技术时，与照片的互动过程至少与其内容本身同等重要（通常更为重要）。非判断性地倾听、观察和探究来访者对照片的反应是主要的治疗方法。治疗师必须避免在只观看了当事人的几张照片后就对其做出假设，但可以初步提出一些问题，并记录下当事人的反应，在收集更多观察结果后再进行处理。视觉图像的主题或模式会反复出现，就像它们似乎需要被关注，而重复出现的符号往往足以使治疗师开始建立联系，并希望在这种观察的基础上进一步提出问题。

在此我需要澄清的是，以下内容中的轶事案例并非全部来自我个人的心理治疗实践。有些案例来自我在各种长期培训课程的强化体验部分，其他治疗师是培训课程的参与者。在"元"层面上，治疗师使用这些技术进行的个人体验培训和与来访者在治疗过程中的体验本身是相同的，因为治疗师使用受训者和来访者的照片向内寻找和探索感受。

在培训中，我经常通过角色扮演来演示某种技术，我自己扮演治疗师，让其中一名学员扮演来访者。更常见的情况是，我让他们互相组队，进行长时间的（且私密的）实践练习，以模拟他们的咨询时长。在这些模拟咨询中，他们会轮流充当治疗师和来访者，以便能够在真实的场景中运用这种技术。也就是说，就像来访者一样，参与者在处理自己的照片时会亲自体验这一过程能揭示什么；之后，我们会回顾并讨论发生了什么。

由于很难在参与互动的同时观察自己的行为，因此我经常（应参与者的要求）对其中一种或多种体验进行录像，以便日后复盘。在本书中，我只简短地节选了一部分资料，如果读者想要查看更多的资料，可以在照片治疗中心网站上观看录像的全部内容。此外，由于只有少数来访者制作的摄影作品（如艺术强化自画像、家庭相册拼贴画、完整的照片叙事隐喻构建等）会作为插图出现在本书中。如果读者想要查看照片治疗中心存档的其余几百张作品的话，请与我联系。

由于上述提到的那种"现场"工作是治疗性的，无论参与者是来访者还是研讨人员，都是有治疗作用的，因此，我在本书中没有指出这些类型的治疗之间有任何区别。不过，我想说明的是，在本书中所有讨论了其具体情况的人都认可这些描述他们经历的材料，并且我都隐藏了他们的身份，除了有人特别要求我使用其真实姓名外。

与普通心理治疗或艺术治疗相比，围绕照片治疗的伦理问题要复杂得多，伦理和法律方面的影响——如照片治疗的保密问题、适当的免责声明和保证、来访者照片资料的所有权等——对计划将照片治疗技术纳入其心理治疗实践的读者来说，都是非常值得关注的问题（Weiser，1985，1986a，1986b）。

正如我之前提到的，照片治疗是许多治疗师同时想到的一个概念。虽然本书中的大部分练习都是我个人独创的，但也有一些练习是根据其他同仁的原始版本改编的。例如，我的空间站练习（见第六章）是根据斯图尔特（Stewart，1980）早期向我展示的一个练习（Mars Trip，火星之旅）改编和修订的，而这个练习本身至少有部分源于哈布特（Harbut，1975）及安德森和马洛伊（Anderson and Malloy，1976）。在本书中，我对这一练习的改编是作为临床工具呈现出来的；不过，扎克姆（Zakem，1990）也使用了一个类似的版本，尝试制作一种客观的研究评估工具，而且自20世纪80年代初以来，克劳斯和我本人也经常使用经过修订的治疗版本作为临床培训工具。

由此可见，许多治疗师都是这一领域的先驱，我们中的一些人还利用自己的经验培训他人，根据我们自己的教学需求对他人的经验进行调整（在大多数情况下是量身定做），以满足教学的特定需要——我也希望我们的学生可以继续进一步改进这些练习。我们中的大多数人都会对自己的想法畅所欲言，来探讨如何更好地促进特定类型的概念学习，并且我们也从成为彼此的学生中学到了很多东西。在本书中，我一直努力将非我原创的想法或活动恰当地归功于同事，但有时的确很难通过一个练习的各种形式追溯到它的原创者。

本书各章的练习都与这一章中所涉及的主要技术相匹配，但由于它们确实是一个相互关联的应用系统，因此通常也涉及其他章中的一些技术。因此，我强烈建议读者先读完全书，然后再尝试任何一章的练习。虽然我不反对读者照搬对自己的来访者特别有用的练习（只要在副本中注明来源于本书作者），但本书内容受版权保护，任何完全照搬、照抄或大批量的复制都是不允许的。

我对心理治疗的一部分实操设想是，治疗师永远不应该让来访者经历一个连自己都没有经历过的过程。在开始对来访者使用照片治疗技术之前，我认为治疗师必须首先亲自体验一下这些活动所能引发的令人震惊的强烈情感。在开始将治疗"付诸来访者"之前，"躬身体验"是一个非常严肃的告诫，我敢肯定，一旦你开始尝试，很快就会明白我的意思。请读者慎重对待这些体验练习，并确保安排出足够的时间来全面完成这些练习。它们往往只会揭示一个深藏在潜意识或埋藏在内心深处的记忆和情感的表象，而这些记忆和情感一旦被揭示出来，就会把其余的记忆和感受向前推进。对各章末尾的练习也不能掉以轻心，这些技巧之所以能发挥如此大的作用，部分原因就在于此。

没有接受过治疗师培训的读者应该注意，虽然我的写作是为了便于理解，但这些指导和建议的实施可能会唤起强烈的情感及其宣泄释放。这些技巧和建议不应被草率尝试，而应该作为那些接受过足够训练且能够控制任何情感历程的人的工具被严肃对待。当然，我不能限制读者的行为（我也不认为自己有这么大的能力），但仔细体会一下，这些练习可能让人产生深刻的洞察和自我情感交流，我只是希望没有受过专业治疗训练的读者不要用这本书打开别人心中的某些东西，因为一旦打开便很难主动关闭。

因此，我强烈建议读者，无论是否接受过专业的培训，在开始对来访者使用这些练习之前，都先在自己身上尝试几次。你不妨与一位专业同事结对，轮流扮演治疗师和来访者。如果没有搭档，你可以对着录音机读这些步骤，然后按照自己的节奏听，只有当你准备好了，才能进入下一个问题。毕竟促进自己的洞察力并不总是像听起来那么容易。

这些练习并不能代替实际的治疗，也不能作为实际治疗来使用。同时，读者必须意识到，尝试这些练习往往会引发情绪问题和意想不到的感受。如果读者预料到在进行这些练习时可能会遇到任何较大的困难，我强烈建议你不要尝试，因为我无法对可能导致的任何后果负责。

如何开始

我在自己执业的办公室里设置了一些非语言要素，表明拍摄是我生活的一部分。虽然我是为自己工作，而不是在机构、诊所、医院或其他环境中工作，而且通常只为个人、夫妻或家庭而不是团体或住院患者服务，但我的一些策略可能适用于任何治疗环境，它们以鼓励大家进行照片治疗活动。我的办公桌上和周围都摆放着一些特殊人物的个人照片，来访者座位附近的小桌子上也摆放着几张裱好的特殊照片，我希望这能营造出一种轻松的家庭式氛围，让来访者感到舒适。

此外，等候区两边的墙上（椅子的上方）挂着大约 80 张无框照片，这些照片装裱在硬纸板上，边缘相连。这些照片是我拍摄的创意艺术品，而不是个人的生活痕迹或以治疗为目标的照片。这些照片主要是黑白照片，因为我更喜欢黑白照片，彩色照片也同样适用于这一目的。这些"墙饰"有人物、地方、儿童、实物和抽象物，并且没有按照任何条理进行摆放。这个区域是来访者最先接触到我办公室的地方，并且很少有人不对这些照片发表感想。因此，我很自然地建议他们在我回电话、整理笔记或处理其他事情的时候看几分钟，在我们正式交谈之前，给他们一些与照片独处的时间。

我总是告诉新的来访者，我希望照片治疗能成为我与他们合作的一部分，如果他们同意这个想法的话，并给他们机会用 5 分钟时间随意浏览照片，这会是一个很好的非正式的、非威胁性的介绍。然后，我向他们展示如何通过投射的方式工作，问一些一般性的问题，比如"那么，你觉得这些照片怎么样""有什么特别吸引你的地方吗"，你应当接受任何答案并作为对话的开始。接着我会解释说，我经常使用照片作为助人的工具，有时也会要求人们带他们的家庭相册或最喜欢的照片，以便让我更清楚地了解与他们所提的名字相匹配的面孔，或者补充他们向我讲述的过去的细节。这类照片有时是他们拍摄几张照片，或者用我办公室的照相机拍摄的非正式自画像，或者其他活动。

我会给他们一份梗概，用非常私人化和大家熟知的术语介绍照片治疗。例如，"你可以从我拍摄的照片中了解一些关于我的情况，我也可以从你的照片中了解一些关于你的情况。我们可以讨论它们，虽然我们是在谈论照片，但其实我们是在谈论自己。我无法告诉你你的照片意味着什么，就像你无法告诉我我挂在墙上的照片意味着什么一样。在我请你告诉我你的看法之前，我只有自己的看法，也许你会感兴趣，但它们肯定不能证明什么。我可以告诉你我是如何看待你的照片的，它们给了我什么启示，或者我在观看它们时的感受，并将这些提供给你，但我无法假设你会或应该对它们有同样的感觉或看法。我们可以看着你的照片和家庭相册想象每张照片的真实含义可能是什么，但我们永远无法确定，因为人们在照片中的重要性或每个场景的意义取决于谁在照片里、谁拍摄的照片或谁在观看照片。你的照片可能属于你，但我可以向你保证，它们肯定有新的故事要告诉你。"我强调，是否使用照片治疗技术完全取决于他们，他们完全可以拒绝使用任何或所有这些技术，而只使用文字。我建议他们考虑在最开始的一段时间尝试这些活动，但如果这让他们感到不

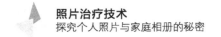
舒服，我会放弃这个主意。

我会与他们进行非常透彻的讨论，并给他们一份签字的声明，解释说他们拥有自己或自己在治疗期间拍摄的所有照片的所有权，并可以随意保存或处理，尽管我可能会不时地要求他们把照片（或照片副本）留在我的办公室，直到我们完成与他们的"工作"，或者承诺在他们把照片带回家后，如果我们需要的话，会再次把它们带回来。我们会就他们对所有这些可能性的适应程度进行协商，并且我一般会通过演示投射技术向他们展示照片治疗是如何起作用的。

我可能会在墙上选择一张在我看来比较"安全"的照片作为开始，也可能会提出一些问题来促使他们挑选一张照片。例如，"上面有你想见的人吗""比起这里，你更愿意去哪个地方""如果可以的话，你希望把上面哪张照片带回家""上面的照片有没有让你想起你认识的某个人"。聊一会儿后，我会让他们停下来并向他们示范，当话题不直接涉及他们自身时，我们的交谈会很容易开始。然后，我通常会停顿一下，与他们分享我认为我可能已经从他们目前所说的话中了解到的关于他们的各类信息。我表示，我知道我的看法并非总是正确，并请他们让我知道我出现的任何错误。在纠正我的错误时，他们会告诉我更多关于他们自己的信息。

这种方法模拟了真实治疗中使用的提问技巧，即让来访者了解了照片治疗技术的力量又不必承担风险。我不会对来访者隐瞒这些技术，相反，我会像在这本书中一样，直接向来访者解释他们在治疗过程中可能会遇到的情况。我经常主动让来访者就我的照片向我提问，这样我们就可以探讨我制作或选择这些照片并挂在办公室里的原因。这些行为反映了日常社交对话的常规模式，通过互换角色，来访者可以看到人们通过谈论自己创造或收集的东西来分享他们内心的想法或情感是多么的自然。这也表明了我对治疗中权力平衡的态度：我让来访者在我的"统筹"下得到尽可能多的尊重和安全感，同时我还能完成我的工作（有时可能还需要挑战他们或刺激他们的情绪）。

然后，我经常向他们解释，他们刚刚体验了我使用普通照片开始治疗对话的方式，虽然我以后可能会选择不同的技术，比如自画像技术或用家庭相册工作，或者要求他们把从杂志上精选的图片带来，但提问方式本身基本不会改变。当我们下一次正式签约时，我会把照片治疗作为条款之一，他们可以选择同意或不同意。这样就可以给他们一周的时间考虑，也给我一周的时间思考我们该从哪里开始。

提出问题

在实际开始与来访者合作时，我认为读者需要牢记一些一般性建议。这些建议更多是关于你如何向来访者提问，而不是询问的具体内容。很多时候，当直接问人们问题时，他们无法迅速地给出言简意赅的回答：他们可能知道一些事情，但还没有足够的把握冒险做出肯定的回答；或者他们可能知道答案，但内心害怕说出答案的后果；或者他们可能知道，但无法用言语表达出来。

当询问他人时，在某种程度上我们是在窥探。即使我们确信这对他们有帮助，从他人那里窥探信息也会让他们感到唐突、被威胁甚至被侵犯。我们的态度、提问方式和措辞对来访者感到的舒适度和是否愿意敞开心扉至关重要。如果来访者能理解我们内心清楚有些细节确实可能难以启齿或让人看了会感到痛苦，这也将让他们感到安心。让他们感到安全的是他们可以决定说什么。照片可以是一个停靠点，也可以是内心和言语之间的桥梁，或者如果他们愿意引导，照片有时可以替他们说话。

当我使用照片治疗技术时，可能会要求来访者谈论一张照片，试着记住并描述它，与它交谈，甚至与它进行平等的对话。我可能会让他们把它放在自己的面前并与它交谈，或者像面具一样贴在自己的脸上，让它替自己说话；也可能会让他们的两只手各持一张照片，让这两张照片进行对话，或者与手持两张照片的人对话。我使用过类似格式塔疗法中的"空椅子"技术，这不仅适用于以人为焦点的照片，也适用于以其他主题为焦点的照片。（我观察过池塘与鸭子对话、灯与街角对话、椅子与窗户对话等。）

我可能会基于一张照片向来访者提问，然后让他们找到另一张照片作为视觉上的、隐喻性的答案。如果来访者告诉我，他们不知道我所提问题的答案，我会让他们暂时假装自己知道答案，或者我会说，如果他们碰巧知道答案，那么他们认为答案可能是什么。一旦摆脱了需要为答案负责的枷锁，他们通常就会自发地给出一个对治疗有用的回答。对来访者的提问有助于我获取能够帮助他们的信息。如果我想知道某些事情的话，不得不通过慢慢地、一步一步地倾听和记录来访者的重要言论来间接地了解它。无论手中的照片的主题是什么，我都会询问来访者在观看这张照片时，会产生哪些想法、感受和回忆。我会询问它或许意味着什么，其中最重要或最明显的元素是什么，有时这些元素甚至可能是我从未注意到的。

　　我会让来访者握住照片的边缘，想象把它们拉得更宽、更高，"寻找"在拍摄这张照片的现实世界中还有什么。有时，我甚至建议他们"走进"照片本身，在里面"四处走动"，同时告诉我他们看到和感受到了什么。我可能会让他们想象在快门被按下的那一刻，实际或社会环境的其他部分会有什么，或者想象自己是摄影师，转身看看摄影师身后还有什么人或事物。

　　我使用时间的方式与使用空间的方式大致相同，我会建议来访者想象在拍照之前或之后发生了什么。例如，现在的场景与拍摄照片时有何不同？拍摄完照片后，照片中的人去了哪里？拍照之前他们在做什么？你觉得他们会希望自己的照片以这种方式拍摄，还是他们可能更喜欢其他不同的方式？我可能会要求来访者想象拍摄对象和拍摄者在拍摄照片时及现在的对话，也会询问来访者对照片中的人或物的感受，他们可能在回忆什么、想什么或想说什么。

　　我可能会要求来访者想象拍摄或寻找其他照片，使其成为一个系列的一部分；也会要求他们为这张照片拟一个标题，或者决定他们自己是否会拍摄这张照片（如果是，为什么），或者考虑他们可能希望将这张照片作为礼物送给谁（以及在非言语上代表了什么意义）。我还会要求他们考虑只将场景的一部分放大，并且指出在这样做时哪一部分才是最重要的。

　　但在整个提问过程中，我的注意力不仅集中在来访者的回答上，而且还关注正在发生和正在进行的所有非言语表达方式——姿势、反应速度、肌肉紧张度、面部表情和脸色、停顿、沉默等。我这样做是为了整理出来访者独特的非言语交流模式，并注意到哪些问题或讨论会触发哪些类型的非言语交流。这些线索将帮助我识别他们在后续沟通中传达的情感信息，从而理解他们内心正在产生的波澜。

　　我可能会打断对话，建议对方停下来，就像在现场直播过程中按下"暂停"键一样，然后让他们快速摆出姿势并给他们拍照，以便更好地解释他们的意思。我可能会指派他们就一个我认为需要进一步探索的话题出去拍照，而不会使用那些可能会引发防御机制的口头询问。我可能会要求他们从印刷品中寻找图片，如杂志广告或故事插图，以帮助他们向我展示他们想要表达的内容。也可能会使用录像和照片进行互动，这样人们就可以看到一般情况下别人眼中的自己。在我们讨论家庭相册时观察他们的非言语表达部分，或者在谈话中观察他们的肢体语言和言语之间的差异。这样做的目的是，如果你看到一张你为自己制作的照片，它就会变得非常真实，很难再争辩、合理化或否认。

我尽量避免向来访者提出他们可以简单回答"是"或"不是"的问题。对我来说，问一些来访者必须给出更多答案的问题似乎更富有成效。例如，"你认为他为什么这么说""她是怎么站在那里的""你能告诉我一些关于这张照片的情况吗"。我经常使用开放式的句子让来访者完成，就像填空一样。我可能会请他们提出可以向这张照片询问的问题。我甚至会表现出自己的困惑，并要求他们澄清来"帮助"我，这也非常有效。

我总是尽量不把来访者逼到他们当时所能理解的真实感受的意义层面之外。如果我认为他们可能遗漏了一些东西、一些潜在的联系或可能的象征内容，我会将其作为众多可能性中的一种提供给他们，以便成为它们潜在的附加选项之一。他们甚至不必对此做出回应。但是，如果这对他们来说产生了一种无意识联系，那么这条线索稍后还会重新浮现。我可能会要求来访者在桌子上安静地重新摆放那些家庭照片，以获得家庭关系的不同"画面"，或者让来访者以与平常不同的姿势拍摄即时打印的自画像。尝试这些不同的选择可能会让人恍然大悟，从而获得新的启示。

拍摄照片

照片治疗可能涉及在治疗前数周拍摄的照片，也会涉及在治疗期间当场拍摄的照片。无论提前准备好的照片，还是来访者必须等待打印的照片，这两个流程各有千秋。如果来访者的注意力集中时间较短，或者你想捕捉一些即时的动作或情绪，并立即反馈给来访者，以帮助其对该行为或情绪进行认知整合，那么即时反馈就是很好的选择。在即时可用的照片中直接面对自我固然很好，但从一个更远的位置观看自我图像所获得的更"客观"的感受也同样有益。等待打印出来的照片可以训练延迟满足感；然而，对那些能够或应该学习更长等待的人来说，相较于几分钟，延迟几小时或几天可能会更加有效。

在进行照片治疗时，我一直提到要与来访者或"自我"一起工作，但由于我的很多治疗工作都基于系统理论，因此喜欢这种模式的读者在评估照片治疗的应用时可能需要考虑另一个层面。由于家庭本身可以被视为一个相互关联的独立实体，在很多方面，它是一个独立的"自我"，因此可以"逐级"成功地使用自画像技术进行照片治疗。例如，治疗师可以要求来访者提供一张家庭自画像、家人共同拍摄的照

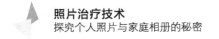
片或整个家庭的照片，这些照片可以直观地表达家庭作为一个单一身份的个体特性。

保持灵活性

以下各章中有很多成功的示范，可能会让人觉得使用这些工具总能引起洞察或情感宣泄。但请注意，与其他任何心理治疗技术一样，照片治疗不可能一直获得好的结果。如果你的方法看起来不起作用，那么就应该尝试其他方法；如果单靠言语就能获取所需的信息，那么也不必因为喜欢这些工具就对来访者使用照片治疗技术。

有时，我们能为来访者做的最好的事情就是什么都不做。有时，我们能做的最好的沟通就是沉默。照片治疗的最佳方式就是让人们单独面对他们的照片，不要打扰他们内心对话的演变。我说的"不打扰"并不是让他们独自待在另一个房间里，然后治疗师去喝杯咖啡！相反，你的存在应该是一个"沉默的见证者"，让来访者和他们的照片进行对话和情感交流；在不改变其本质的前提下分享这种体验。如果治疗师过快地引导治疗结束或进行总结，那么你们的工作也不会成功。如果指导过多，来访者就永远不会意识到自己与生俱来的自我治愈的能力，也不会无条件地接纳自己，这将使他们长期依赖他人，包括治疗师。

之前，我有机会在电台的直播中讨论照片治疗，这让我清楚地看到，即使在最困难的情况下，这些技术也能产生良好的效果。采访记者远在 6000 千米之外，带着一串问题（我毫不知情）和一张他女儿的照片坐在那里。我们开始从理论角度讨论这个领域，突然，他问我是否可以通过评论他的照片展示我是如何工作的。我想这是一个极好的挑战，可以检验关于我能够处理自己无法看到（也从未看到过）的图像的说法，于是我同意了这个要求。

我开始询问他关于照片的问题，然后要求他直接与照片互动，与照片交谈，替照片说话，并谈一下他对照片的感受。他的声音明显变了，变成了一种表明他正在经历轻度催眠的恍惚语调。他说话的声音轻柔、充满强烈的情感，自然地展示出他通常在职业记者角色中不太会表现出的人性脆弱的一面。后来，他告诉我，他很惊讶自己会与一个陌生人分享他的事情，更不用说向所有加拿大各地的听众了。他所表达的含义比自己预想的要深刻得多，并表示为此感到非常高兴。这次采访的录音清楚地表明，照片治疗是有效的，即使在现场直播中，即使用一张治疗师看不到的照片。

在接下来的五章中，我都会介绍一种特定的技术，并尽可能地将它与其他技术区分开来。大多数有使用这些工具经验的治疗师（包括我自己）可能会发现，只使用一种技术会有很大的局限性，并且发现在使用一种技术的过程中会出现一些问题，促使我们同时使用另一种技术。这些技术交织、融合的例子在本书中随处可见。

附加指南

前文提到的关于照片表达方式的一些观点直接影响了照片治疗的方法论。例如，我们认识到如果照片与其创作者或后来的观看者分离，那么它就没有客观意义，所以我们可以发现，那种完全正确的、"发现"照片意义的方式是不存在的。因此，任何人都不能像读书一样阅读或解码一张照片，哪怕是治疗师。相反，我们必须认识到，每位与照片互动的参与者都有自己的（正确的）观点。即使某些东西对治疗师来说可能是显而易见的，但这并不意味着必然是正确的。同样，我们永远无法确定一张照片的内容真正意味着什么，我们只能根据它们的暗示、使我们回忆起的内容及它们引发的情绪反应来开展工作。我和来访者一同专注于一张照片，并试图更多地意识到任何看起来令人回味的视觉符号。我们共同探索并与之互动，我们与其一起工作，同时还可以在许多层面上与之进行交流。

由于个人照片和相册是真实时间或"原始"感受的视觉隐喻，它们可以帮助我们记住、面对、想象和探索自己和生活中复杂的部分。我们所感知的东西被当时的感受或思考所过滤，这些因素将影响某件事物是否被拍到或被注意到。因此，显而易见，这也可以在相反的方向上起作用，帮助人们重新联结过去的思想和感受，亦如昔日重现。人们可以通过进入照片的现实来与之互动，如同"身临其境"，留意到那些自然出现的想法或感受。

当情绪通过非言语方式被接触到时，它们往往是突然或意料之外的，因此常被认为比最初的体验更加"原始"。在最初的体验中，情绪被认知过程或框架过滤，这个框架由言语建成，可帮助来访者为情绪的出现做好准备。我们可能在意识上知道有悲伤、愤怒或恐惧等情绪存在，甚至承认它们存在于我们的内心，但重新体验它们是完全不同的。愿意经历这样的过程需要放弃意识控制。这并不是大多数来访者一开始就愿意做的事情，因此他们必须在治疗中获得帮助，从而认识到在安全的治疗环境中释放的必要性。使用照片作为情绪聚焦的桥梁，可以帮助来访者保留一些支持他们渡过这个过程的额外力量，使他们能够以一种符合安全距离的方式处理强烈的情绪。

当我与来访者谈话时，假设我们正在讨论面前的一张照片，我会努力吸收所有的信号，并鼓励来访者在自我反思中也如此，无论在过程中还是事后的"总结"。录制谈话内容可以帮助我们回顾整个过程，更好地追踪后期那些难以回忆起的时刻。但是，在大多数传统的心理治疗环境中，很少使用录像进行记录。当我们交谈时，尽管来访者认为我们只是在交谈，但我同时也会试图留意他们的非言语信号，比如身体姿势、面部表情和颜色、手势、不安的动作，以及人们用来传递情绪状态的其他生理线索。

我会注意哪些话题会引起来访者强烈的情绪反应，并在稍后尝试回到这些话题，以期通过重新处理视觉代码来激活那个关键时刻（或通过将它们与相关图像材料中的其他类似线索进行横向连接），以达到某种内在的解决、理解或宣泄。一旦来访者与眼前的图像产生互动，他们就会进入一种专注于图像的状态，这是一种轻微的自我催眠或恍惚状态，在这种状态下，我和整个房间几乎不存在了。他们的意识被试图跟上对话的想法占据，而他们的其他部分则受到非言语的刺激，并参与到更深层次的体验中，源源不断地唤起与情感相关的其他细节。

对我来说，这种催眠状态最为明显。实际上，当我的来访者（有时几乎单从文字上）进入图像中时，图像的内容仿佛是真实的、鲜活的，近在咫尺，来访者与照片中的人物在心中的场地里"移步换景"且相谈甚欢，如同照片内的一切都存在于他们周围的三维空间中。这种"悬置不置疑"（人们为了欣赏艺术作用而接受他们知道是虚构前提的行为）的状态可以出现在任何照片治疗技术中，但在激活投射技术时尤为重要。投射技术是其他所有技术的基础。

在照片治疗中，来访者的强烈情绪会被非常频繁地激发出来，这是由于对记忆和感受的深层意识控制的脱离。当来访者积极主动地试图通过有意识的探索直接回忆或重新接触情绪时，对这个过程本身的自动保护性审查也拥有一定的主导权。我们需要支持沃尔夫（Wolf，1990）提出的"自我回归状态"，我们必须体验这种状态才能达到自我那些更原始的部分，在那里，我们的经历最初被浓缩成象征性符号，特别是在早期的前语言阶段。

在婴儿出生后的很长一段时间里，他们依赖感觉编码进行交流。这个被称为初级过程的前逻辑思维阶段主要由生物因素决定，其结果是形成我们早期记忆的经历和反应并没有被编码成言语，因为在这个阶段，言语对婴儿来说没有意义。相反，这些经历和反应直接被感官、非言语和潜意识吸收，并存储在我们大脑的某个部分，在后来的治疗或其他直接思维探究中很难以言语形式访问这个部分，这主要是因为最初我们没有使用词语类别存储它们。

可以说，在一个人拥有言语概念的认知框架来对其现实经历进行分类之前，这个人根本没有意识，或者至少没有自我反思的意识，因此只是处于一种反应性的状态。这一点对帮助那些急于试图重新联结早期创伤记忆（如虐待、恐惧、愤怒等）的来访者非常重要，因为他们发现自己根本无法通过言语探索与这些事情建立联系。

治疗师会试图帮助来访者意识到那些存在于潜意识中的事物。为了更好地意识到那些更深层次的记忆（这些记忆可能还反映出更普遍的集体原型意象或情感），来访者必须能够从有意识的控制和防御中解脱出来，减少指导性行动。实际上，我们从不会忘记自己感知到的任何事物，但某些记忆可能被存储在我们无法通过意识手段找到它们的地方。在这种情况下，记忆总是有选择性的。

格式塔理论家将"洞察力"解释为一种发现，人们通过非线性思维和非因果推理发现了事物之间意想不到的潜在联系，而这些联系以前被认为互不影响或无关紧要。这似乎与艺术直接向观看者传达意义和情感的方式非常相似，尤其通过同构这一表现方式。毫无疑问，在现在的心理治疗中，"洞察"这个词常被用来描述瞬间的启发性感知或突然的模式识别。这就是为什么我喜欢相信明显的"偶然事件""感知错误"和其他无法解释的联系，如果允许的话，这些联系几乎不可避免地会产生治疗性的启示和宣泄。格式塔和系统理论家都对这种"啊哈"体验寄予很多信任，这也被称为"同步性"。相信不确定性往往后来会变得清晰，这要求在倾听来访者呈现的"真相"时同时接受知与不知。治疗师越是愿意接受同步性和集体原型体验，就越能使来访者意识到这种深层的潜力。

例如，在我的"照片治疗"项目中，我曾多次遇到来访者对我拍摄的抽象作品有所反应，在整个咨询过程中讨论他们对图像的原始反应的其他想法。但我从没告诉过他们，在此过程中，他们手持作品的方式与我最初想要呈现的方式完全相反。也就是说，他们拿反了。我原本的意图与来访者在那个时候感知到的现实无关，因为是他们对我的照片的理解先吸引了他们，并开始引发他们内在的部分。甚至有可能，如果他们正过来观看那些照片，可能根本不会与它们产生任何内在的联系。

根据定义，嵌入潜意识的意义和情感，在意识层面是无法知晓的。它们是自发编码的，再现时也出人意料。事实上，它们的再现有时是在潜意识层面。例如，如果情绪在非言语层面得到二次强化，那么一个人就会在不知道原因的情况下做出反应。这是无法预测的，也不能被治疗计划所强迫，但如果来访者和治疗师对这些可能性保持开放的态度，它们就必然会发生，这是因为非言语符号交流的本质及记忆与潜意识感受有着非常强烈的关联。对这类工作，我认为最好的模式是帮助来访者（重新）发现关于他们自己生活的信息，其中大部分他们可能已经意识到，但仍有一部分他们尚未意识到。这种非解释的立场鼓励他们通过照片来凝结"内在风景"（Doughty，1988），并且显现出来。

有时，这些复苏的记忆带有创伤性，以至于来访者无法在意识层面处理它们。如果它们突然浮现出来，往往会被保护性地重新"埋藏起来"，而不会留下它们暂时浮出水面的有意识记忆。例如，在一次投射练习中，一名来访者发现自己被一个看起来很弱小的孩子坐在成人的椅子上的画面深深地吸引（见图 2-7）。这是我拍摄的邻居家孩子的照片。我觉得它很可爱，所以把它挂在了办公室的墙上。

接连几周，这位女士一直告诉我，在被拍摄时她感到多么不舒服，甚至当她想为商业宣传拍照时，在面对镜头时自己的身体也不可避免地变得僵硬起来，感到恐惧或焦虑。因为她一直在观察那个孩子的照片，所以我请她与它交谈了一会儿。她一直使用安慰的话语对孩子幸福与否表达关心。由于她好像确信这个孩子在某种程度上受到了威胁，因此我请她"进入"照片，成为那个孩子，当然，首先要确保她是否真的愿意冒这个险。她犹豫了一下还是同意了，然后在心里确认并扮演起她所理解的那个孩子的身份，还无意识地模仿了那个孩子的坐姿。一开始我让她静默片刻，这样她就可以感受到自己此刻所处的情绪空间，然后我问了她一些问题，仿佛她现在就是那个孩子一样。

"你几岁了？"我问道。"两岁。"她立即回答道。"现在发生了什么？"我继续问道。"有人在给我拍照。"她用颤抖的声音回答。"多跟我讲一讲这件事。"我请求道。"他又高又大，正拿着照相机对着我，噢不，会很疼吧，我想。"她说。在继续扮演孩子的过程中，她透露出"那个人"曾经给她拍过照，让她感到害怕，想要避

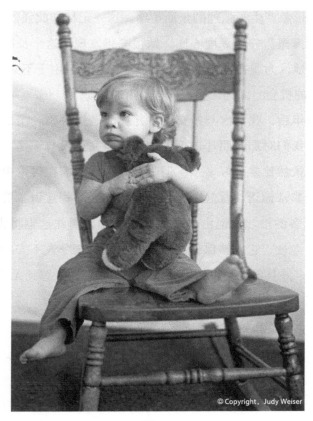

© Copyright, Judy Weiser

图 2-7

开。我们探索了更多关于那件事的内容，然后我让她回到现在，并且确保她也有意识地带着刚才对话的记忆回到现在。

作为合作调查员，我们试图找出为什么会形成这种感觉和摆拍之间的联想。我请她暂时重新联结一下那个孩子的感受，然后询问她是否能回忆起自己生活中有过类似的感受。她突然记起母亲告诉她，小时候她长得非常可爱，被选中成为一个日历的模特。这个日历中的照片展示的是孩子们做鬼脸，每张照片都有一个与表情相配的幽默标题。但有一天，她的母亲发现为了拍摄这些不寻常的表情，摄影师（都是男性）经常对孩子们进行身体和情感虐待，比如在他们的隐私部位或腋窝附近扎针，这样伤口就不会被注意到，并且用玩具或糖果诱惑他们，然后故意让他们够不着——所以她的这份"工作"到那时就结束了。

因此，在我的来访者早期的记忆中，在她有能力表达这样的经历之前，对有照相机对准她的视觉形象产生了强烈的负面情绪。这一记忆如此强烈，以至于30年后仍然存在于她的脑海里，并且深埋心底。她很高兴发现了这个长期隐藏在内心深处的信息，并告诉我她认为现在她能够无所畏惧地拍照了。由于不久后她就要搬走了，我们还有一次见面的机会，因此无法验证这是否成真。

有趣的是，两年后，我再次与她交谈，并提醒她这件事，结果她告诉我，她对之前的"启示"及我们对那张照片进行处理的过程完全没有记忆。她提到自己仍然不太习惯被拍照，虽然比之前好多了，但听到我讲述我们在讨论中发现的关于她自己的信息，她感到非常惊讶。看起来，她再次压抑了那些意识。要想找出她为什么这样做，就需要更多的治疗，但由于我们无法安排，因此这也将无法完成。然而，它展示了潜意识的力量，它能够保护我们不受可能过于令人不安的信息的伤害，如果它突然浮现出来，并且没有经过任何处理，那么就会让人感到无比沮丧。

第三章

＊

投射技术：

使用照片探索来访者的认知、价值观和期望

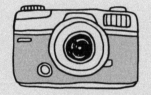

任何照片都会呈现出有选择性的框架信息。每个观看照片的人都会对其中明示和暗示的信息及显性或潜在的意义、意图和情感做出反应。如前所述，没有简单的线索用来解读照片的视觉符号。一个人在寻找特定照片的意义时，永远无法发现它呈现给其他人时包含的真实含义。在这种假定的限制中，作为探访潜意识情感、想法、记忆、个人价值观和根深蒂固的信念的治疗工具，照片拥有非常强大的力量。

每个观看照片的人都会开启一个联想和情感过程，并且每个观看者都会在照片的边框内看到独特的现实。因此，任何一张照片都可以同时承载多种意义。每张照片的边框既构成了观察它的窗口，也是进入观看者内心的窗户。在专注于引导意象的过程中，观看照片的人通过投射和想象创造出了他们所看到的画面，而在这种情况下，参与者和引导者都可以实际看到和触摸到所关注的这个外化的图像。

个人体验是理解这些概念最好的方式，所以我邀请读者现在浏览图 3-1 至图 3-4，并通过后面的问题探索你的观察和反应。这些问题与我在治疗情境中使用过的问题非常相似。在本章的后面部分，你将在与来访者的治疗对话中找到这些照片的参考解释。你也可以将自己的感知与他人的感知进行比较，看到意义是如何随着来访者的背景和选择性视觉而变化的。

在看这四张照片时，你可能试图从中理解它们，弄清楚它们是关于什么或为什么我把它们放在那里，又或者你可能对其中一张或多张照片有某种情感反应，大脑本能地进行了自由联想。那么现在请试着把它们遮住，从记忆中重构每一张照片。不再看它们，想想你可能会说什么或做什么来向别人描述每张照片？然后再次看着这些照片，将你的记忆与它们真正的视觉内容进行对比。想一想你记忆中的细节和实际的视觉内容之间有什么不同？

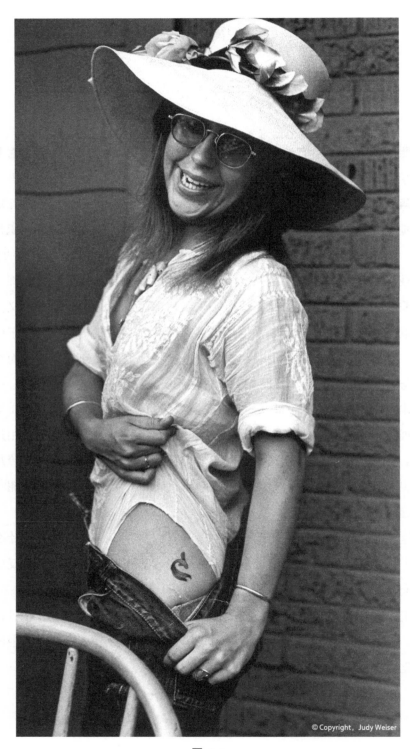

© Copyright，Judy Weiser

图 3-1

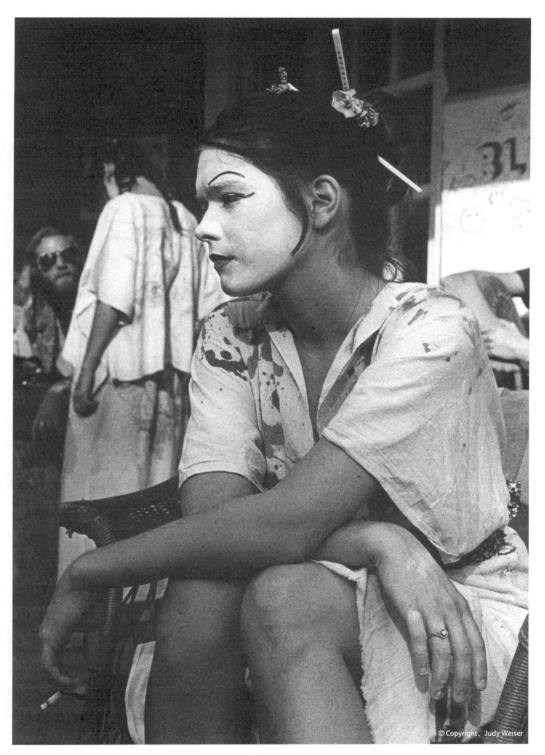

图 3-2

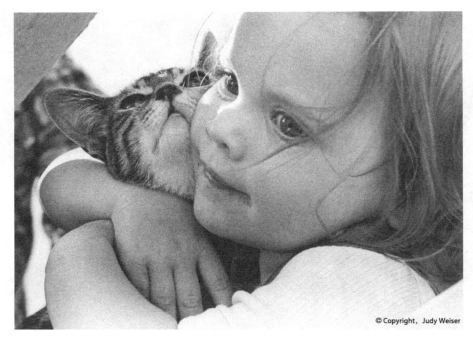

© Copyright，Judy Weiser

图 3-3

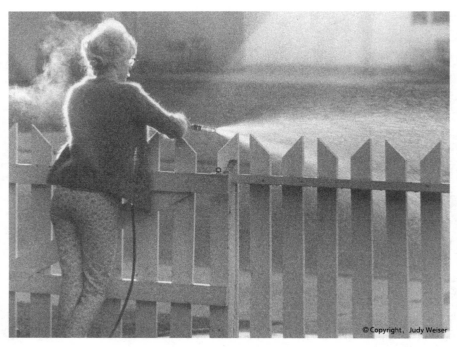

© Copyright，Judy Weiser

图 3-4

你所发现的意义和你对照片的情感反应是属于你的独特感知，它们可能不是我拍摄这些照片时希望观看者所能感受到的内容（你也无法知道）。当你对每张照片做出反应时，你所发现的意义源于你的内心。在对照片或日常现实的任何部分做出反应时，我们会同时接收到所有的组成信息，并会无意识地选择关注或记住什么。这些选择代表了我们内在的价值框架，它们映射并使我们优先考虑对我们来说重要的事物。而这反过来也是影响我们对自己和他人的行为、期望、生活规则及其他衡量和评估的因素。

当你第一眼看到这四张照片时，是否有哪一张照片特别吸引你？你是否想把其中一张照片挂在家里的墙上？是否会让你想起你最喜欢的地方或认识的某个人？你能想出照片的更多细节，让它更有深度或背景更有色彩吗？你能想到一个故事将这四张照片联系在一起吗？又或者想象出其他伴随这些照片的图像吗？（对于这种"视觉文章"，你会发现它其实并不需要任何文字。）

你有没有注意到这组照片里的人都是白人和女性？如果你是白人女性，那么你可能没有注意到这一点。但是，如果你属于少数民族或种族，那么你可能会注意到照片中并没有非白人出现。或许你还会注意到照片中也没有男性。这是因为一个以男性占主导地位的社会传统强加给女性的概括，类似的意义缺失才会时有发生。这种情况直到最近几年才开始出现一些变化，就像女性通常仍然难以被视为一个独立的个体。她们只是笼统地被包含在了男性代词中，并在需要出现时才出现在大众媒体中。其他少数群体也可能会经历类似的情况。治疗师必须意识到这种缺失的存在。

工作原理

投射技术包括主动和被动两个方面，从给予刺激的图像中投射、解码、解构情绪内容，同时帮助来访者探索他们认为最初存在于照片中的意义和感受的构建与联系。无论观看者看自己的照片、相册、自画像、治疗师提供的照片，还是在印刷品上发现的图片，这一点都是如此。

在照片中寻找现实

确实，关注来访者所呈现的关于他们生活的相关或重要的事物当然很有用，但我同样有兴趣了解他们为什么告诉我或向我展示这些事物。为什么是这样、为什么是那样、为什么是现在？他们为什么建立这种联系？他们如何或为什么从一个特定的细节过渡到下一个特定的细节？当尽可能地深入探索意识时，当来访者正处于他们不知道自己是如何知道这些事但又确信这对他们来说是真实的时，这种不可动摇的确定性标志着他们内在的核心价值观，这些价值观被非言语吸收并成为他们文化和家庭教育的一部分，从而塑造了他们的个性。这种内在且深层潜意识的价值体系，是他们生活中所有日常决策、观点和对自己及他人判断的基础。这些是他们生活中的"应该"和"应当"，并对他们与自己思维之外的世界的每一次互动进行筛选。

正如之前解释的，我在治疗实践中使用照片的想法，就是通过发现人们对我拍摄或提供的照片的反应总是与我自己（或我所期望的）不同而逐渐发展而成的。我开始意识到，在我的办公室里放一些看起来很普通的照片，让人们能够看到它们，这可能会让来访者与我分享他们更深层次的部分和情感，这是仅凭我口头询问很难发现的。我觉得收集几十张照片挂在等待室的墙上，并积极地将它们用于与来访者讨论的话题，探索它们所引发的想法或情感，似乎非常自然。

例如，那时我正在给一个家庭进行治疗，父亲和自己两个十几岁大的女儿相处比较困难。当他们看到图 3-1 中的女孩在炫耀她的文身时，父亲的反应是："你快看看这个！""看什么，亲爱的？"母亲回答道，而后对话继续进行。

父亲：那个年轻女子在公共场合那样拉下裤子，她应该感到羞耻。

母亲：天哪，亲爱的，她只是想向我们展示她的文身。

父亲：嗯，但那是不雅的。我最好永远不要看到我们的女儿做出那样的事情！

母亲：但是，亲爱的，她穿泳装的时候岂不是穿得更少。而且，我的泳装也比较暴露，你的也一样！

父亲：嗯，但那不一样！

很显然，我们谈论的并不是照片中的女孩，而是触及了更深层次的问题，涉及年轻女孩的脆弱性、父母的期望，特别是父亲对女儿性别认同的态度。假设我们问他，如果照片中的女孩是他的女儿的话，那么照片里的女孩需要做出什么改变，或者问他认为那个女孩的父母应该对她说什么，就会与他在更宽泛的层面上进入治疗过程，会涉及整个家庭的非言语交流系统。

如果照片中的女孩就是他的女儿的话，那么我们就会进行角色扮演，与他的女儿展开对话，以探索、实践和排练他向这个已经习惯听到他批评的女儿传达合理关心的方式。如果父亲能带来自己十几岁时的照片，这可能也会帮助他回忆起自己的父母在他处于青春期时是多么保守（也可能帮助他确定自己说的话的来源）。这些治疗的可能性通常是因为听到有人"随便聊聊"一张恰好挂在我办公室墙上的照片而带来的。

我不仅对帮助来访者处理他们生活中的情绪问题很感兴趣，也对情况变化后产生的不同结果感兴趣。个人对这种探索的反应几乎完全是在非言语的认知和改变层面上起作用，那么利用照片对潜在现实进行表达就可以成为非常有用的澄清工具。设想一种情况下可能发生的变化——使之变得更好、更糟或掺杂更少的情感——可以帮助来访者隐喻地意识到有其他方案可供选择，以及他们看到的"真相"是相对其背景环境和感知者而言的。这也可以帮助来访者认识到他们有改变的自由，并在实际改变进行之前，可以在脑海里安全地探索可能引发的结果。

人们在内心深处通常知道需要进行哪些改变，但将这些想法转化为言语可能非常困难。一旦这些想法变成了言语，它们就可以被有意识地思考和操控，但同时也失去了直接的原始力量。

一旦某个问题在意识中"公开"，它就不能再被安全地保护和防御（从而被回避），那么我们就无法继续说我们对此无能为力。这就是为什么很多最具潜在力量的情感材料通常隐藏于来访者的潜意识中，并被很好地保护着。它们具有如此强大的力量，以至于有时候来访者就算不迅速地处理它也不会被很快"淹没"。但其他时候，它们都只存在于那里，因为对我们来说不处理它们更容易。在这两种情况下，来访者常找借口说他们对做出改变无能为力。

如果生活因内在的不协调产生冲突，那么事物会自己"显露"出来（暴露、揭示），这与人们在治疗上有意地寻找它们时的情况形成对比。如果被压抑到潜意识中的某样东西必须被释放出来的话，它就会一次又一次地以情感或非言语方式呈现，直到它被有意识地发现，就像在第二章中描述的小时候被摄影师虐待的那名女性一样。从内心深处涌现出来的情感信息可以采取象征的形式，就像当你意识到生活或艺术中重复的模式时，只有在视觉上的需求使它们变得明显之后才会被意识到。

在本章开头部分展示的照片中，一名来访者一开始对白色哑剧演员的照片（见图3-2）有强烈的负面反应。就在几周前，他告诉我他带儿子去马戏团观看表演，但在白色哑剧演员出现时他们却不得不离开。他原以为这仅是因为自己有幽闭恐惧，但儿子的失望让他痛苦不堪，所以我们曾试图探索整个事件。他提到我办公室墙上的"新"照片引发了他同样的感受：他感到恐慌，想要逃离。我过了一会儿才意识到，这是一张他之前两次评价为"悲伤"或"可怕"的照片，但他已经不记得自己之前注意过它了，所以他认为它是新的。

他继续说道："这张照片真的吸引了我的注意。我的第一反应是我回到了越南，我被一种悲伤和衰败的情绪所充满。她是涂着某种彩绘的女人，一个酒吧女孩，被撕得血肉模糊，带着因绝望而生的无尽耐心。她已经流干了眼泪，没有人再要她。她手里的香烟特别吸引我。这是士兵的货币。这让我想要哭泣。"一旦这些想法在意识中变得更加清晰，他就突然想起两个月前当孩子们试图选择万圣节服装时，他"毫无理由地"禁止他们在脸上涂颜料。然后，他突然把这一切与他曾帮助清理过村庄里孩子身上的石灰粉联系起来。最终，经过反复尝试，这些意义完全浮现出来。当来访者准备好思考它们时，那些反复的努力才成为一个在那天之前未曾注意到的模式中清晰的部分。

有时，一旦问题变得可以被意识到，那么来访者就会发现这些困难的信号早就在个人的照片中有所显现，只是其中的意义从未被注意。我听到过诸如"我知道那些人身上有些我应该关注的东西"或"那棵树对我来说不仅是一棵树，我想知道为什么它如此吸引我"的评论。一个很好的例子是我的一名来访者—— 一个热爱拍摄"人物照片"的业余摄影师——在决定申请离婚的几个月后才发现，在过去的两年里，她拍摄的照片中根本没有夫妻的形象。这些发现都反映了人与照相机及其作品之间的投射性互动。

一对年轻夫妇对一个孩子抱着猫咪的画面（见图3-3）的反应，展示了一张照片如何帮助两个人意识到他们童年时期的生活如何对他们的婚姻产生影响。

这对新婚夫妇来找我咨询，因为"事情发展得并不顺利"。妻子感到不开心，也很失望，虽然她试图不让丈夫知道自己的悲伤，但它影响了他们的每一次互动。丈夫刚刚被提到一个让他更有压力的工作岗位，每天下班回到家都感到筋疲力尽，还要面对妻子的期望和需求。他感到自己被工作和家庭的种种需求拉扯得支离破碎，无论他私下花多少时间担忧这个问题，在一个不爱表达的家庭中长大的他都无法找到与新婚妻子的问题的根源。当妻子建议可以与他的母亲谈谈时（这是她的本能反应），他对与父母分享如此私密的细节感到惊恐的反应很快压制住了这个想法，所以她感到更加孤立无援。

在第一次治疗开始前，我们坐在大厅里闲聊时，妻子特别喜欢那张孩子拥抱猫咪的照片："多么甜蜜、充满爱的拥抱。它让人感到温馨、温暖和舒适。他们看起来非常幸福，猫就像在呜咕呜咕地发出叫声一样。"但她的丈夫很激动地回答道："天呐，她正在勒死那只可怜的动物！它甚至无法呼吸。你怎么能称为爱呢？这是纯粹的窒息！如果她松手，那只猫会立刻逃跑，如果每次猫回来她都继续抓着它，猫就永远都不会靠近她。让它留下来的唯一方式就是她稍微松一松自己的手，并耐心地等待它靠近！"

听到丈夫对照片的反应妻子感到很惊讶，我们迅速将这件事引申为他们之间问题的一种隐喻。事实证明，他每天晚上回家都需要一些独处的时间，从工作过渡到家里。相比之下，她一整天都是一个人，迫切地盼望着丈夫归来，把见到丈夫当成一天最开心的时刻。从他踏入家门的那一刻起，她就"充满爱意地"紧紧依附在他身边，从一个房间到另一个房间那样跟随着他，从不让他独处，因为她非常高兴能和他在一起。她承认自己对丈夫在面对工作时付出全部精力这件事感到有些嫉妒。但她的丈夫在十年前离家后从未与其他人一起生活过，现在的生活让他感到窒息，但这并不是因为他不爱她。他解释说，他只是需要一些与自己独处的时间。尽管这对她来说完全陌生，但她同意在丈夫到家后的半个小时内给他留一些独处的时间（"松开她的手"并给他"呼吸的空间"），作为妻子，尽管她觉得这样很奇怪，但效果却很好。他们开始以此经验为基础，在其他问题出现时分享不同的感受。

因此，使用照片作为催化剂是单纯的内在想象或思考所不能及的，它能够让治疗师和来访者一起关注一个相对于来访者防御结构外部的图像。因此，相较于直接询问或挑战来访者，稍微具有侵入性的提问将更容易被接受。然而，如果这对夫妇和我没有在偶然间遇到那张关于孩子和猫咪的照片，我相信这个问题之后也会以另一种方式出现（比如在回顾家庭相册或在别人的照相机前摆拍时），直到情绪上的信

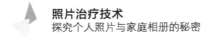

息被承认和解决。

投射技术在很多层面是一种隐喻过程。自由联想作为一种投射技术之所以有效，是因为其中隐藏的联系已经存在，尽管不一定是有意识的。我们在前文讨论了有时候意义是如何通过之前未被认识到的模式浮现出来的。仔细观察别人的照片有时也会发现一种模式，如下面这个案例所示。

当一位母亲和她的成年女儿观看了我拍摄的一张女人靠在篱笆上拿着水管的照片（见图 3-4）时，她们发现自己面对女性工作、性别角色和代际期望的不同看法。在讨论照片中的女人可能会有什么感受时，母亲说："她很放松和平静——孩子们在上学，她的丈夫在工作，家务活也做完了，她终于有了自己的时间，并等待家人回家。"

但她的女儿却回答道："她是一个多么无聊的人啊！看她的姿势和懒散的样子。她在抽烟，可能还服用了什么药物，生活在一片'安定'的阴霾中！空虚又毫无目标，什么都不做，也不期望任何东西。一成不变的生活。难怪她如此沮丧！"这样的对话在继续进行，她们思考着这幅图像在自己的价值体系和期望中意味着什么，也引出了关于母亲角色问题的进一步讨论，这很及时，因为女儿本身就是一个刚开始上幼儿园的孩子的母亲，最近她选择重返职场，这引起了她母亲的不满。

照片是我们对自己的表述

当我们与照片互动时，不论独自观看还是与他人谈论，甚至与照片交流，都会发现照片的意义是在这个过程中被创造出来的。一名女性看到一张旧建筑物墙上破碎窗户的照片时的反应就证明了这一点（见图 3-5）。

她选择这扇窗户作为自己的自画像，并说道："这绝对是我。我的外表破破烂烂，油漆脱落。我的一些窗户破了，所以我不像以前那样可以扛住风雨了。当你看着我时，你看到的是我的外表，那些木板条和玻璃就是我的外壳。你本期望透过窗户看到更好的我，但最终只能看到玻璃反射出的自己的影子。直到玻璃被打碎，真正的我才会显现出来，也直至那时，它才会出现在阴影深处。实际上，破碎的玻璃真的令人很痛苦，因为很长时间以来它一直在保护着我，但现在它却成了阻碍，把想靠近的人拒之门外。我现在想要走出来。"

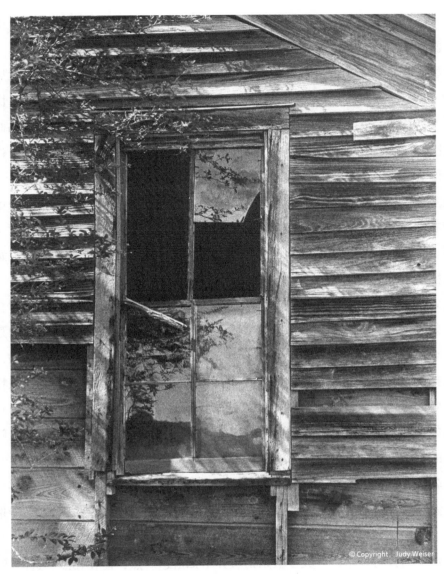

图 3-5

这名女性通过将照片中破碎的窗户与自己进行类比，表达了自己内心的感受和需求。她感受到自己的外表和外壳已经破旧不堪，而内心真正的自我被限制和隐藏起来。她渴望摆脱这个外壳，展示真实的自己。

我帮她复印了这张照片，并把四个窗户上的玻璃剪掉，这样它们就变成了四个洞。然后，我给她留的任务是创作自画像，填补四个窗户，以符合她感觉到的正在浮现出来的那些自我形象。她在我的办公室里完成了其中之一，然后回家后完成了其他窗户，因为完成它们需要更多的时间，并且最终她还用了一张从旧相册里复印的照片。

她要求我重新拍摄她完成后的拼贴画，并将其放大成海报。她想将放大后的拼贴画挂在卧室的墙上，每天都能看到它，并觉得毫无疑问它会成为自己成长的护身符。在她告诉丈夫自己的故事后，她的丈夫想为她拍照，以便与这张拼贴画"相配"，让她可以从他的角度看到自己的变化。她接受了丈夫的提议，在他们合作的过程中，他们也进行了一些关于彼此关系的深入且有意义的对话。

很多艺术治疗师认为，一个人画的房子代表着他们的家庭生活，尤其是他们童年时期在情感和物质方面的环境。我在与这名来访者的几次口头讨论中探索了这些可能性。在某些层面，传统的意象原型引导我提出一些问题，并协助阐明了她个人定义的视角。

当来访者通过从大量照片或杂志页面中选择可以代表他们的图像来创作自画像时，投射技术就发挥作用了，哪怕只是在某种象征意义上。这些照片不一定是人物照片。事实上，来访者通常也会选择自然界中的形象，如树木、花朵或动物，有时甚至选择无生命体的图片，如船只、汉堡或摇椅。当来访者解释为什么这张特定的照片"好像可以代表我"时，我们就可以探查到他呈现出的有关自我认知的有用信息。例如，让来访者与可以象征自我的那张照片一起拍合照，就可以进一步阐明他们之间的象征关系，还可能会呈现出单独完成这些活动时所无法获得的信息。

一名选择了图 3-6 作为自画像的女性的反应说明了这一点。尽管有许多"人物照片"及风景、静物、建筑和抽象画可供选择，但她在浏览其他照片时坚持选择这张照片。许多艺术治疗师认为，树的意象象征着自我或来访者的情感历史。在使用照片治疗中的投射技术时，大多数来访者并不知道这一点，但在拍照和选图活动中，人们选择树木作为隐喻性的自画像并不罕见。尽管这名女性选择的照片是出于潜意识的偏好，但它也清楚地展示了当内在的联系合适时，潜在的原型意象是如何浮现出来的。

她说："这是我的象征性自画像。我是将我的家庭凝聚在一起的树。我的根扎得又深又牢固，没有什么能把我们打倒。我有坚实的树干和伸展的枝叶，几乎可以支撑一切。我的孩子们就是那些枝叶，不，更确切地说，他们坐在那些枝叶上，像小鸟一样勇敢地去探索世界，不过他们总会回到家中寻求支持。我从土壤中吸收能量

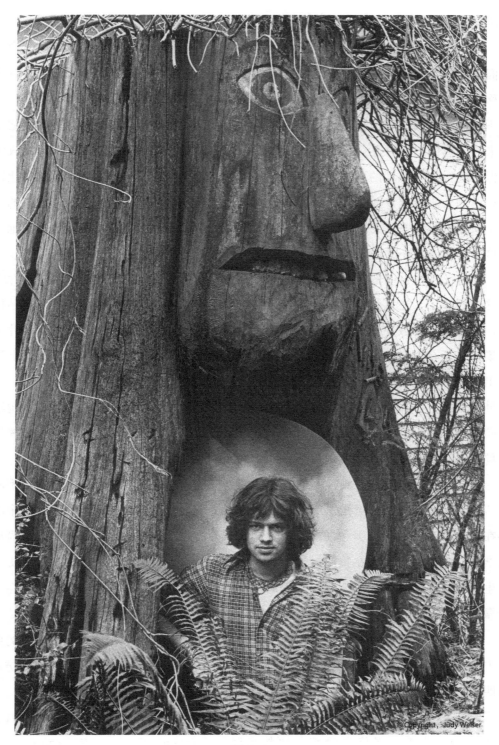

图 3-6

并传递给他们。我不需要去任何地方，我所需的一切都在这里。"

听到这一切，我对她没有提到与她一起生活了 15 年的丈夫这件事（她之前说过他们很幸福）感到有些担忧。因为树木只有在被风刮倒、挖掘或砍下来做木材时才会移动，我很好奇她是否愿意永远停留在那里，即使小鸟不再回来。换句话说，当她不再需要支撑所有人时，她是谁？如果她能成为其他人或去其他地方，她会觉得原来的选择依旧吸引人，还是觉得不可取呢？她真的喜欢"现在的样子"，喜欢成为一棵树吗？如果她真的喜欢，那当然可以，但我觉得需要进一步探索。所以我让她将自己的自画像照片放在树干底部的人脸上，将孩子的照片放在她认为是树枝的位置（在那张照片中，我并没有看到实际的树枝）。我想知道她对此的感受。她说她喜欢这个活动，但好像感觉哪里不对劲。

我建议她将自己的照片从底部的人脸位置挪到树的脸上，她立即同意了，并觉得这样好多了，还认为现在这个"自画像"已经完成了。我重新拍摄了这幅拼贴作品，并将新版本放在一张大的纸上。我让她假装这张大纸上不仅包含了这张照片上的场景，还有更广阔的场景存在，并让她用任何她想用的方式填补没有在照片上呈现出的区域，也可以填满整张纸。填补的内容更多的是树梢、其他树木（好像一片森林的景象）和其他细节。从治疗意义上讲，最让我感兴趣的是底部的空白，她没有画树根，树根的缺失似乎暗示着治疗可能需要从稳定性、承诺、渴望充分发挥她所理想化的妻子和母亲角色的问题开始。

同样让我感兴趣的是她在她的照片延伸画或任何关于这些意象的对话中，不断地"忘记"她的丈夫。当我发现她的丈夫是一个伐木工人因而很少在家时，这个故事在我看来有些过于完美和理所当然。这时，治疗师必须避免建立逻辑上过于简单或推断性的联系。并且在我们讨论他们的关系时，总是会不可避免地讨论她的丈夫一生都沉浸在伐木工作中。我还惊讶地发现，在她的童年时期，她的家人生活在一个靠近森林边缘的小镇上，全家人经常去森林里郊游。

一些治疗师专门致力于研究人们拍摄、收集或被要求拍摄自己或周围世界的照片中存在的投射性意象。例如，齐勒和刘易斯（Ziller and Lewis，1981）要求来访者为四个主题各拍摄十张照片（"描述你自己、你的家庭、你的过去和你的未来"），或者只是拍摄他们感兴趣的事物来体现"你认为自己是谁"。格拉斯（Glass，1991）、克劳斯、克皮兹、恩格尔哈特、加蒂和里德（Krauss, Capizzi, Englehart, Gatti and Reed，1983）等人进行了各种拍摄活动，通过观察来访者选择拍摄对象的方式，获取有关其内在价值体系的线索，这些选择暗示了对自我的象征性投射。弗莱尔（Fryrear，1982，1983）通过让来访者（特别是青少年）摆姿势拍摄自画像，然后从外部视角探索出现在照片上的内容来进行自我审视工作。

康弗特（Comfort，1985）饶有兴致地发现，当来访者从印刷品上收集图片时，所有在视觉上和情感上吸引他们的图像都可能成为了解自己的重要投影焦点。人们讲述的关于相册内容的故事是他们构建选择性真相的有效投射。一些治疗师（Entin，1979，1980，1981，1983）只使用来访者根据照片治疗的问题所讲述的故事作为治疗材料，而不使用其他类型的图像。

处理视觉图像的其他方法

尽管前文中提到来访者在我的等待室墙上可以看到照片，但我还有第二个不太正式的用于投射技术的图像来源，我办公室里的一张大桌子上总是放着一堆我自己喜爱的照片。这些照片大约有 100 张，涵盖了人物、地点、抽象画、建筑、自然及其他各种吸引我的主题。这个集合最初只是为了帮助人们将照片当作可触摸的工具而不是艺术品而准备的。经过多年的使用，它们有些破旧且有污渍，我特意没有特别精心地收拾它们。通常，我会站在几步远的地方将这堆照片扔在桌子上，让它们自己展开。这有助于来访者理解这些照片只是纸质物品，可以像便笺纸或扑克牌一样随意处理。

在处理这些照片时，我没有要求来访者按照固定的规则在其中进行搜索，也没有固定的方法开始对这些照片进行询问。有时，我会要求来访者根据我认为有用的选择一些与主题相关的关键照片，其他时候我们也会使用整个展开的照片集，这些照片可以轻松地覆盖整个桌面。这些照片并非固定不变，如果有新的照片看起来有用的话，我就会把它们加入进来，而如果有些照片在几年间都没有被使用过，我可能就会将其拿走。对这个照片集，我只有一个严肃的要求，那就是对照片中的主题的伦理考量。我不使用显示人们身份的照片，这需要特殊的使用权限，而且甚至也不包括那些"暧昧不明"的非公开的照片，除非拍摄对象给予我书面许可。

我可能不会要求来访者挑选个别照片，而是让他们将整个照片集分成看起来相互关联的组。特别是当来访者后来解释他们是如何使用心理或情绪标准来对照片进行分组时，可以将其作为非言语的价值观澄清工作。

专门使用投射技术的心理咨询师可能更喜欢专注于一种询问方式或一种照片类型。例如，沃克（Walker，1980，1982，1983，1986）使用自己抽象的、模糊的彩色照片进行有效的基于图片的治疗。其他人（包括我自己）更喜欢非常具体的内容。重要的是要注意，各种类型的照片都可以作为治疗过程探究的对象，它们并不需要具有艺术方面的"优秀"特质。

我经常让来访者尝试在他们选择的投射性照片和其他来自他们的相册、自画像，甚至记忆或幻想的照片之间找到联系。然后，我们通过互动的方式处理这些照片。例如，让来访者看一下刚拍摄的自画像，然后从照片集中找到似乎与之匹配的照片，进行比较并讨论。然而，使用投射技术开展工作不仅仅是看照片和谈论照片，与照片之间的互动方式也非常重要。

来访者是如何展示这些照片的

当我要求来访者给我带一些照片，呈现出我想要研究的特定主题（如他们的家庭或家人）时，有趣的是要注意来访者带来了多少照片及是否意愿这样做。人们组织照片和呈现给我的方式反映了他们对那些人或地方的内在印象。在某些情况下，就连无法做出选择也可能是有意义的。我还会注意到来访者向我展示照片的速度或态度，他们是否就每张照片都讲冗长的故事，他们在描述照片时的语调、姿势或面部表情，他们总是想告诉我哪些故事，又想跳过哪些图像或人物，以及分享过程中的其他细节。

当来访者展示自己的相册时，他们经常会快速翻过自己不想谈论的人物照片，或者生活中令人痛苦难忘的时刻。对此我会做一些有益于照片治疗的工作，就是在来访者打开相册之前询问他们："有没有一些照片是你想从相册里拿掉的，这样我们就不用谈论它们了？"或者"你今天带来的照片中有没有你不希望我问你的？"在向他们保证他们可以选择不讨论这些照片后，令人惊讶的是，他们经常谈论这些照片，仅仅因为我给了他们是否这样做的权利。

在观看一张照片时所涌现的思绪、回忆和情感通常是自然发生的，但它们往往比审视照片本身更具有治疗意义。我看着一对父子一起浏览我的照片集，虽然他们之间没有太多的交谈，但我注意到他们的动作中有一种无声的共鸣。当他们一起凝视其中一张平静的风景照片时，父亲说："你的妈妈会喜欢那张照片的。"儿子点头表示同意，但他突然泪流满面，说不出话来。"是的，"他嘶哑地低声说道，"我们看到类似的东西时就会想念她。"他们紧紧地拥抱在一起，双双落泪。

所有语言都是隐喻，即使视觉符号也不例外。所有隐喻都同时拥有多个层面，需要以一种能够包容它们的思维方式来思考。此外，由于隐喻（比如寓言、神话、寓意和照片中的隐喻）包含多个层面的意义，人们可以从中获取他们在特定时间需要、想要或能够理解的意义。人们似乎自然而然地拥有一种保护过程，他们在特定时间获取自己需要的意义（并需要他们正在接受的意义），然而不知为何，他们自然地受到保护，以免陷入他们无法理解或应对的更深的层次。

新的层次的发现构成了学习，如果我们是为自己而发现，那我们几乎总是会对发现投入更多。如果我们参与对家族史的发现中，那么对家族史的洞察就会更有力。洞察可以被看作在旧有熟悉的故事或照片中看到新的意义，这是一种重新构建信念的方式，它能够促使我们发生变化。我们建立了新的联系和联想，从不同的角度重构熟悉的故事，或者从对比但并非矛盾的角度来审视它。

怎么做

在照片治疗中，来访者开始在视觉和情感层面剥离照片中的图像对他们的意义。所有的照片同时包含个人（或个体）和集体（或原型）的象征符号。因此，投射技术涉及使用精确的图像或图像的细节，通过联想、暗示和符号引用来同时理解复杂的意义水平。所有这些都可以进行"深入挖掘"，以获取更多的信息。

不同时间的不同观点

重要的是要记住，一个人对给定图像的反应很可能会因多次遇到它而有所变化。例如，我们可能会在午餐之前或之后、在听到某人去世之前或之后，或者在晴天和雨天，观看同一张照片时产生完全不同的观感，即使照片本身并没有变化。

这种感知和反应依赖于情境和时间，这是投射技术的一个积极组成部分，因为我们可以利用这一点帮助来访者认识到，他们对生活本身的感知和反应受到每时每刻的影响。因此，治疗师需要小心，不要对任何一张照片的任意一个反应总结出过多的意义，或者在评估来访者的评论时伺机寻找反应模式或与以往不同的突然差异。

我会询问关于整体内容的问题，看看哪一部分可能成为来访者的焦点或基础。我也对他们没有注意到或将其视为"空白"或背景的空间感兴趣。我尽量去了解他们对"结束"（格式塔理论术语；也就是说，当他们进行补充或解释时，这些内容并没有清楚地存在于我看到的图像本身）的天然本能。

当来访者选择了特定的组成部分、主题或感受来关注或讨论时，我经常会要求澄清，从而深入探究并获取与这个人生活相关的额外信息。有时，我的问题听起来可能有些无知。例如，"当你说这个看起来很可怕时，我不太确定你的意思，请你再给我讲一些细节，来帮助我更好地理解可以吗？""你说那个人显然很沮丧，但我不确定我是否也会想到这个词进行描述，所以你能告诉我更多关于你认为照片中正在发生的事情的细节，以及你说的'沮丧'具体指什么吗？"

有时，我会说一些类似的话，比如"假装我是个盲人，请你告诉我这是一张怎样的照片。这张照片中有什么，什么是它最重要的组成部分？""是你拿着这张照片，而不是我。你可以看到它，但我只能看到它的背面，因为照片的正面朝向你。那么就请告诉我这张照片是关于什么的，因为我无法看到你所看到的那一面。"在整个治疗过程中，类似的方法可以作为一种有效的通用模板：如果来访者问我想知道什么，我通常就会回答他们认为我想知道什么，然后我们从那里开始，由来访者主导。

当我最终看到实际的照片时，我可以注意到我们对照片的解释之间存在主题或情感内容上的差异，然后我们讨论我们的选择性感知是如何显现我们之间的差异的。这可以让来访者一方面掌握他们认为真实的含义（为他们自己），另一方面也能看到总是有不止一个现实版本存在，这会使他们感到更有力量。这种相对无害的方式可以告诉他们，"错误"是相对的，接受差异而不强制要求改变是可行的。

如果我提出我的观点，并明确声明这只是我自己的观点，那么它不应威胁到来访者的观点。然后，我可以请来访者帮助我理解为什么我没有"正确地"理解。当来访者能够帮助我时，他们就在我们的关系中拥有大部分的主动权。相反，如果他们感到我拥有特权信息或更丰富的知识，所以我是绝对正确的（这只能意味着他们的立场是错误的），那么他们可能就会感到被忽视、被攻击、被批评、被贬低或被评判。如果发生这种情况，他们可能会变得退缩，不愿冒险分享他们的想法或感受，因为他们害怕自己被贬低或被否定。

我经常会给出中立的评论，比如"等一下，我有点困惑。你说她是一个快乐的孩子，但在我看来她很伤心。我们可以进一步讨论一下吗？你在照片中找到让你这样认为的相关线索了吗，因为显然我可能漏掉了它们？你觉得为什么我们对她的看法有如此大的区别？"这些问题帮助来访者接受这样一个事实：尽管其他人可能并不总是理解或同意他们的观点，但这些差异并不会对他们的立场构成威胁。当他们帮助我看到他们所看到的东西时，我会了解到他们内心"地图"的构成及他们构建自己思维的方法。当他们向我展示他们的观点时，他们就会开始认可这就是他们的观点，虽然与我的观点不同，但同样正确。

如果我们最终没能产生感知上的共鸣，那么我可能会说类似下面的话："嗯，你可以看到我的立场，我也可以看到你的。你是来访者，所以让我们先从你的角度出发，然后我们再转过来看一下我的角度。"这种角色扮演使来访者有机会锻炼带领一次照片治疗会话的技巧，而这些技巧日后可能有助于他们在日常生活中改善与其他人的沟通，因为其他人的立场可能看起来很奇怪，也可能需要澄清。

找到触动心弦的照片

治疗师在使用投射技术开展工作时，大多是从要求来访者在较大的照片集中选择一张或几张照片来回答一个指定问题开始的。例如，他们最喜欢哪张照片，哪张照片最吸引他们（仿佛在"呼唤他们的名字"那样），哪张照片可以作为他们隐喻性的自画像（在叙事风格或感觉上最像他们），如果可能，他们会选择拍摄哪些照片，哪张照片对他们来说最具挑战性，他们希望把哪些照片带回家一周，哪些照片表达了他们的感受（或不想拥有的感受），包括"消极关注"的问题，如他们最不喜欢或最不愿意谈论哪张照片等。

如果我们的治疗工作涉及很多家庭问题，我可能会要求来访者从一大堆照片中选择一张代表每位重要家庭成员的照片（"那张照片代表我父亲，因为……"）。如果我们一直在针对情感表达开展工作，那么我可能会要求来访者找出五张代表愤怒的照片和五张代表快乐的照片，或者一些传达我们一直在关注的其他感受的照片。如果我们一直关注自我问题，并在会谈中让来访者自拍一张照片，或者在家庭相册中找到来访者的照片，我可能会让来访者从我的照片集中选择一张与其自画像相匹配的照片。甚至可能会让来访者将自画像固定在我们制作的与他们相匹配的投射性照片的复印件上，这样我们就可以得到一个有背景的自我拼贴画。

有时我也会让来访者默不作声地进行选择，有时则会让他们在考虑各种选择时说出内心的变化，因为他们拒绝选择某些照片的原因也可以成为探索他们内心"地图"和价值观的有用线索。有时我们会变得非常活跃，与照片交谈或扮演其中的一部分，就像一个暂时的雕塑过程，探索其中的内容。有时我可能会让来访者与我一起查看所有照片，而不是询问他们所看到的内容，我可能建议他们向我询问有关这些照片的问题。

关于照片的提问、回答和讨论

一旦我们了解了对照片的最初整体反应，我就会根据我希望引导的治疗方向对来访者提问。我可能会询问整体图像、它的组成部分、没有显示出来的部分（超出照片边框的部分）、想象中的相关图像，或者主题、情感内容如何与来访者先前讨论过的其他图像相匹配。这些问题是开放式的，并且可以无限创造：我可能会建议来访者假装自己是那条河；询问来访者透过那扇窗户能看到什么；或者如果鞋子能说话，那么它可能会讲一个什么故事。如果他们选择的照片中有人，我可能会询问他们这个人似乎在感受或思考什么，为什么这个人在这个地方（他们更愿意在哪里），也许还会询问因拍照被打断之前这个人正在做什么或说什么。如果投射的刺激是他们自己的家庭照片，我可能会让他们"成为"自己的祖母或父亲的手，谈谈那种感觉如何，或者从那个视角可以讲述一个什么样的故事。我甚至可能还会要求他们成为照片中的物体，假装自己是餐桌、父母的床或客厅的吊灯，然后询问他们作为物体在这些年里"看到"和"听到"他们所服务的家庭发生的那些事情。

我可能让他们用身体姿势呈现照片中某个组成部分，就好像他们真的是那张桌子或那些人，然后谈谈房间里正在发生的事情。我可能会请他们成为照片的一部分。例如，跨越边框进入场景，或者走到海边涉水而过，然后说出那种感觉；或者成为椅子，说出它之前看到和听到了什么。例如，"我是那片花田，我感受到或记得＿＿＿＿＿＿＿＿＿＿＿＿＿＿＿＿＿＿＿＿＿""我是你床头的灯，当你打开我时，我可以看到＿＿＿＿＿＿＿＿＿＿＿＿＿＿＿＿＿＿＿，当你关闭我时，是因为＿＿＿＿＿＿＿＿＿＿＿＿＿＿＿＿＿＿"等。我可能让他们成为整张照片，谈谈他们能看到、听到、感受到或注意到的来访者生活的方方面面。或者我可能让照片作为面具或木偶代替来访者与我交谈，或者与另一张照片对话。

无论来访者提供的是什么，都反映了他们自己的信息。当他们与照片密切互动，用他们的面部、身体或记忆全神贯注地关注照片时，我可能会询问他们，这种与照片"共处"的动觉存在是否让他们想起特定的人。或者我可能会要求他们用身体姿势模仿照片中的某个组成部分，并保持那个姿势一分钟，从而更多地了解成为那个人或物体的感受。

我可能会要求他们推测拍摄者的意图或感受，询问他们认为是谁拍摄了这张照片、为什么拍摄这张照片，他们认为拍摄者最初希望得到什么样的照片，以及是否达到了目的，他们认为这张照片可能是为谁拍摄的、谁在照片中摆姿势及那个人的感受是什么，等等。因为我们都知道，这只是一种幻想，所以其实他们是否知道其中大部分照片是我拍摄的并不重要，创造假设的拍照者的角色只是想象的另一个层面。

我很好奇来访者是否觉得某张照片在一些方面是不完整的、是否缺少了什么，或者是否有任何东西可以让观看者更清楚地了解它的意义或信息。我会询问照片中的哪些部分可以去掉且不影响其意义，如果他们是拍摄者，他们拍摄的照片会有何不同。有时，我会探索照片中对来访者来说不是重点的部分，因为空白（"留白"）具有自己的现实性和潜在意义。

我相信，事物的对立面并非总是"虚无"，作为整体的一部分，包罗整个形象的某物不可能有任何对立面。事物只存在于与其他一切事物的关系中，它们不能完全孤立地存在，即使在照片中也是如此。如果有阳光，就会有阴影。如果有一个主体，那么它的缺失也有潜在的意义。表象不仅预示着可能存在的东西，也预示着它的背景和对立面的潜在含义。在照片和人类情感中，任何出现的内容都定义了它的背景或"改变"的可能性。因此，我甚至对"空白"空间的潜在意义也非常感兴趣。艺术上被称为"留白"的区域，是指不在照片实际主体的视觉边界内的部分，正如本章后面关于砖墙和出现在它上面和后面的"空白"天空的例子所呈现的那样。

当来访者第一次看到一张照片时，我通常会请他们尝试留意脑海中出现的所有感觉、想法、记忆或念头。有时，准备一个句子并留下可填空的部分会有所帮助。例如，"当我看到这张照片时，我发现自己感觉_____，

想要说＿＿＿＿＿＿＿＿＿＿＿＿＿＿＿＿＿＿＿＿＿＿＿＿＿＿＿，

记得＿＿＿＿＿＿＿＿＿＿＿＿＿＿＿＿＿＿＿，有＿＿＿＿＿＿＿＿＿＿＿＿＿＿反

应，想要问＿＿＿＿＿＿＿＿＿＿＿＿＿＿＿＿＿。"或者"当我探索这张照片时，

我认为它对我来说传达的信息是＿＿＿＿＿＿＿＿＿＿＿＿＿＿＿，它让我思

考＿＿＿＿＿＿＿＿＿＿＿＿，或者我对它的回应是＿＿＿＿＿＿＿＿＿＿＿＿＿＿，

我认为这可能是因为＿＿＿＿＿＿＿＿＿＿＿＿＿。"这些和其他句子填空可以在

治疗会谈中自发进行，也可以作为任务之后以书面方式完成（或使用其他照片作为

答案）。

有时，我会请来访者续写我准备好的句子。例如，"如果这张照片能说话，那么它很可能会说……""如果我给这张照片起个标题，我会叫它……""如果这张照片能给我上一课，那会是……""如果我母亲知道我选择了这张照片，她的反应会是……""如果我可以把这张照片作为礼物送给某人，我会选择……因为……"这种非言语、非威胁性的活动可以从来访者的潜意识中提取富有情绪的部分。一个颇有成效的后续活动是回顾这些陈述，以来访者的父母、恋人、配偶或子女可能使用的方式来完成它们。另一种方法是回到照片集中，请来访者挑选一张与其他人可能会产生"共鸣"的照片（"你认为你的母亲会选择哪张照片作为隐喻性的自画像，为什么选择那张？"）。

这些练习能让治疗师和来访者厘清来访者本人对其母亲（或其他重要人物）的了解程度。如果来访者进行治疗是因为其与某个特定的人相处有困难，并且探索这个人的常规角色之外的生活是有帮助的，那么这将是一个非常好的开始方式。更好的办法是让对方也真正地参与到练习中，看看他实际选择了哪个形象，以及其如何完成句子。

如果对方确实参与其中，那么可以请他猜测来访者会选择哪张照片作为自画像，又会如何完成句子，或者猜测来访者认为对方会选择哪张照片及为什么。这样就形成了一种全面多向的"自我 - 他人投射分析"，从而可以提供关于这两个人如何看待自己和对方的大量数据。最理想的情况是每个人都观察对方的选择过程，无论选择自我形象还是选择对方可能选择的形象。如果两个人都倾听对方是如何完成句子的，那么两个人都能对对方的思维方式、评估方式及个人和情感意义的投射有更多的了解。

作为一名植根于系统治疗方法的治疗师，我发现在实际的咨询过程中，让更多人参与比只让特定的来访者参与更有价值（即使不是实际上的，至少也是概念上的）。因此，我会尽可能地使用多种技术，诸如刚才介绍的那些技术，以照片为焦点帮助人们进行交流，这样可以降低人们对出错或丢面子的恐惧。一个人在解释自己选择某张照片的原因或猜测另一个人为什么会选择不同的照片时，他所说的一切都不会引起争议，因为显然这只是他的观点，而且对他来说是真实的。通过这种方式，即使这些重要的人只是在来访者的想象中"参与"了治疗会谈，投射技术也可以在这里被视为家庭或夫妻治疗中对话的起点和澄清价值观的工具。另外，如果直接面质过于冒险，那么咨询也可以尝试将每个人的治疗过程录制成视频，供对方观看（在征得来访者同意的情况下）。

还可以让来访者挑选三到五张吸引或引发他共鸣的照片，将这些照片放在桌子或地板上，然后将这些照片串起来讲述一个故事，从而探索更复杂的层次。为了帮助来访者开始讲述，以"从前""有一次"开头也是不错的选择。艺术治疗师可能更倾向于让来访者画出故事或将照片拼贴在一起，也许是将照片铺在报纸上，而后在拼贴的图上作画。来访者可以把故事讲给治疗师听，或者在引导催眠或形象化的过程中让故事默默展开。在团体或家庭咨询中，来访者可以两人一组进行。重要的是，这种故事虽未经事先排练，但却是同步的，也总是比随机讲述的故事更有意义，因为如果在这个过程中没有太多的自我意识和戒备心理，使用视觉和隐喻形象就能从无意识中唤起个人信息和情感信息。这样讲述故事往往也会使听众产生宣泄的感觉，因为听者也能从中找到个人意义。最后，如果有多人一起参与，他们可以把自己的一些照片交给没有听过他们故事的人，让这些人编写新的故事。在把这些故事与原来的故事进行比较时，来访者就会发现，从相同的视觉刺激中构建出的意义会有多大的不同。

如前所述，作为投射工具，"照片"并不一定单单指相纸。它们可以取自杂志页面、剪报、日历、海报、贺卡、相册封面或广告宣传单。它们甚至可以是人们在白纸上"绘制"的自己脑海中的画面。我经常建议治疗师订制标准尺寸的 2.5 寸或 6 寸的空白照片。如果需要，可以像普通照片一样，在背面印上印刷商的标记或日期。从背面看，这些照片和其他照片没有任何区别，来访者拿在手里的感觉也和其他照片一样。我每次都会使用一到两张这样的空白照片，用于填补在特定的讨论时刻来

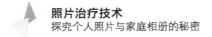
访者手中缺失的照片。

例如，当一位男士告诉我，他已经找不到任何照片可以展示他最近去世的爱人在生病前的快乐时光，我就拿起其中一张空白照片放在他的手里，把有光泽的一面朝向他，然后说："好了，现在你有一张照片可以看了。你这样拿着它，我看不见，所以我也不需要知道它是否空白。假装它恰巧就是你需要的那张照片，给我讲讲这张照片的故事。和它说话，看着它，和我分享发生了什么。"他盯着那张空白照片看了一会儿，然后一张照片在空白相纸上"浮现"出来。来访者仿佛在手中的空白照片上真的"看到"图像，就像真正拍摄下来的一样。我们继续与这张照片"工作"，就像它真的存在一样。因为我看不到照片，他就更加投入，努力让它真实地呈现在我面前。

我经常这样使用想象中的照片，比如对来访者说："请先想象一下，你正在看一张我看不到的照片，然后跟我多说说这张照片。"这种方法非常有效。来访者试着帮助我理解他们在"心灵之眼"中看到的内容，然后，我们一起讨论和探索这个虽然不存在，却能促进与来访者工作数小时的"照片"。本书其他章对此类应用进行了更详细的介绍。例如，下一章中的对话转录描述了用一块空白纸板"替代"真实的和想象中的照片的示例。无论手中有没有"真实"的照片，我们始终处理的都是出现在脑海中的内容。

对在催眠或深度放松状态下进行形象化工作或梦境重建过程的治疗师来说，可以使用空白照片让来访者脑海中出现的图像稳定呈现。在遇到内在画面时，可以要求来访者通过在脑海中"快速拍照"来记住某些部分。之后可以请他们回忆这些内在画面，并将其投射到空白的"照片"上，甚至可以请他们勾勒出这些图像的简单轮廓，以便更好地"看到"它们。类似的图像激活工作适用于通过形象化进行自我疗愈的人（如患有癌症、艾滋病和其他严重疾病的患者）和通过心理成像改善自我形象的人。如果他们在脑海中将这些图像置于照片空白处，即使其他人看不到这些图像，他们的形象化也可以变得更加真实。

在使用投射技术工作时，看到来访者眼中的真实照片是非常有用的。一位女士把"一根树枝戳进雪堆（现实中可能有15厘米长）的图像'看成'一棵老树生长在砂岩悬崖边缘"（将在第五章详细讨论）。另一个人则只能从一张照片中看到一个人的手臂和紧握的拳头的轮廓，但她的儿子却认为这很明显是男性生殖器的形状，并为此咯咯发笑。

通过对照片的推测来澄清感知，也有助于探索基于性别的问题，如性别角色期望、家庭制约、对同性恋的容忍度等。例如，我拍摄了一张一名男子在昏暗的灯光下与一名留着中等长度马尾辫、背对镜头的舞伴贴身跳舞的照片。大多数异性恋来访者看到这张照片时通常会"自然而然"地认为该男子的舞伴是女性。但非异性恋来访者在讨论这张照片时不会自然地产生这种假设，他们经常会说马尾辫舞伴的性别不明确是这张照片最初吸引他们的地方。

案例

前面的案例大致说明了正在讨论的特定治疗主题。后面的内容是我根据自己所能编排的最佳结构来安排的，以便反映投射技术的可能性。这部分分为"一人一像""一人多像""多人一像"及"一人在多次会谈中的一像"等类别。这并不是检验投射技术的唯一框架，但我发现它在教学中非常有用。

一人一像

在本章中，有几个案例展示了使用一人一像进行工作的情况，所以我在这里只提供三个简短的案例。不过，下文详细介绍了一个人历时数月对一张照片进行修改的过程。

当被要求选择一张特别吸引自己注意力的照片时，一位女士选择了一个站在婴儿床上、扶着栏杆、面露悲伤的婴儿的照片。"这是我大姐的照片，"她解释道，"不是那个婴儿，而是那个栏杆！我大姐总是在我身边，给我稳定感，有时当事情变得有点可怕或疯狂时，只是轻轻地碰她一下，就会让我感觉可以依靠和感到安稳。我可以随时放手，她也不会介意，但她仍然会在那里，坚实可靠，保护我，在我站不稳的时候支撑着我。"

一位五十多岁的女士选择了一张年轻孕妇的照片作为她的自画像，她说："这张照片并不像它表面上的含义那样，因为我现在这个年龄不能生孩子了，它象征着我马上就要完成我的论文。我能给这张照片什么样的寓意呢？不知道为什么，我突然想到了我的母亲，我猜是因为她的坚强。她会给我帮助，让我有更多的时间完成论文。"

有一名来访者选择了一张很抽象的照片。照片上是一面爬满常春藤的墙。照片是近距离拍摄的，所以只能看到重叠的叶子，全部朝向光源，看起来就像一张毯子。来访者说："起初，我把所有的叶子想象成单独的碎片，然而整齐地摆放在一张桌子上，我想知道怎么会有人把它们摆放得如此有序。然后，我又想到微风吹起，叶子露出背面。当我把它倒过来时，它似乎变成了一床棉被，可以让人躲在后面或藏在下面，观察外面而不被人发现。"

我问他："你会不会躲在下面？"他点头表示同意。我又问他："你多大的时候会这样做？""六七岁吧，"他回答道："我以前经常躲在那里，因为躲在里面我就听不到父母吵架的声音了，我也不想制止他们，因为这样的话他们会反过来对付我。"从一个角度看，这只是一道无害的树篱；从另一个角度看，这是一个孩子的藏身之处。

当我问他当时那个"孩子"躲在或蹲在那里感觉如何，如果他能开口说话他会说些什么时，他说："感到被压抑、无足轻重、不重要，我捂着嘴，什么也说不出来。我的脑海中出现的词是'越看不到我越好'。"当我问这个成年人，他现在是否有什么话要对很久以前的那个孩子说时，他说："别动。"我问原因，他回答道："因为只要没人看到你，你就是安全的。"比起暴露在外面，他在叶子下面能说出更多的东西。后来，在探索他的家庭和他对保护他的祖母的爱意时，他透露说，一直以来都是他的祖母为他做被子。

一人多像

有些照片似乎比其他照片更容易引发回应。图 3-7、图 3-8 和图 3-9 分别是风景、静物和建筑的照片，在许多治疗性的讨论中，它们都是一种自我隐喻。

出于不同的原因，三角形的屋顶（见图 3-7）吸引了许多人。一位女士最初被一张窗前圆桌的照片深深地吸引。照片中，桌子上摆满了各种小饰品，它们静静地躺在编织的桌布上。她解释了自己的选择："我可能想知道这是谁的房间。我能想象得到桌子上的那些小饰品会讲述怎样的故事，我也很想亲手触摸它们。窗户周围的黑暗可能隐藏着许多秘密，你必须有耐心才能真正地了解房间内的其他陈设。但如果

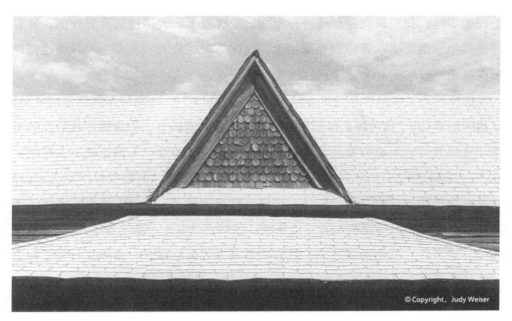

图 3-7

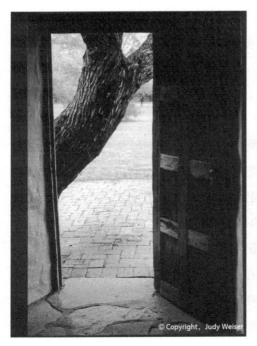

图 3-8

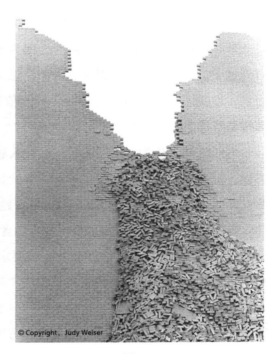

图 3-9

这是我的房间，我很快就会厌倦待在里面。窗户吸引着我透过它看看外面，看看还有什么其他事情发生。我想到外面走走，在树林和花朵之间漫步，看看透过窗户的狭窄视野之外正在发生什么。"

她选择的第二张照片是三角形屋顶那张（见图 3-7），与第一张照片形成了对比。对此她的解释是："我选择三角形屋顶可能因为我不喜欢它，但这张照片引发的负面情绪非常强烈，它们也需要被认可和尊重！挡住视线的这个东西让我不太舒服，尽管它是一栋漂亮的古建筑，也许里面有很多有趣的东西，但是我看不到进去的路。这就是一个陷阱。从哪儿都进不去，还把背景都遮住了。它就在那里，遮住了天空的其他部分，它背后还可能藏着其他东西。我给它命名为'悬挂者'。我想从它的顶端越过，或者从它的侧面绕过去，或者用某种方式把它移开，这样我就可以探索它之外的所有可能性！我真的不喜欢它试图阻止我去看那里还有什么。"

这位女士是一名治疗师，她始终乐于接受变化，探索各种可能性，她相信任何人只要愿意敞开心扉，都能发挥自己的潜能。她总能从积极的角度看待事物，并在自己遇到的每个人身上找到他们的价值，但她不能容忍阻碍探索的那些因素。她对自己喜欢和不喜欢的照片所做的解释很好地说明了这些倾向。

另一位女士也选择了这张照片，因为她觉得这个屋顶非常神圣。她称赞我能够看到这一点，并用照片捕捉到它的象征意义。虽然我很高兴她从中获得了如此大的力量，但我不得不坦诚地告诉她，我不信教，如果我无意中使用了这种象征意义，即使是下意识的，我也会感到非常惊讶！

第三位女士认为，屋顶的封闭性让人感到非常舒适，但同时也会让人产生幽闭恐惧。她选择了这张屋顶的照片和一张让她想起祖父母农舍的室内照片，这两张照片对她的"呼唤"最为强烈。巧合的是，她提到图 3-8 中的树使她感到恐惧和受到威胁。她随后的解释揭示了她的反应背后隐含的一些问题。

在我们最初的工作中，这位女士被要求带一些照片，代表她自己想成为的样子。她告诉帮助她拍照的人，她希望被拍成"躲在树丛中"的样子；后来，她在自己的自画像拼贴画中加入了几张这样的照片，展现了她不为人知的一面。这些照片展示了她与大自然的紧密联系，她个人成长方面的"树"变得更加强大和壮实。这幅拼贴画还包括几张只露出她眼睛的照片。

她说那张农舍的照片（此处未显示）"最吸引我的是我可以探索第二层和第三层，

我可以跑上去躲在阁楼里玩耍。这是我对楼梯和童年游戏的记忆，一个人在楼上的房间里玩耍——但我不想在上面待太久，因为这里让人感觉很孤独。"在描述她对三角屋顶照片（见图 3-7）的反应时，她解释说："当我看到这张照片时，脑海中首先闪过的是那是一个藏身之处（此时她的声音变得非常轻柔和低沉），有人躲藏在那里——一个人，是一个孩子。"

一位男士选择了树和门口的照片（见图 3-8），他认为这是一幅相当有趣、幽默的照片，因为"树似乎像长颈鹿一样靠过来，俏皮地探头探脑，请求被邀请进屋用餐"，而上述第三位女士则认为这是一张非常消极的照片，以至于她不忍心多看几秒。这位男士则认为这是"一个惊喜，一个令人愉快的惊喜！我打开门，这棵树就来'拜访'我了"，而女士则认为这幅画面充满了危险。她表示想"离开那个地方"，并"不择手段地逃离，包括隐身、从天花板上离开"。

她说："当我看到那张照片时，我惊呆了。那棵树好像把我关在了这个房间里。我出不去，我真的很害怕。我无法克服它。"当我建议她可以尝试站在门外，从另一侧看这张照片时（这是一种让她有能力控制照片对自己影响程度的方法，同时也表明她确实有其他选择），她回答说，如果她站在门外，她会走得足够远，这样她就可以远远地看着那扇门，不被树遮挡的、完全敞开的门。但她的感觉仍然非常强烈，所以她甚至不愿意拿起这张照片。事实上，她后来决定给这张照片命名为"傀儡"，她说这对她来说意味着"怪物"。

多人一像

在第一个主题（一人一像）的讨论基础上，这个主题展示了一张照片在不同的时间可能在不同的人身上引发不同的反应。在一位男士看来，从门口看到的树就像"我的黑暗面、我的恐惧和我的阴影部分。即使我经过一番挣扎才把门打开，这棵树仍然阻碍了我的行动。这是一种威胁，门虽然敞开，但依旧被挡住"。另一位男士对这张照片的看法截然不同："我喜欢它的开放性和有气流穿过的开放的感觉。这很诱人，因为所有的新鲜空气都进入了房间。从更加象征性的层面上，这代表着我穿过自己的生活，向前迈进，离开我人生中旧的部分。今天，此时此刻，我正跨过门槛，走向世界，虽然还不知道自己要去哪里，或者会在哪里结束。这棵树很强壮，我认为它是一棵橡树，它有两根树枝。我把自己看成两种不同的东西，如有时严肃认真、有时轻松随和。有时，我也会忘记自己与世界的联结。"

有一位女士无法解释这张照片为什么吸引她。一旦她开始描述这张照片，以及如果她在照片里会怎么做，她就意识到了自己之前没有认识到的个性部分。"如果我在那个房间里，我必须低头穿过树才能出去。我会出去然后再回来。照片里，我可以在外面，也可以在里面，但如果我在里面，我就会想出去晒太阳，如果我在外面，我就会奔向地平线。然后，我会再次回到房间里。对我来说，这张照片最重要的部分是门没有门把手，我就不想在那。我可以关上门待在房间里，但前提是我知道另一侧也有门把手。如果没有，那么我就绝对不会关上门待在房间里。但如果我在关着门的房间里，我就看不到那棵树了，而我需要那棵树，尽管它挡住了我的路。事实上，它看起来就像一根拐杖。这是某种借口吗？哦，亲爱的，我这一生都在进进出出：人际关系、工作、承诺……"

一张明显呈现倒塌状态的砖墙的照片（见图3-9）因为各种原因吸引了许多观看者的目光。对一些人来说，这与为了突破原型墙或障碍而实现目标有关；对另一些人来说，墙壁是对他人或失望的保护性防御。因此，墙壁可以被视为情感缓冲区，可能需要被凿开或允许自己崩溃，以便消除它们隔绝和分离的特性。以下案例说明了在不同人的感知中，一张照片如何以多样的方式传递意义。

有一位男士选择这面墙作为他最喜爱的照片，因为"它也可以是攀冰，纯净的空气，蔚蓝的天空，我登上世界之巅前的最后一次攀登，可以攀登的冰瀑，两边都是山峰。也许登上山顶后，我会发现香格里拉就在另一侧。这是令人振奋的，虽然呼吸困难，头脑却很清醒。我快到了。我的探索就要完成了！"与此形成鲜明对比的是，另一名来访者选择了这张照片"作为自己故事的一部分，因为我得了癌症。虽然我对死亡还没做好准备，但显然它一直悬于心头。我曾经把死亡看作一堵墙，是一种终结，我无法想象自己穿过它或超越它。但这堵墙正在裂开，它就像一扇门，通向外面的一切。现在，我可以看到墙外的世界。这堵墙就是我的心墙，现在它裂成了两半，打开了，我的内心得以呈现。它是一扇终于可以让其他人看到我的窗，也是一扇让我走出来的窗。我的恐惧正在褪去——是那些恐惧让一切紧紧地封闭在一起——我不再需要那种永恒的控制感了。现在，突然间好像一切都变好了"。

我还听过以下几种描述："一场秩序井然的崩溃，就像我最终精神崩溃时的感觉""浪费了那么多时间，就像我的生活一样——无论我开始做什么，它都无法完成""描绘了战争及其破坏性的画面""一张'尴尬年代'的照片，就像走出我那羞涩的青春期一样""详细描述了一堵完美的墙被推倒，有可能会在它的位置上建造出更美丽的东西——我想把它命名为'重建'"。一些人将其比作计算机符号："哎呀，抱歉，系统错误，重来""把一整天的工作输入文字处理器，但是忘记保存了——看着所有这些字倾泻而出，跌落下来""哦，不，停电了，我没有保存我的论文"。

一位女士认为这堵墙已经倒塌："它就那么倒塌了。我真的认为是某个大破坏球从另一边把它推倒的，我觉得另一边可能是广阔的、绿色的田野。我被坍塌的地方吸引。我感兴趣的是它是如何发生的，另一边又是什么。"当我问她"那堵墙可能会有什么感受"时，她回答道："不耐烦，因为它想要被推倒得更多，倒塌得更快，就像'赶快行动起来吧'。"当我问她"那堵墙可能还会说什么"时，她接着说："帮帮我！把我推到！"当我让她"给这堵墙起个名字"时，她说："我生命中的破坏球可以是任何人，他们能帮助我开始打破自己的障碍。他可以是我的治疗师、朋友，甚至我自己。这堵墙的名字就叫'期望'。"

当我让她"偷看"照片的背面时，她发现了一条小路（后来，我们用隐喻的方式沿着这条小路走了一圈），当我问她"砖块作为还竖立着的墙的一部分有什么感受"时，她回答道："被压迫、被压扁、安全，又担心成为那些已经倒下的砖块中的一员。"当我建议她"尝试成为这些类型中的一员"时，她说："这意味着我将不那么依恋，更独立、更自主、更自足。从那堵有我自己位置的墙中抽离出来很痛苦，但现在旧的模式已经被打破了。"

在十六岁的儿子情绪崩溃和自杀未遂后，这个家庭很难认清彼此的角色和相关的责任。我希望这个家庭的成员能够认识到，他们对共同生活的理解和期望的差异，以及给这个孩子带来了不一致的现实和相互矛盾的信息。我相信他们在开始尊重彼此的立场并进行沟通之前无法摆脱各自的极端观念，并取得进展。我从收藏的照片中挑选出五张，要求他们每个人都写下对这些照片的回应，然后互相分享。很明显，没有人是错的（在绝对意义上），他们开始承认每个人对同一事物的看法是不同的，并开始探索不同感知背后的情感，以及要想感知到他人所看到的东西，必须做出哪些改变。

作为五张照片之一，这张砖墙照片引发了一系列不同的感知和反应。父亲笑着说："看起来像有人开车忘了踩刹车，显然砖墙倒塌了，墙体破裂、毁坏，这可能是一场事故——但不知何故，这是一次有秩序的倒塌，几乎像被故意刻画出来的，看起来感觉很舒适。"母亲认为它是"一座高山，一条细细的河流穿行而下。如果它代表的是一个人，那么我会觉得它有点脆弱，是一种隐私被窥视的感觉，本来不应该被人看到，但又有一种尴尬的'哎呀'的感觉，好像一件不该发生的事情发生了"。女儿说，她的耳朵被哥哥不停播放的嘈杂立体音乐震得"刺痛"，但她又轻声地补充说，"他在医院的时候又太安静了"。儿子是最初治疗的焦点，他把这张照片描述为"就像一堵凝固的愤怒之墙，你必须一砖一瓦地慢慢把它拆开，才能开始重新信任他人，开始相信他们说的话。这是我和其他人之间的一堵墙，是我自己选择建造的。我知道我把它放在那里是为了与人们保持一种安全的距离，这样就不会有人伤害我，因为他们无法靠近我。我想知道还有多少块砖需要拆除，它到底有多高"。

下面是对砖墙图片的最后一组评论，说明一张图片可以承载多种含义，而不会产生任何不和谐的结果。在这种情况下，一位女士选择了最"吸引"她的砖墙照片。她说："这些砖可能掉下来，也可能被堆砌起来。它们让我想到了生活中的变化，那些不断的成长、学习、运动和塑造我的生活的过程。砖墙的不稳定性提醒我，障碍是可以克服的。这也意味着，我倾向于有安全感的东西都具有容易倒塌的表层结构，如房子、工作、对某物品的所有权及我们生活涉及的所有事物。这并不意味着我的生活缺乏控制，只是缺乏持久性。对我来说，生活就是变化和运动。永恒是应对变化、发掘内在力量并努力学习和理解周围世界的过程。在墙的另一边，存在着一个生机勃勃、欣欣向荣的世界。我希望能够跨过我们在自己周边建造的围墙，让自己体验更多元的生活。越过我们意识之墙的视野可以看到自身之外的地平线。我们可以看到整个宇宙。对我来说，这就是砖墙倒塌的意义——超越我们环绕自己建立的围墙，让其他惊叹的光芒照耀进来。"

"在墙内，我还看到了一个女人的身体，对此，我并不感到惊讶，因为我已经和一个女人幸福地生活了六年多。早年间，我害怕形成性别认同，并且无法接受自己是同性恋者。我按照社会的愿景规划自己的生活，但这对我来说是一种虚假的规划，也是一段痛苦的时光。内心的压力不断积聚，直到有一天，真实的自我在我精心塑造的形象上炸开了一个大洞。从炸开的废墟中走出的是一个摇摇欲坠的人，却是一个更真实的我。墙上的照片清楚地向我讲述了我生活的这一面。如果这还不够的话，我还观察了一下墙内的空白部分，它们没有砖块，像一种重要而独特的本质或存在；

掉落的砖块在墙上形成的形状'是'非洲南部的轮廓。我对此大吃一惊，因为我曾在津巴布韦生活过两年，这段经历对我的人生产生了巨大的影响，改变了我对世界和自己的感知。这太神奇了，尤其当你意识到津巴布韦的英文直译是'石头之家'的时候！哇！！"

大约一年后，这位女士在拍摄自画像时选择在一些台阶上摆姿势，她身后的墙上挂着一块写着"公共关系"的牌子（见图 3-10）。她已经有好几个月没有看过那张砖墙照片了，但当我看到她的照片时，我发现了一个惊人的现象，这两张照片存在很多相似之处：在我看来，她的胳膊和腿似乎与砖墙的形状如出一辙，因此在下一次见面时，我把砖墙的照片和其他几张照片一起放在了我的桌子上。她经过这张桌子时瞥了一眼这组照片，然后拿起砖墙的照片并放在自画像的旁边。她把我叫过去，让我看看这两张照片"长得有多像"（所以，我的观察就得到了验证，根本不需要我讲出来）。她说她不确定这两张照片存在什么样的联系，但可以肯定"两张照片传达了同样的信息"。

几个月后，这位女士在描述她的妹妹时，再次不自觉地回到了砖墙的意象上。她说："妹妹得了癌症，已经与癌症斗争了很多年。现在，X 光片显示癌细胞已经扩散至全身，侵袭她的肝脏和很多其他身体部位。我试着和她谈论这件事，告诉她我很关心她，但她总是和我保持距离。她不想谈论自己的感受，也不愿意承认自己有任何感受。她就像一堵坚固的墙，我真想一拳砸穿它。事实上，我们全家人都是一堵墙。没有人跟我交流他们的感受，我也总是与他们保持距离。"直到我把她的话重复一遍，她才意识到自己说了这些话，而在看我们的会谈录像带时，她对自己的表现也感到非常惊讶。

一人在多次会谈中的一像

有时，在多次咨询会谈中"处理"一张照片，可以逐层揭示最初看不见的意义层面。下面一个案例详细说明了我使用图 3-8 进行的多次投射性工作，以唤起来访者被埋藏的关于童年创伤和虐待的记忆。这些早期记忆存在于个人的潜意识中，直接影响着其成年后的日常生活。然而，他们最初完全没有意识到这些记忆的存在（除了一种模糊的感觉，即他的一些部分在某种程度上被"关闭"了）。

幼年时期的创伤经历通常会被吸收并存储为深刻的感官记忆。其中一些记忆虽

把思想和心灵放在恰当的位置

我喜欢它展现出来的活力，它
的张力和那种肌肉的紧绷感。

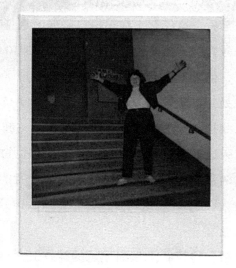

你不会知道我很害羞，你不会
知道我在苦苦挣扎着留在小组
中，并且你也不会知道我感到
焦虑，有不安全感，并且被这
个小组的成员拒绝。

我的标题应该是"自我表达的
自由"，什么都不缺。

它可能会说："醒醒，爬上魔杖。"

我感觉没有必要把这张图给任何人，也没有必要将它藏起来不让任何人看见。

图 3-10

有模糊的意识，但无法用言语表达，而另一些记忆则埋藏在潜意识中。婴幼儿时期的创伤会以某种方式对个体产生强烈的影响，他们能感觉到，却难以准确地描述。他们知道内心深处有什么东西在困扰着他们，却不知道如何表达这些秘密。有些人急切地想要与早期的创伤记忆（如虐待、恐惧或极度愤怒）重新建立联结，从而有意识地审视这些记忆，希望最终可以摆脱它们的束缚，但他们常常发现自己根本无法通过言语或内心对话与这些记忆取得联系。

我们必须慢慢地揭开这些层面，有时甚至需要几年的时间，我们有可能还会"反复"，再次回到曾经的样子——通常因为我们进展太快了，而潜意识会通过"遗忘"之前谈话中的发现来进行自我防御。马修（化名）就出现了这样的情况，他多次回到门口那棵树的形象上，每次都好像第一次看到它一样。尽管在他的记忆中，这棵树对他来说非常有力量，但他还是不断地重新发现树上的内容对自己的意义。这有很大的益处，因为他不仅能够持续地回忆起从以前的治疗中获得的信息，从而知道这些信息对自己来说是真实的感知，而且每次重新接触这张照片都能唤起更多的记忆，让他产生更深刻的发现。

最近，有很多文章涉及对在童年时期遭受过虐待的来访者的治疗工作。这些工作大多旨在通过各种自我赋权、自我告知和重新分配事件与经历者之间的权力平衡的过程，来帮助这些"受害者"成为"幸存者"。这些方法包括与施虐者面对面，表达愤怒、伤害、确认或"报复"，或者直接面对这些问题来重新体验它们，并最终摆脱施虐者对来访者目前生活的整体控制。

这些深埋在心底的记忆不可避免地会影响一个人的情感表达或体验；如果将这些记忆留存在潜意识中，人们就会产生一种模糊的焦虑感，觉得有些不对劲，担心自己与他人有什么不同，早期经历过虐待的人通常会通过各种解离性障碍甚至多重人格障碍来应对这些感觉。关于虐待的后果和治疗方案的心理学文献也在迅速增多，这远远超出了本章的讨论范围。无论如何，要化解这些情绪，来访者必须做的不仅仅是思考它们，还要必须真正尝试并重新体验它们，让创伤"活"过来，用身体和大脑来理解它们。下面的案例说明了投射技术是如何帮助一个人重新获得潜意识中的信息并开始痊愈的。

我为治疗师们举办了一个关于照片治疗技术的研讨会，一名同事参加了这个研讨会，他很喜欢各种体验式练习，并发现在此过程中他更加了解自己了。在第一个投射练习中，小组成员聚集在一张桌子旁，上面摆满了近百张我拍摄或收集的照片。每个人都选择了最"吸引"自己的那一张。

随后，我发放了一份问题清单，让学员们两人一组运用投射技术探索彼此的内心世界和感受。我注意到，马修和他的工作伙伴都沉浸在练习中，而且练习结束后，他非常安静，似乎很专注。后来，他联系我说："你记得我上周在研讨会上看到的那张照片吗？我对它念念不忘，你是否可以再安排一些时间让我进一步研究它。我觉得里面有一些关于我的过去的线索，虽然我知道存在着某些东西，却一直无法发现它们。你觉得我们方便以这种方式进行探索吗？"就这样，我们开始了一段最有趣的照片治疗之旅。

当我们一起研究那张照片时，首先我让他回忆了研讨会当天发生的事情。我想先听听他对这张照片及其影响的记忆，然后再把照片交给他（以防真实内容和回忆内容之间存在不一致而带来额外的信息）。他说："在研讨会上，我对照片的第一反应就是'我不喜欢这张照片'。我对它有负面反应，但并不强烈。我专注地看着它，对它的厌恶感越来越强烈。我发现门本身似乎才是重点，而不是门口，而且我的反应都是针对门本身的。这种反应变得越来越强烈。我真的很讨厌这张照片。"

与马修的会谈录像长达七个多小时，在两年半的时间里，他与这张照片多次"相遇"。本章所选的转录内容非常有限，却最能说明在使用投射技术工作时的要点。不过，马修已经完全"公开"了这些录像的其他部分，供治疗师和其他心理健康专业人士或受训学生观看。

"我想把它踢倒——踢开它，把它弄走。实际上，这与很难穿过门口有关——我很难穿过那个门口。"他说，"自从那次研讨会后，那张照片就一直在我的脑海里，我开始相信，那扇门让我想起了我的母亲，我不能就这样忽视那扇门。远离我的母亲是我一生都在做的事情，不想成为她操纵的物件，成为一个害怕在她面前表现真实自我的人。"

当我把照片递给他时，他说和记忆中的差不多："那扇门本身仍存在某种吸引力，但这次没有以前那么强烈了，但是，这扇门有什么问题？可能与那些（地上的）石板有关。石板的颜色就像鲜血一样。我猜是混凝土在石板之间流动，所以就形成了血的样子。（他停下来叹了口气，然后继续说。）我不知道那是什么。我猜是外面那棵树散发出来的威胁气息。它若隐若现，仿佛正在逼近或窥视这个房间。我真的有一种被困在这个空间里的感觉，也许有不止一个东西把我困在里面。不仅是门，还有树——路过其中任何一棵树我都会产生恐惧。我还是不喜欢它。我能拿那扇门怎么办？我的脑海里还浮现出我把脚伸进去的画面。"

我建议他想象一下，在什么情况下他可以把脚伸进去，他回答道："这扇门非常坚固。它不是一扇能轻易被我踩在脚下的门。我想它会撞到墙上，然后再反弹回来撞到我。我还有一种感觉，就是想象自己正从这个地方走出去，看到这扇门关上，把我困在门框和门之间。"当我从更隐喻的角度探究这种恐惧及其可能与他内心深处的谁或什么有关时，他说："这些年来我一直害怕那些不会回应、没有反应、可能就像一扇门的人。"我问他，如果那扇门会说话，他们会进行怎样的对话。他回答道："它会对我抱怨一通，就像吱吱作响的旧铰链。"我鼓励他进行真实的对话，他继续用抱怨的声音说："这是一扇喋喋不休的、抱怨连连的门。无论你做什么它都不会满意。它会抱怨道：'你不爱我。你从不来看我'诸如此类的话。"他说他觉得现在需要与这扇门保持距离，但这有点困难，因为"我把这里看成一个小牢房，而不是一个大房间，所以我感觉自己已经被逼到了墙角，与门之间没有任何可以移动的空间，我离它太近了。与门的这种关系让我感觉很不舒服。我靠得太近了。我想离得更远一些，但在这样的环境里我做不到"。

我让他换个位置，建议他设想自己成为那扇门，而且他曾谈到门就像一棵活着的树一样记得并感受着过去。现在它只是一个无生命的门，感觉到死亡和被利用，没有人注意它，房间里的人（他自己）与门相比，这个人至少是活着的，能够去自己想去的地方。他说门会感到困窘，被束缚在一个地方，成为一件它从未想成为的东西，这与它的本性格格不入。我觉得这些材料非常有趣，因为他之前说过，他觉得这扇门联结着他的内心和他与母亲的关系。我并不确定我们讨论了什么方向，但我发现除了那扇门外，他没有关注过照片上的其他地方！

碰巧的是，他正计划前往自己出生的国家（及他被收养的地方），虽然他和养母的关系不是很好，但他还是打算去看看她。他还打算去找自己的生母，了解更多关于她的消息和自己出生一周后就被送养的原因。

他之前提到过石板上的血迹，这激发了我的好奇心，于是我又问了一些相关的问题。他回答道："血好像从门上或门后流出来的。整个门上都是血迹，在门的下面像水一样流走，离开门向下淌去。"我问他是流向他还是远离他，他回答道："远离我。事实上，有点像穿过我的身体向前流去。"他的回答让我有些惊讶（因为我听错了），我用疑惑的语气慢慢地重复道："它在你的身体前面呈十字形？"他笑着纠正我说："不是十字形（用手指比了一个加号），而是横跨。我站在里面，面向外面，所以（它流淌着）穿过我的身体。我的感觉是，这扇门在过去或这些年来流过血。我怀疑这是一次性流了很多血的地方，因为那里有一种真实的流动感——某种创伤经历。"我们沿着这个方向继续探讨，思考这扇门可能发生了什么事，以至于会流这么多血。有一段时间，我们讨论的是真实的血液，后来我们转而将其视为一种隐喻的心理创伤，"是一种情感上的痛苦，是在某一时间发生的、耗尽了门的生命之血的事情，那时门还很年轻"。说到这里，他突然安静下来，似乎被照片迷住了。

在房间里，当他变得更"清醒"一些时，他说他体验了或更确切地说他觉得他重新体验了一些非常强烈的事情，"某种早年发生的经历，是发生在我身上的，（因为）我不知道我母亲早年的那些创伤经历"。这时，他似乎又迷失了自己，他提到的那棵树突然变得更具威胁性，感觉好像有什么事情要发生，"一种虐待的感觉——一种身体上的虐待，似乎一切都指向这里"。在他继续这段旅程时，我让他在旅程中尽情吐露心声，我们会在旅程结束后再回来处理（我向他保证他可以安全地表达他的内心）。

总之，他说当时的情况是，他感觉自己在移动，好像自己正在靠近门、门框和树，同时感到"我是敌意的焦点，有一种即将发生一些身体虐待或其他某种虐待的感觉"。直到这时，他才注意到背景中的一个身影，"一个非常小的身影走开了，当时我的感觉是，虽然我不知道其中有多少被认知合理化，但好像我的生母走开了，把我放在这两个陌生人的手中，我感觉受到了极大的威胁"。

然后，我们花了很长时间讨论他童年时期的生活经历，以及他认为可能发生了什么让他产生了这种恐惧。在会谈的第一部分，他一直在对照片做出反应，然后代替照片的各个部分说话。接下来，我让他对着照片说话："如果你能对门、树、石头或其他任何东西说话，你会对它们说什么？"他停顿了很久，重重地叹了口气，然后说："我会告诉他们，我也厌倦了这么多年来被困在同一个地方，但我和他们不一样，我是人，我有离开这里的能力。"

从这种更积极的转变中，我知道会谈快接近尾声，于是我试着做了一些更有针对性的重构，让他感到自己能够将这个过程推进到一个积极的结局。转而，他发现

"我会做的一件事，就是感谢这扇门告诉我它的观点，感谢这扇门让我分享它的观点和洞见，让我知道'只是'一扇门是什么样的，并感受到与这扇门之间的心灵联结，这是我以前从未感受过的"。他表达了对这扇门的同情，他说这让他感到惊讶，同时他还告诉这扇门，他无法让它自由，也无法改变它（它也无法改变自己，尽管它可以改变对自己的感受），从而稍微脱离一些与门的关系。

然后他总结道："我以前拥抱过树，但从来没有拥抱过门——我要给这扇门一个拥抱。"我问："你以前想拥抱过这扇门吗？"（同时表达两个层面的意思）他回答道："不是这扇门。哦，是的，现在我明白了。"我问："你明白什么了？"他说："你的意思是，我以前有没有想过拥抱我的母亲？我有没有体会过她的感受？没有（摇头）。但即便如此，我还是走了出去，但只走到了门口，我的这棵树仍然在那里，那感觉像……"

他似乎陷入了沉思，我等了一会儿，然后提示道："树在那里，它感觉……它说'我是一棵树，而我……'"他继续说："我是一棵树，我不想让你出去，（因为）我想让你留在原地，就像我扎根在这里一样。"我又说："因为，如果你出去了……"他（还是代表树）说："如果你出去了，我还能看谁？我还能跟谁说话？"当我问"为什么树不能跟门说话"时，他回答道："不会的。跟那个毫无生气的老家伙说话？不，我觉得树和门已经很多年没说话了。"我接着问树的感受，他回答道："悲伤。伤心，伤心，伤心——为两个人伤心。是啊。树和门之间缺乏沟通，这一点我甚至都没有想到。我甚至没想过树可能想和门说话，或者门想和树说话。树对着门，门却朝向里面，远离街道，也不看向外面。"

我在这次咨询会谈中注意到的情况，可以总结为涉及一系列多层次且多方面的可能性，门和树似乎扮演着双重甚至三重角色，并且常常共存。一方面，马修和门是以儿子和养母的身份互动的，而原始的愤怒或被困住的恐惧似乎也在这种关系中发挥作用。另一方面，尤其在使用象征性意象的背景下，如被黑暗墙壁包围的明亮开口，类似洞穴或子宫般的地方；一条血河，不情愿地向前移动或挣扎着从受限的黑暗地方逃离等，我不禁怀疑我们是否正在唤起某种非常深刻的早期记忆，可能是关于他的出生过程（是否充满血腥和艰难、是否不情愿或反抗、是否有创伤性的经历），或者他被收养的经历（是否遭到虐待、是否不被爱护、是否被遗弃、是否被辱骂）。

　　如果这次咨询也涉及他自己出生过程的记忆，那么他关于门和门口会做什么或说什么的所有评论都变得更加有意义（想要踢破门并把它放在一边，感觉被困住，无法绕过门，没有活动的空间，离门太近而无法远离，血流过他的身体，面对被一棵分叉的树堵住的门口，等等），尤其是他把所有这些感受都与"母亲"的概念联系得如此紧密，他认为那是养母（但我不太确定）。

　　如果我们揭示的是早期的虐待问题，从一个完全不同的角度看，那些评论就尤为重要。关键是，在现阶段的会谈中，我们都不知道答案。如果门是他的母亲，那么假设树是他的父亲是不是太顺理成章了？他在第一次会谈结束时说，他早先非常强烈的负面反应是对门的，而不是对树的；然而，他之前"隐隐约约"的害怕是对树的。他说："今天我看到，这棵树的威胁其实是不存在的，或者是低于我的承受水平的（之前第一次看照片时）。我对门的愤怒感消失了，有一种共情的感觉，一种与这扇门心灵相通的感觉，同时还有一种悲伤的感觉。以前我不了解门的本质。我不懂它的观点，我感到被威胁，被它锁住、困住——被我自己对那扇门会如何反应或应该如何反应的期望困住。"所有这些意义都有可能存在，并且在对照片的讨论发展为更集中的焦点前，对所有选项都必须保持开放。这就是投射技术的工作方式：所有编织的线都保持平行前进，直到更多的内容开始显现。

　　我问他现在可能对门说些什么，他开始说："我在和我妈妈说话。我之所以过去没有和你在一起，没有享受和你在一起的时光，是因为我觉得你总是想把你的感受强加给我，想让我做你想让我做的事，成为你想让我成为的人，但那不是真正的我。"我问他，他觉得这扇门一直想告诉他但他从未听到的是什么，他说："它爱我。这就是它想要表达的话。它爱我，希望能给我的都是最好的。而我的回答是，在我看来，你认为对我最好的东西对我来说通常并不是最好的。我必须做我自己，而不是在你面前假装我就是你想要的那个人。我一直不明白这些，一直都不明白，即使我是这样的人，即使我走自己的路，即使我坚持做自己，她仍然会爱我。我以为那样会失去她，她会莫名其妙地离开，就像这始终是一种有条件的爱。"

　　当被问及如果能给这张照片起一个标题，他会起什么时，他回答道："我脑海中最先想到的标题是'出口'。但这并不能代表我对那些发生的事情的感受。通过我们对这张照片的讨论，我想到的不仅仅是出口。现在门变得温和了。门口是可以接近的，但我仍然需要跨过那棵树，而那可能需要另一个独立的阶段。树仍然令人感到不安，但门不再是威胁。所以对我来说，下一个阶段就是与那棵树的形象一起进行工作。但至少现在我站在门口了。这是一个真正的进步。但是这张照片仍有很多值得工作的点！"

会谈结束时，我们照例进行了总结和反思，然后讨论了他即将出国探望养父母的一些想法。他提到，由于养母几次中风后无法再写信，这使他与养父之间的沟通更加中立和舒适。他对养母的身体状况不佳感到遗憾，忧虑她的记忆力不再可靠，因此，他获得更多有关自己出生家庭和童年早期信息的机会可能会越来越少。

我建议他拍摄一些照片，并让他复印一些他觉得可能很重要的家庭照片。我还要求他，如果他真的找到了自己的生母，尽量找人为他们拍摄一些合照，并找出关于他出生的细节。我没有透露自己对照片与艰难的出生过程有关的猜测，因为这只是我的一个大胆猜测。如果这是真的，那么让他自己将早期事件与后来的无意识感知联系起来会更好。最后，我再次确认他的感受，然后结束了会谈。他的回答让我确定现在可以结束了："我感觉还不错，内心感到很温暖，没有愤怒，对目前的进展有一种完成的感觉。"

几个月后，马修再次预约继续就这张照片开展工作。自从上一次会谈后，他去看望了他的养父母。他描述了自己与养母的相遇："我被告知，她的智力和记忆力都在衰退，她已经有些痴呆了。所以我战战兢兢地回去了，但当我到了那里，我发现她其实只剩下好的一面——她的温暖和热情都留下了，她所有操纵别人的一面都不见了。因此，我很容易就向她敞开了心扉，以她现在的样子与她相处。而其他所有的东西，从我们制作的第一盘磁带开始，都已经被之前的会谈很好地化解了，我第一次能够和她一起，享受与她在一起，她也享受与我在一起，而不是一直要保护自己。"他非常高兴地告诉我，在那次旅行中，他还找到了自己的生母，他的生母对他的再次出现表示了欢迎，并与他分享了很多东西，他们度过了美好的时光。他说："那真令人兴奋。我在旅行的前十天都在寻找她，这个过程让人很沮丧，但也很有趣。"他们在一起度过了很多时光，他也因此了解了自己的身世："我发现她生我的时候过得很糟糕。在我出生前的四个月里，她一直患有脓毒症。今年夏天，当我见到她并问她生我时的情况时，她告诉我，她什么都不记得了，她不记得是（因为）她当时不在状态。"

"我去看了医院的记录，发现我是横卧位（臀位分娩），因此医生必须将我转过来，然后用产钳将我拽出来。显然，这是一次非常艰难的分娩。我出生后，母亲在医院住了整整一个月，那段时间她病得很重。"马修发现自己是由一个生病的母亲所生，分娩过程中，他的身体被锋利的器械摆弄成不同的姿势，然后被枝状的镊子抓住并拉了出来。这很可能与我的照片对他产生的力量有关。不过，也有可能不是——虽然我们无法完全确定，但对来访者来说有意义且有效地感知现实可以有助于治疗。

马修还带来了几张他度假时拍摄的照片。其中一张照片的构图与我们在会谈中一直讨论的图片惊人地相似，尽管他在拍照时并没有意识到这一点。我之所以知道这一点，是因为他把所有的照片像一堆纪念品一样放在一起给我看，直到我在那张引起我注意的照片前停顿了一下，问他这张照片的构图时，他才突然看到了重复的图案。

那张照片（见图 3-11）是他年轻时特别喜欢去的一个地方，他非常期待这次旅行能去那里看看。他说："我小时候住的地方附近有一座古老的教堂，它一直吸引着我回到那个院子里。我被教堂对面的古堡深深地吸引，于是在废墟周围攀爬时，我拍下了这张照片，照片上是教堂的尖顶。我想我花了相当多的时间来构图（这张照片），拍摄出感觉恰到好处的照片，这样我就拍摄到了教堂的尖顶。"

我问他在构思这个场景时花了多少心思，因为在我看来，这个场景强烈地重复了之前我们一直讨论的那张照片中的元素——厚重的黑色、厚重的门和墙壁、通向上面的石板，所有这些都围绕着浅色的开口。唯一不同的是，照片中没有若隐若现的树，背景中只有一个小尖塔（与我的照片中远处的人物相似）。

当我把这些看法告诉马修，并明确表示这只是我的特殊想法并非绝对正确时，他回答道："你知道吗，在你看到它之前，我还没有看到它。直到你指给我看，我才听到另一张照片的回应。"我回答道："但那是我的感觉。你觉得合适吗？"他回答道："一旦你把它提升到那个高度，它对我来说就非常合适了，但在那之前我并没有看到过它。当然，我在给照片取景时也没有想到这一点。但考虑到我带来的第二张照片，你说的确实有道理。另一张照片甚至更能让人联想到那张原始照片中我还有待完善的部分。"第二张照片，即图 3-12，是他从办公室门口朝窗户方向拍摄的。

他表示："我带着照相机上班，想拍摄完最后一张照片。出于某种原因，我不想出去寻找拍摄对象。于是我想，那就拍摄从办公室的窗户看出去的景色吧，因为我

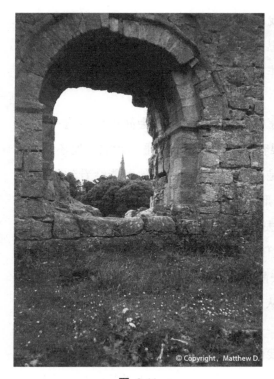

图 3-11

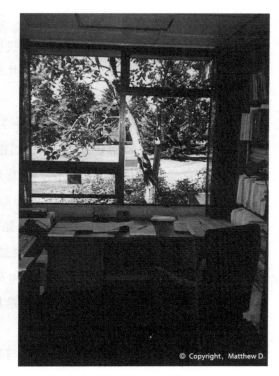

图 3-12

从来没有在我的办公室拍摄过照片，而且我就要离开大学了，所以从某种意义上说，这也是一种纪念我曾经去过的地方的方式。我在那间办公室工作时遇到了很多困难。对我来说，那里的氛围一直令人不舒服。虽然通过摆放植物和铺设地毯，办公室的环境有所改善，但总给人一种压抑的感觉。当我把照片取回来翻看时，并没有一种'啊哈'的感觉，所以很难说我到底是什么时候意识到的。我看了一遍后把那张照片放在一边。后来，我不确定是不是在我拿到一份会谈录像带副本（我们第一次会谈的录像带副本）之后，那张照片上的某些东西让我恍然大悟，我又把它拿出来看了看，然后意识到有一棵分叉的树穿过亮着灯的门洞（窗洞口）。我在你的工作坊里看到的那张原始照片中，门洞和树的配置特别有力量。我认为，这张照片的唤醒力来自内在的精神；也就是说，童年时代发生的事情与之相关！"

　　然而，这并不是我们与原始照片的最后一次工作。当马修将他自己拍摄的这两张照片与我的照片进行比较时，他再次产生了强烈的情绪反应，尤其是对树干的反应，他说："现在，树干就在我眼前，直奔我而来。太神奇了。门不再有任何力量，门就是门。这幅画的力量真是不可思议。我本以为这次它不会有什么作用，因为这次我和我的父亲有了很好的联结，所以我想，如果这确实代表我的父亲，那么对这幅画的强烈情绪可能会被化解，但事实并非如此。那棵树的树干就在我眼前晃来晃去（他对着照片半开玩笑地咆哮）啊！"

不过，根据我的经验，至少在照片治疗中，这种事情很少会简单到传达——对应的关系，因此这张照片对马修来说仍然很容易产生额外的力量和影响。他还认为，这张照片仍然会触发他的其他记忆，尤其是虐待记忆。例如，他可能会看到某人被剥皮，目睹他人血淋淋出生的场面，甚至酷刑或钉在十字架上。

"这棵恶心的参天黑树在我眼前晃来晃去，进一步加深了我对这里存在虐待行为的怀疑。在我的童年记忆中，我没有受到过任何虐待。"他深深地叹了口气。

在马修的记忆中，他的养父很被动和安静，尽管未曾公开对这个儿子表示爱意，但仍然表达了对他的关爱，因此马修很难从他那里寻找疑似虐待的痕迹。然而，他强烈地感觉到可能还是发生了一些事情。

因此我们安排了另一次会谈，再次与我的原始照片开展工作，并计划这次把注意力集中在树干上。因为他现在住在几小时车程以外的地方，所以几个月后我们才再次见面。马修在我们下一次会谈开始时说："我们最后一次见面时，我正准备走出那扇门，穿过照片中的门，面对那棵树。"虽然他担心在最近一次观看时，照片会对他失去力量，但事实并非如此。即使在两年后，那张照片仍然引发了他的不安，他将其描述为"诡异——真正的可怕"，他表达了恐惧和不安。

他很担心再次进入画面，也担心发现里面的东西会带来不愉快的结果。他说，如果这棵树"发现"了他，他的身体会很危险——就像被殴打了一样。

我对他尝试了比以前更深入的催眠方式，包括一些基本的年龄回归技巧，并让他"做"了一会儿房间里的那个孩子。他立刻做出了反应，猛地把照片扔到了桌子上，但因用力过猛，照片掉到了地上。"它要砸到我了，"他咬牙切齿地喊道，"就是这样，它要钉到我了（表示打耳光式的打击）。"我简单地问："因为什么？"他回答道，有人"非常生气，对我非常生气。我不知道为什么"；他在一个空荡荡的房间里，在婴儿床附近的地板上遇到了大约两岁大的自己，"有点倒下了——就像我蹲在地上或被打倒了一样"。当我让他描述那只向他走来的手时，他深深地叹了口气，困惑地说："它在女人的手和男人的手之间来回游移。"

　　我们这样继续了几分钟，探索房间和他的身体感觉。由于他无法确定那是谁的手，我建议他靠近房间里的一面镜子，看看自己的样子，以及谁可能正从他身后靠近他。这些探索让我们发现，他在婴儿时期可能受到过虐待，但后来，马修继续表示养父母都没有伤害过他。他还确信，被打让他出乎意料，而且发生过很多次，他之所以害怕，是因为他无法将他们与"坏"联系在一起，所以他被打总是毫无征兆，因此是非理性的。他后来说："这就是为什么它妨碍了亲密关系等各种事情——主要是与他人和他们的愤怒打交道的方式，因为我的孩童部分仍然如此容易受到惊吓，所以我很难保持成年人的自我，以成年人的身份与愤怒的人打交道。"对他来说，这与他害怕脆弱或害怕将自己的情感托付给他人有关，他害怕当接触真实的情绪时会让自己发疯，他也害怕自己或他人的愤怒或生气。

　　马修仍处于恍惚状态，但此时再看那张照片时，他发现照片有了立体感，并开始穿过门口向他移动。他越来越害怕，为了帮助他重新控制自己的情绪，我让他详细地描述他所看到的一切。在具体描述了闪烁的白色斑块和黝黑粗糙的纹理之后，他补充说："有那么一瞬间，树干上的一些特征让我想起了我的祖母（养父的母亲），她是个粗鲁的女人。她的内心充满了仇恨和愤怒——我父亲说，作为母亲，她实在是太糟糕了。她皮肤很黑，看起来像个吉卜赛人，头发很黑，眼神犀利，眼窝很深，喜欢戴吉卜赛式的耳环和围巾。我感觉她的身体有点叮当作响，所以可能戴着手镯和手链。"我开始对这双黝黑、布满皱纹、偶尔闪闪发光的手有了另一种直觉，但又不想打扰马修的感知，所以我就从侧面了解："它们是大手还是小手？""很大。""它们长得特别像男人的手还是女人的手？"（这才是我真正想知道的）"其实都有可能。它们不是女人的手，但对男人来说，它们又有点偏小。"

　　在我们继续交谈时，马修进一步描述了他的祖母。当他一想到她和她的家，他竟当着我的面，以一种自我保护的姿态蹲了下来。他把这段记忆追溯到她家客厅里一张旧马鬃沙发上，在那里，他担心一只手会做出难以预料的暴力行为——既出乎意料又毫无道理的是这种暴力行为是由一只既不完全是男性也不完全是女性的手所造成的。这种暴力行为与他的父亲有着千丝万缕的联系，但又有一个女人的印象。而在这种突如其来的危险面前，他仍然完全无能为力。如果门是他的母亲，他本以为这棵树深深地隐藏着关于他那非常温柔的养父的秘密，但现在他说这棵树一直是"一棵雌性的树"。

无论如何，这棵树仍然阻碍着他，阻碍了他的情感自由，于是我又进行了一次催眠练习，让他自己想办法中和这棵树对他的影响。他之前曾说过，他害怕把树踢倒，因为那样做可能行不通，树会知道他有多恨它。现在，在我们这次安全的会谈中，他决定冒险回到过去，重新体验最初的恐惧及其强烈程度，找到一条能解除对他的束缚的道路。

第一步，就像他在第一个环节中变成了门一样，他惊讶地发现自己变成了树本身。在探寻这棵树的生命和感受时，他发现这棵树在成长的过程中，由于在幼苗（或婴儿）时受到虐待，变得弯曲、虬结、不平衡、偏离中心。"我被扭曲得不成样子。"当被问到它在门口做什么时，"树"回答道："没做什么，只是站在这里，但我看得出，我的样子让门口的孩子非常害怕，我为此感到有种野蛮的快感。""为什么呢？""因为这样我就有了一些力量，虽然我知道我真的没有什么力量去改变现状或变得与众不同，但我有能力吓到这个孩子。"

然后我问这棵树，在与那个孩子的关系中，它为什么会如此愤怒，"他"（马修）立刻回答道："因为他不是家人，没有血缘关系。他是被收养的，他是外人。他不属于这里。"我问："他知道吗？""树"（祖母）回答道："还不知道，但我会确保他知道。"它（她）进一步解释说，只要恰到好处地给他一两个暗示就足够了，这让她感到"一种奇异的快感，这似乎是我唯一能得到的快感。如果他发现了这件事，会对他造成很大的伤害，也可能会让他和母亲之间的关系变得疏远"。马修继续把事情联系起来，解释说祖母和她自己的儿子（他的养父）关系很糟糕，让儿子和儿媳妇的关系紧张似乎让这个女人很高兴。当被问及"如果她的儿子知道她在伤害自己的孩子，他会作何感想"时，"她"回答道："我会确保他永远不会知道。我会趁他不在的时候下手"，这个孩子长大后会感到仇恨、愤怒和恐惧。

这个总结很有道理。马修还沉浸在恍惚中，显然被这个新发现困住了。我想让他采取更积极的态度，化解祖母对马修的控制，于是我问，这个孩子长大后，树害怕他做出什么报复行为。她（祖母）说："我没想过他会对我做出什么报复行为。"（那声音似乎真的很惊讶）我补充说："他不会永远是个孩子。他会记得那些愤怒。他可能不知道愤怒从何而来，但如果他想明白了，而你还在，你会害怕发生什么吗？"我想让他明白，只要他觉得老太太对他的控制不再有效，就可以停止这种控制，他可以夺回控制权。

他深深地叹了口气，然后声音慢慢地提高，开始说道："你这个小贱人。这棵树已经烂透了。它只是一个外壳，内里已经腐烂，奄奄一息，所以只要轻轻一推，它就会轰然倒地。我只需要在它倒下时别站在它的下面就好。"他看着面前的东西，而我看不到，但很明显，那就是那棵栩栩如生的大树。"它开始倒下了，与此同时，那棵树的形象也在发生变化（现在说话的声音非常细、颤抖、激动）。"那棵树，树的形象现在变成了一个人的形象从碎片中走出来，他在飞（马修开始抽泣），"他离开了！"马修摘下眼镜，擦了擦眼泪，继续哭了一会儿，擤了擤鼻子，重新戴上眼镜，又拿起照片研究了起来，然后看着我说："谢谢你。"

我被刚才发生的事情惊呆了，问他能不能告诉我一些细节。他说："在与这棵树交谈的过程中，我意识到这是一棵饱经沧桑的老树，我看到的只是它的外表和躯壳。整棵树的内部已经腐朽、摇摇欲坠、无力、奄奄一息，这棵树从若隐若现到后退、倒退、倒下。我所需要做的，不需要用脚，只需要简单地推一下就可以了。虽然我没有大声说出来，但我踢了它一脚，然后意识到我不需要踢它，只需要轻轻一推，我指挥着在它倒下时确保我不会被抓住（砸到）。在我的脑海中，我并没有看到它真的倒在地上或支离破碎；它蜕变成了一个天使的形象，一个男性形象，肩上长着翅膀，起飞，最后完全飞出了那个门洞。我觉得这个形象象征着我自己。成长、面对过去、摆脱这些拖累我的东西；直面处理别人的愤怒的那种恐惧；直面对未经历过的事情的恐惧；产生对生活、工作、交往、承诺的热情，全心全意地投入任何行动中。"

他看起来神清气爽，当时我觉得没有必要再继续深入工作了，尤其是他已经自然地从催眠状态中走出来了。我开始结束治疗，让他和我一起回顾和总结所发生的一切，他提到在整个治疗过程中，与未表达的愤怒最直接相关的两个重要人物都是女性，这让他找到了一些额外的联系。他认为，这可能是他过去难以与女性保持情感关系的部分原因，而这在将来估计不会成为太大的问题。也许他可以对一个人生气，但心里知道对方仍然爱他，即使对方也会生气。

我发现最后一次会谈与之前和门的工作截然不同，因为在与门的工作中，我是在探寻信息，而在这次会谈中，我只是简单地搭建了一个舞台，让素材自行发挥其引发联想的作用。他说结束时他觉得很舒服，而且他已经推倒了那棵树，不再觉得有必要寻找确切的虐待经历。我同意停止，如果他愿意，我们将来还可以再进行一

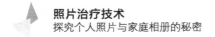
次会谈。

对马修来说，挡住门口的分叉树干同时包含了多重含义：可能是未曾记起的出生创伤，可能是婴儿时期的虐待，当然还有一些童年的恐怖记忆，同时象征性地表现出他的生活被这些束缚所阻挡，以及他对这些束缚的接受。他在这些疗程中的目标是将这个形象一直推演下去，直到他看到它时不再感到紧张。由于我经常使用照片治疗技术，因此对在研讨会上遇到一张照片能产生如此强大的效果也就不再感到奇怪了。然而，马修以前对照片治疗技术的同步性持怀疑态度，但现在他在自己的工作中也热衷于使用这些技术。

练习示例

首先要大量收集各种主题和内容的照片。如果没有真实的照片，可以用旧杂志中的图片代替。然后按以下内容进行练习。

1. 将照片按你认为合适的类别分类，同时思考你是如何做出这些选择的。

2. 找出那些能唤起你最强烈情感或最能体现你今天感受的照片，注意那些特别吸引你或令你厌恶的照片。

3. 找出你想作为礼物留给自己或送给他人的照片。

4. 找到你最感兴趣（最吸引你、最让你高兴、让你想了解更多事情）或你发现自己会不断回味的照片。

5. 找出那些让你排斥或害怕的人，或者那些你永远不会告诉对方自己秘密的人。

6. 找出那些可以作为你的隐喻自画像的照片，即使这些照片实际上根本不是人物，那些你觉得最能（或最不能）代表你的照片，和 / 或那些可能让他人想起你的照片。

7. 如果你能穿越时空，把自己置身于这些照片中的任何地方，请找出你愿意置身其中的照片。

8. 试着找出你认为你的配偶、伴侣、母亲、父亲（领导、朋友、孩子、隔壁邻居或其他任何人）在回答这些问题时可能会选择的形象。

9. 找出你认为在第 8 题任何一个人提出的问题中，你会选出哪些图片作为回答。考虑一下你选择的图片与那些问题中的选择是否相似或不同，并探讨可能的原因。

查看所选照片，练习以下内容。

1. 思考你已经意识到的想法、感受、记忆和幻想，即使它们无法用语言表达。每张照片给你什么感觉？当你观看照片时会想到什么？

2. 探索照片的高光和阴影、主题和不太明显的背景。照片的内容和主题是什么？你是如何通过观察照片得知这一点的？你完全确定吗？如果不是，你还需要观看哪些细节才能完全确定？

3. 这张照片中最明显的特征是什么？你认为你在第一眼看到这张照片时可能忽略了哪些部分，而现在这些部分又浮现在你的眼前？有哪些明显的、不那么明显的、无形的（非语言的）元素，如它的色调、它所表达的关系、它所传达的感情（及传达的程度）、任何明显的象征、明显的隐喻等？把它转过来，靠近它，退后一步，从其他角度观看它，注意是否还有其他明显的东西。如果有，似乎缺少了什么？如果有，需要怎样做才能使它更完整？

4. 询问照片的名字、身份、含义，以及它是否有什么信息要告诉你。它有多了解你？你还想问它其他问题吗？如果你问了，它的回答会是什么？感觉如何？如果可以，照片想问你什么问题？它让你想起了谁或什么？

5. 你知道有谁想要这张照片吗？为什么？你想把这张照片送给谁？（如果你送了，你认为或希望他们如何理解你的这一举动？）有没有人是你绝对不会或不能送的？如果有，是谁？为什么不会或不能送？

6. 试着为照片命名。看看它是否与原始收藏中的其他照片同属一组？是否遗漏了其他应该与之搭配的照片？它是否有声音、动作、颜色、姿势、感觉或秘密要与你分享？

7. 试着在脑海中将照片的边缘向外、向上、向下拉伸和拉长，露出比原来更多的部分。还有什么是原来的画面中没有的？这个额外的视觉区域对图像的内容、意义和感觉有什么影响？如果把照片的一部分去掉，使其变小，你会选择把焦点放在哪里（为什么）？

8. 试着走进那张照片，成为它的一部分。你会去哪里？你会在那里做什么？你还能看到、做到、了解或感受到什么？在照片中，想象自己现在转身面对镜头。你能看到摄影师的什么（他是谁、为什么要拍这张照片等）？你能看到摄影师所拍摄的场景的哪些部分？

9. 如果你能穿越时空来到这张照片中，你会去哪里？那会是什么样的？（你的看法、想法和感受是什么？）你喜欢那里吗？你会待在那里吗？你想留下来吗？

10. 如果你能改变照片中的任何内容，可能是什么？会有什么变化？如果改变原始场景本身的某些东西呢？你认为会发生什么？还会值得拍摄吗？

11. 假装自己就是照片（或照片的某些部分），试着想象自己是那张照片（或照片的一部分）的感觉，然后试着把自己当成那张照片来行动、感觉和说话。用"我"来陈述整张照片、照片的各个部分或照片中表达的关系。例如，"我是树（椅子、孩子、人行道），我在想＿＿＿＿＿＿＿＿＿＿＿＿，看到＿＿＿＿＿＿＿＿＿＿＿＿，感觉＿＿＿＿＿＿＿＿＿＿＿＿，想象＿＿＿＿＿＿＿＿＿＿，记住＿＿＿＿＿＿＿＿＿＿＿"，等等。如果照片（或照片的一部分）能说话，如果它能听见，如果它能看到，如果它能感知，你认为它会说些什么？它想和谁做伴？它可能会去哪里；它下一步可能会做什么；它可能会有的梦想或愿望是什么？体验作为照片或照片的一部分，探索这些事情。

12. 你认为摄影师与照片中的人物是什么关系？你认为摄影师为什么要在这个时候以这种方式拍摄这张照片？换作是你，你会拍摄这张照片吗？为什么？

13. 你在照片中注意到的东西与你自己有什么相似之处？是否在某些方面与你的生活相似？如果是，有哪些相似之处？如果它让你想起了某件事或某个人，这种联系或联想是什么？

14. 当你思考你的答案时，请同时考虑你所知道的信息，以及你是如何知道的？为什么每个答案都是在这个特定的时间想到的？你是根据照片中的哪些视觉信息或线索得出答案的？如果让你有不同的感觉或想法，照片要如何变化？在其他时间的话，你的答案会有什么不同？

如果你面前的照片上是一个人，请练习以下内容。

1. 你认为这是谁的照片（这个人是谁）？他（她）是做什么的？这个人住在哪里？这个人是否让你想起了你认识的人？如果是，他（她）是谁？想起了哪些内容？

2. 你认为这个人是快乐的、悲伤的、无聊的、焦虑的、骄傲的、害羞的、恐惧的、友好的、难以接近的、可能受虐待的、善良的、爱猫的、可能抑郁的、慷慨的、危险的、酗酒的、值得信赖的、不稳定的、同性恋者、孤儿、聋哑人、音乐家、教师、政治家、治疗师、卡车司机、杂货店老板、文盲吗？你怎么知道的？

3. 讲述这个人的一些故事。你打算用什么标题？这个人的过去、现在或未来是怎样的？这个人有朋友吗？这个人的家庭是什么样的？他的父母是什么样的人？如果这个人要送你一件礼物或告诉你一个秘密，可能是什么？

4. 照片中发生了什么？这个人的生活中发生了什么，让他（她）来到了被拍照的这个时刻？拍摄照片时这个人在哪里，当时在做什么？拍照时，当事人的心情如何？按下快门前后发生了什么？照片中的人可能去了哪里？你会和他（她）一起去吗（如果会，会发生什么）？这个人现在在哪里？

5. 这个人是否和你现在有同样的问题（梦想、经历、感受）？他（她）的童年经历是否与你相同，或者他（她）所经历的家庭困难是否与你相同？你是如何分辨这些事情的？照片是如何向你传达这些信息的？

6. 这个人的背景是怎样的？你认为他（她）的文化、民族或种族是什么？你认为他（她）的宗教信仰、家庭价值观或传统是什么？这个人是否为异性恋？这个人的家庭环境如何？想象一下他（她）的邻居、工作、兴趣或爱好可能是什么样的？你认为他（她）最喜欢的食物或电影是什么？这个人养宠物吗？这个人喜欢什么休闲活动？

7. 摄影师为什么想在这个地方给这个人拍照？这个人认识摄影师吗？这个人是否知道摄影师拍摄了这张照片？他（她）觉得这样可以吗，或者他（她）不希望被拍摄？他（她）对这张照片有什么看法？如果可以修改，他（她）会修改什么？他（她）可能想把照片送给谁？你是如何知道这些问题的答案的？

8. 这个人会让你拍摄这张照片吗？如果会，你愿意吗？如果你拍了，你会怎么做？你会让这个人给你拍照吗？如果会，条件是什么？

9. 想象照片中的人现在正看着你，然后对你说话。如果这张照片会说话，你认为它会说什么？你认为文字背后可能传达的信息是什么？你们的对话可能是怎样的？这个人看着你时看到了什么？这个人可能会对你说什么、提醒你什么、表达他（她）的什么感受？这个人可能想问你什么问题，或者想让你透露关于你的什么秘密？你想问他（她）什么问题？如果你得到了问题的答案，答案会是什么？

10. 如果你能进入这张照片，和这个人在一起，你会让你们两个人摆什么样的姿势？

11. 这张照片似乎与其他哪张照片相吻合或相似？试着把它放在这些照片旁边，想象一个将它们联系起来的故事。想象两张（或多张）照片之间的对话。它们可能会讨论、分享、争论或询问对方什么？关于你和你的生活，它们的对话能显示什么信息？

12. 假设你可以让这个人从这张照片的背景中脱离，置于另一个背景中（可以是你的脑海中，也可以是另一张照片上）。对这个人来说，新的背景会是怎样的？这会如何改变你对他（她）的反应？

如果你面前的照片中是一个地方，请练习以下内容。

1. 当你看到这张照片时，脑海中会浮现出哪些想法、记忆或感觉？这个地方是否让你感兴趣，让你感觉不舒服、安全、快乐、受到威胁、担心、兴奋，或者产生其他任何感觉？

2. 这是一个什么样的地方，这张照片似乎是关于什么的？那里发生了什么，摄影师为什么想拍摄（并保留）这个地方的照片？这是什么地方，附近还有什么？这里发生了什么事情？摄影师完成拍摄后，这里会发生什么？

3. 你想去那里或住在那里吗？为什么？如果想，你愿意一个人去还是和他人一起去（在什么条件下）？如果不想，这个地方发生哪些改变会让你想去那里？

4. 这个地方是否让你想起以前去过的地方？是否让你想起他人告诉过你的某个地方？它是否与你幻想过的某个地方相吻合？为什么你会想到这些联系？

5. 有没有属于这个地方的人？他们是谁，可能是什么样的人？你想认识他们吗？为什么？拍照时，他们在哪里（当时在做什么）？如果他们发现有人趁他们不在时拍摄了"他们的"地方，他们会怎么想？他们想要照片的副本吗？为什么？你能否描述一下你可能与他们进行的对话？你能否描述一下他们可能会告诉你关于这个地方的信息，以及这个地方对他们的意义？

6. 想一想你认识的人，考虑他们是否会喜欢这个地方或住在这里，无论独自一人还是和你在一起？谁喜欢，谁不喜欢，为什么？

7. 你能拍摄下这张照片吗？你愿意拍摄吗？如果愿意，你想拍摄什么？如果你拍摄了这张照片，你会怎么处理它？你想把它送给谁？

8. 如果这个地方（或它的一部分）能和你说话，你觉得它会说什么？它可能记得什么？你认为它的话语背后可能传达了什么信息？你会怎么回答？它可能与你分享什么秘密？如果你可以问这个地方一个问题并得到它的回答，那会是什么样的？

9. 试着变成那个地方（或它的一部分）或变成它的照片，就好像你就是它一样说话。你的感受如何？你听到了什么、看到了什么、触摸到了什么、闻到了什么、想到了什么、希望什么、梦想什么、想说什么、想起了什么，或者想告诉摄影师什么？

10. 如果你能将自己置身于这个时代的任何地方，你会在哪里？如果你现在就在那里，你愿意和他人分享那一刻吗？如果愿意，你希望谁和你一起，为什么？这个地方会是你的吗？如果不是，并且你希望它成为你的地方，这个地方要发生哪些变化？

11. 这张照片看起来与哪张人物照片最合适或属于哪张人物照片？试着把它放在这张照片旁边，想象一个将它们联系起来的故事。想象这两张（或更多张）照片之间的对话，那可能是什么样的？它们可能会讨论、分享、争论或需要询问对方什么？它们能告诉对方关于你和你生活的什么？

如果你面前的照片呈现的是抽象的画面，请按以下内容练习。

1. 这张照片在视觉上对你是否具有吸引力，还是你的反应更多来自身体或感受？你有何生理反应，这张照片让你感觉如何？照片中在视觉上吸引你的部分和引发你的身体或情绪反应的部分有何不同？可能的原因是什么？

2. 当你看到这张照片时，你会想到哪些其他的画面，或者你认识的人或地方？它唤起了你怎样的想法、观念或记忆？

3. 把这张照片转几圈，看看视角的差异是否会改变你的想法、感觉、记忆等。将视线移开，然后再靠近仔细观察；这些差异是否改变了照片给人的感觉或传达的信息？

4. 你认为这张照片的真正主题是什么？它的内容是什么？它在哪里？它的大小或规模是怎样的？你确定吗？如果不确定，你还需要知道什么才能确定？

5. 你会给这张照片起什么名字？试着为它说话，或者通过摆姿势、跳舞或移动来表达它的感受，就像它会或应该做的那样。考虑它的气味、味道和声音。它的颜色、质地如何？它的画面之外还有什么？

6. 如果你能将自己置身于画面中，你会在画面的哪个部分？感觉如何？你会有哪些感知、想法、感受，或许还有记忆？

7. 如果你能与这张照片对话，它可能会说什么？你可能会回应什么？你认为这些话背后可能传达了什么信息？你想问它什么问题吗？如果它要送你一件礼物或告诉你一个秘密，可能是什么？

8. 这张照片与其他哪些地方或人物照片相吻合？试着把它放在这些照片旁边，想象一个把它们联系起来的故事。想象两张或更多张照片之间的对话，那可能是什么样的？它们可能会讨论、分享、争论或询问对方什么？它们能告诉对方关于你和你生活的什么？

如果时间太短，无法进行长时间的探索，可以尝试下面的快速练习。挑选一张真正吸引你注意力的或强烈吸引你的照片，或者莫名其妙地"呼唤你的名字"的照片。把它放在你的面前，思考照片的整体和每个部分（人、物、地点等），回答以下问题。

1. 这张照片有什么故事？

2. 这张照片有名字吗？如果有，叫什么名字，为什么？照片有标题呢？为什么是这个标题？

3. 它有"家"吗？如果有，在哪里？为什么？

4. 它是否有问题要问？如果有，是什么问题？问谁，为什么？如果它问了这个问题，会发生什么？这个问题是向你问的吗？答案可能是什么？如果给出了答案，会发生什么？你有没有问题想问它？如果有，是什么问题，为什么？

5. 它是要传达什么信息吗？如果是，是什么信息？给谁，为什么？这个信息会产生什么影响，是否会被真正理解？你是否想告诉它一些信息？如果是，是什么？为什么？

6. 是否有需要表达的需求或需要分担的伤害？如果有，是什么需求或伤害？对谁，为什么？如果它冒险这样做会发生什么？会有什么感觉？你是否需要从这张照片中得到什么或感受到什么痛苦？如果是，是什么？为什么？

7. 它想许愿或送礼物吗？如果想，是什么愿望或礼物？要向谁许愿，为什么？如果这个愿望真的实现了或礼物真的送出了，会发生什么？你有自己的愿望吗？

8. 照片有希望或梦想吗？如果有，是什么？如果这些都实现了，会发生什么？是否有些什么是照片希望你不要告诉它或不要问它？如果你说了或问了，会发生什么？

9. 你需要从这张照片中发现什么，或者你希望它不要告诉你或不要问你什么？可能是什么？如果表达出来会发生什么？照片是否需要从你这里了解什么？如果是，是什么？为什么？

如果在这些练习中你使用的图片与他人选择的图片相同，那么比较一下答案可能会非常有用，可以发现一张照片对不同人的影响有多不同。试着审视这些差异，不要担心"对"或"错"（或被审美所困），并讨论为什么你们会有如此不同的看法，以及你们的回答说明了什么。

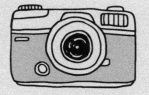

第四章

*

自画像技术：

理解来访者为自己塑造的形象

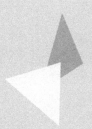

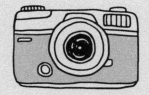

小丑画了一幅新面具，突然间，观众们感到难以置信，他们陷入了一种疑惑的状态，不知道自己刚刚目睹了什么，因为脸上戴着面具的人瞬间变成了与之前完全不同的神秘角色。

面具拥有独立的身份，会进行自我表达，让背后"真实"的人伪装起来。有时，我们有很多面具可供选择，却不知该戴哪一副。这些面具有时如此逼真，甚至可以隐藏我们自己。偶尔当我们照镜子时，看到的只是众多面具中的一副，而并非真实的自我。有时，我们无法找到摆脱面具束缚的方法，感到绝望，认为再也找不到真正的自我（或者更糟糕的是，即使找到了，也无法认出它）。

对许多来访者来说，更好地了解自己往往是治疗的一个主要目标。这个目标通常与他们希望清楚分辨"作为个体的自我和在人际关系中的自我"之间的差异有关。他们可能会在心中感觉自己想做的某件事或想成为的某个人，与周围人对他们的期望或要求不一致。因此，他们渴望并需要增加对自己的理解，提升对与他人相互联系的潜在和无意识因素的认知。我发现大部分来访者的困扰似乎都出现在他们对自己的了解不足、混乱、扭曲、过时或根本未经探索的部分，因此他们很难确定自己真正是谁，以及真正的感受或愿望是什么。

因此，我的治疗目标之一就是帮助他们增强和拓展自我感知和自我认知能力。我相信增强他们对自己及如何成为现在的自己的理解，对治疗工作非常重要。因此，我设计了多种干预措施来激发他们的自尊、自信和对自我的接纳，同时帮助他们明确自我与他人之间的边界（不要将其视为障碍，而是澄清其影响，以打开选择的可能性）。

我相信，通过更深入地了解自己，来访者可以更加自信和果断地做出自己的决策，在面对他人的突发奇想或期望时更少做出情绪化的反应。如果他们更清楚地知道自己是谁，就不会过度依赖他人来定义自己。他们不需要依赖他人的肯定或认可就可以成为他们想成为的人，而且可以更勇敢地探索生活。如果他们拥有稳固的自我形象，他人如何看待他们和他们如何看待自己之间的不协调就会减少。如果人们在与他人相处时不再需要戴上各种面具，那么他们的真实自我就可以更自由地展现出来。如果人们在向他人展示自己时不再受认知控制，他们就可以更自由、更自发地行动。

我们如何看待自己决定了我们如何定义自己，我们选择如何展示自己决定了我们希望他人如何认识我们。基本上，我们相信自己是怎样的，才是我们真正可以控制的现实，因为感知滤镜、价值观、期望等会阻碍我们客观地观察自己，就像阻碍我们客观地观察他人一样。在这个意义上，美（或其他特质）不仅存在于观看者的眼中，也存在于被观看者的心中。人们在给予我们反馈时可能有不同的观点，但除非这些观点与我们内心的自我形象产生共鸣，否则我们不会将其视为现实。

同样，当人们期待我们尝试一些新鲜事物，特别是我们确信自己无法做到时，我们不仅会把他们的期望视为潜在的限制因素（因为我们认为这些期望是不现实的），而且还会经常陷入对自己能力和局限性的假设。当然，我们做自己认为不可能做到，或者坚信自己无法做到事是非常困难的。但治疗的基本假设是，人们确实可以以自己之前可能不相信或失败过的方式实现改变或成长。对治疗师来说，最困难的任务之一是让来访者自己发现他们自身的成长和改变的能力，因为如果我们承担了推动者或引导者的角色，来访者就会始终依赖我们，认为是我们"让这一切发生了"。如果我们全程参与来访者的自我发现过程，那么来访者就无法意识到，即使我们不在场，他们也是可以完成这个过程的。

治疗过程是将来访者从"我不能"变为"我可以，但是我不想"开始的。这意味着来访者不再将权力交给他人来定义和限制自己，而是开始意识到生活中的选择。这样，自我概念和自我意识如何在个体化和差异化的工作中发挥核心作用就会变得更加清晰。

大多数治疗师的工作都基于这样一个命题：要实现改变，个体首先必须有能力在认知上将自己视为一个独立的个体，并反思任何正在考虑的变化对自己和他人的影响。对那些以来访者的自我感知和自我意识为中心的治疗师而言，照片治疗技术可以帮助来访者获得更清晰的内在自我形象和心理自我形象，从而大大提升他们自我认知的潜力，加速自我认知的过程。自画像为来访者提供了一种通过私人的编码语言对自己进行象征性的表达及从另一个视角看待自己的方式，就像他人看待我们的方式一样。自画像提供了内在自我符号的外部表征，可以由来访者持有和进行视察，并用于联结他人对自己的了解。让来访者能够以自己的节奏审视照片，并通过提出问题（即使只是在内心提出，并不说出口）来探索，进行反思式的自我观察，这是他人无法替代的。

人们更倾向于相信自己对自我形象的感知而非他人眼中自己的形象，特别是通过自我感知获得的有关自我的负面信息更有可能被接受为现实并被内化。由于许多相同的原因，通过同样的方式获得的积极信息也十分稳固。如果自我以积极的态度看待自己，并且没有他人的干扰，修正后的自我感知可能就可以克服经常阻碍这种信息传递的防御和合理化机制。产生积极反应的自我面质过程也会增强自尊，这是其他任何过程都很难做到的。与之前描述的照片一样，重要的不是自画像的外观，而是对创作者、主题和观看者（在这种情况下，都是同一个人）来说，这个外观的意义。使用自画像进行治疗是基于来访者对照片中呈现的自我形象的看法，而不是考虑图像对他人的影响。

例如，如果一名来访者在自画像任务中带来了图 4-1 这张照片，并且你需要在治疗过程中与他一起和这张照片"工作"。此时，你脑海中首先会出现的是你自己对这张照片的反应，它对你来说有何意义，它让你有何感觉，以及你认为来访者为什么选择以这种方式摆姿势。然后，你需要暂时放下自己的想法，与来访者探索这个图像对他而言有何意义，无论在拍摄过程中还是在之后的反思中。

照片的表面内容只是我们工作的起点，我们对此的直观假设往往是不准确的，因为它们更多基于我们自己的反应，而不是来访者的意图。我们无法客观地解读这张照片，找出其中所潜藏的意图和潜意识沟通。我们需要让出现在照片中的人参与进来，包括拍摄者、正在观看照片的人等。解读照片始终是治疗师和来访者之间的努力合作，我们没有办法透过观察这张照片或任意照片，就可以直接且确切地了解来访者希望通过它所传达的内容。在使用照片作为投射性刺激时，读者可以考虑前文中推荐的一系列问题，思考在与来访者用这张自画像一同工作时哪些问题会有益。

被剥夺权利的人往往是那些声音被压制的人，他们的存在即使在沉默中也很少被承认。由于他们对世界运行几乎没有影响，社会也认为他们对整个社会没有任何影响，甚至无法察觉到他们的存在。这种情况对边缘化或被贬低的个体来说是一个核心问题，尽管通常是无意识的，但这种情况常会促使他们寻求治疗师的帮助，以便更好地掌控自己的生活。

以上这种情况不仅发生在不同种族和文化中，还发生在残疾、性别因素或不同

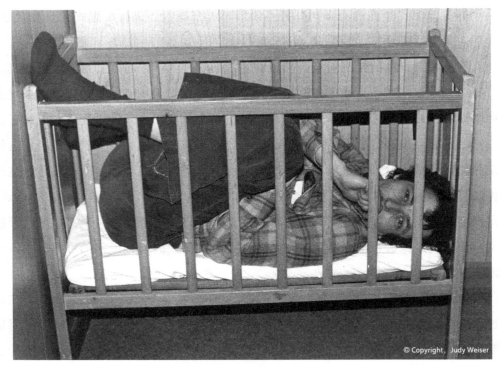

图 4-1

经济地位的群体中，在一个家庭的"小社会"中也可能存在，那里的"情感孤儿"与其他家庭成员一同生活，这些家庭成员则会有意或无意地在他们还是孩子的时候压迫他们。这种情况常导致的后果是不仅他们的声音和情感被压制，而且他们经常很难再意识到自己有发言权（或者重新拥有发言权）。照片治疗技术，特别是涉及自画像的技术已被证明是对虐待幸存者和其他社会"受害者"进行治疗的有效辅助方法，因为这些技术依赖非言语信息，这是他人（甚至自己）无法贬低或剥夺的。

毫无疑问，个体看到自己拍摄的自己的照片，没有其他人的参与，一定会记录下个体的自我身份。当这些图像展现出变化时，它们帮助被拍摄者认识并承担这种变化的责任。这些照片中的"证据"在很大程度上减少了争议，也更不受外界的批评。创作自画像（即使只是在想象中）是第一阶段，在治疗中与这些自画像工作是必要的第二阶段，它可以使来访者能够更好地整合和综合关于他们自己是谁，以及他们想要对该自画像做什么。

工作原理

假设你赢得了可以在市里最好的地方免费拍摄肖像的机会，你可以随心所欲地摆姿势，与你想要的人或物搭配，包括将宠物作为道具，可以在你希望的任何地方拍摄，你可以要求任何服装、装饰品，以及你可能需要的其他方面的帮助（如发型师）。如果你愿意，甚至可以裸体。这是你的照片，摄影师会按照你的指示拍摄。这将是一张终极意义上的自画像，因为你可以反复拍摄，直到获得你想要的完美照片。在你的脑海中构想出这张完美的自画像，把它安排得非常清楚，并彻底审视它传达的信息和秘密（没有其他人需要知道）。一旦你按照自己的愿望充分完成这个构想，并成为你自己理想中的样子，那么下一步就是将这张非常特殊的肖像送给你的父母（或领导、前配偶、其他人……）。

当你知道自己必须把这张特殊的肖像送给那个人，你是否会对形象做些改变？是否突然会强加一些修改、限制、审视和保护措施？如果没有任何修改和变化，那么你或许和想象中的接收肖像的人处于一种很舒适和无条件的关系中。如果你不愿意向那个人展示你真正的样子，那么当你成为自己想要成为的人时，很可能会犹豫不决，甚至感受到威胁，不愿意将你自由创作的个人形象送给那个人。如果在你知道最终要把自己的肖像送给那个人的情况下，你再次重复这个练习，你会创造出一张怎样的肖像？会与之前不同吗？

这就是自画像技术可能带来的结果：不仅包括自我呈现的身体、视觉元素，还包括那些与自我形象共同存在的更深层、无意识、非言语、微妙且心灵层面的自我沟通部分。参与幻想的读者会发现，自画像是否实际存在其实并不重要！

这个幻想练习说明，自画像技术比照片（图像）本身更重要。其中重要的因素是来访者在计划这样的照片时内心和情感的状态，以及对他们被"指派"去拍摄、制作或找到什么的思考方式，以及在他们遇到这个想法和任务时发生的整个认知和情感过程。

只要来访者认为这些照片真实地表达了自己，那么他人给来访者拍摄的照片也可以作为自画像。但拍摄者的影响、选择性需求或期望可能会影响拍摄，特别是这些照片是经过安排而非自然拍摄时。我们摆拍的照片可能会比偷拍的照片更容易被认为是真实的。因为我们相信通过摆姿势可以更多地表达自己。与此相反，那些他人偷拍我们的毫无防备、更自然的照片，往往与我们内心对自己的形象不太一致，因此我们可能会拒绝承认它们是我们自我形象的一部分，而认为它们只是他人的意外所得。如果真正的自画像无法获得或不足以用于治疗目的，那么当然也可以尝试用他人拍摄的其他类型的照片代替，但必须认识到它们固有的局限性，并考虑到拍摄者的意图。

在使用自画像技术时，我最初可能会聚焦于来访者的驾照、安全通行证或学生卡等这些简单的证件上的照片，并询问来访者对这些照片的反应。我们可以讨论更富有隐喻的自画像或相册中的照片，或者我可以请来访者完成一些结构性的任务和练习，这些任务和练习的组成部分有明确的目的，它们基于我希望来访者在与照片互动时可以引发的内容。

在治疗中，一些治疗师甚至会提供一个房间，让来访者可以单独试穿服装、戴面具、化妆、进行身体彩绘等，然后在一个私密的环境中使用自拍杆或定时拍摄进行自拍。来访者是否在治疗期间创作自画像，或者在治疗之前或之后进行，又或者是否会借用我办公室里的一台傻瓜照相机，这取决于他们的具体需求和情况。

与从家中带来的或在治疗师办公室里创作的其他照片一样，自画像是独一无二的照片，应该保持完好无损，但所有额外的复制版也可能会用于不同的新工作。通过复印机，来访者可以放大、缩小、裁剪和拼贴照片。复印版是彩色的还是黑白的都没关系，自画像可以根据来访者的要求进行多次修改。它们可以被粘贴在纸板或纸上，并可以被各种艺术材料进行装饰或美化。与各种艺术治疗媒体结合的想法已经在其他地方被提出，所以我就不再赘述。读者会注意到，在本书中展示的许多由照片治疗的来访者和研讨会参与者创作的作品都使用了艺术材料进行了美化和完善，因此从艺术治疗的角度看，它们也具有重要的意义。

自成一体的自画像

最近，我收到了一张来自一个我已经二十多年没见过的朋友的照片。照片上她看起来很漂亮，正与丈夫和孩子们充满爱意地拥抱在一起。这张照片似乎是一幅理想的家庭肖像，我非常喜欢它。但她在附带的卡片上写道："我讨厌这张照片，因为我还是太胖了。"老实说，我没有注意到她的身材。我观察她的情况时，并没有把她的体形作为评价标准之一，我更关注她这些年来的变化、她的生活和我记忆中高中时代那友好、热情的形象是否仍然存在于二十多年后的今天。她自发的自我批评表明她对自己的外貌有所不满，这也提醒了我，我们经常用内在标准衡量自己。我们将自己在这个标准下的可接受性作为前提，并且认为他人在判断我们是否值得结交时也会使用这个标准："我只有减肥后才能被接受""我的身材太胖了，所以不行"。

然而，如果这个朋友是我的来访者，我可以针对这张照片提出一系列问题，进而引发更深入的治疗讨论。例如，"当这个人不是照片中的一部分时，她是谁？""如果这张照片被发送给陌生人，他们能从中了解到这个人的哪些信息？""在一个月、一年、十年或四十年后，这个人的照片会有什么变化，这将如何改变这张照片的意义或你对这些问题的回答？""这张照片可能想把自己给谁看？""这张照片中的人想改变什么？""这张照片让你想起了谁？""如果有，是谁，为什么？"这些问题适用于来访者提供的任何照片，即使在治疗开始之前拍摄的照片也可以。重要的不是问题或照片本身，而是引发来访者内心和情感中的思考过程，以及照片对来访者的意义。

我会从一个由两个部分组成且常可以互换的框架提出这些问题或其他问题。一个部分更多的是从"外部、观察者"的角度，就好像我和来访者共同观察第三个人的照片。而另一个部分则更接近直接询问来访者关于自己的问题。例如，"这张照片中的人喜欢照片上的什么？""这张照片中的人希望改变照片上的什么？"这与询问来访者自己喜欢什么或希望怎样改变自己的问题有所不同。针对这些问题的回答通常是截然不同的，这在建立个人的感知边界、增强自我反思探索，并帮助来访者区分自己和他人对自己的期望方面可以起到治疗的作用。

通常，人们知道自画像的力量，知道它可以让我们对自己有更现实的看法。举个例子，减肥者经常在冰箱门上贴上自己过去身材姣好的照片，以提醒他们的目标和实现这个目标的可行性。有一位女士告诉我："我是个酗酒者，我有四张自己的照片可以让我回忆起我酗酒时的状态。基于某个特定的原因，我一直都将这四张照片放在随身的钱包里。"还有一名来访者告诉我，在出差时，他随身携带自己与孩子们的照片，这是为了提醒他为什么要如此努力地工作。他选择的并不是孩子们单独的照片，而是他与孩子们一起玩耍的照片，因为这些照片象征着他的亲身参与及孩子们的身份。

有一名来访者带来了他自己拍摄的度假照片。我注意到在几张照片中，他站在指示牌和路标前，有些照片中这些标志好像从他的头顶上冒出来，因此我轻轻地问他是否可以从这些反复出现的意象中找到一些意义。起初，他开玩笑说这个偶然的意象怎么出现了这么多次。然后他停下来认真地看着一个"？"标志（指示附近的一个旅游问询中心），并以意想不到的洞察力给出评论，似乎突然间这些意象有了意义：辞职后他去度假，现在他 50 岁了，正在考虑下一步该怎么办。这些"偶然"的姿势表明，是什么无意识地影响了他对自我形象的选择。

为了让来访者开始与自画像工作，你可以询问其他人拍摄的照片是否如实地展现了来访者的真实自我，是否有些方面似乎永远无法被准确地呈现，是否有些事物在这些照片中总是存在但来访者希望它们能有所不同，还有哪些缺失的特征或品质来访者希望能在照片中被捕捉和展示出来。询问来访者关于他们已有的照片中的这些内容通常可以提供重要的线索，帮助他们了解自己的观点，或者希望如何在外部表现中展示他们内在的身份。

然后，如果你建议他们考虑自己拍摄照片，或者允许他人在他们准备好的时候按下快门，他们可能会愿意尝试一下，特别是当他们意识到在创造图像的过程中没有所谓的错误，因此他们不可能失败时。

从这个角度出发，自画像练习实际上可以非常有趣。如果来访者有些迟疑，治疗师可以作为榜样，先展示创作自画像的自由性和灵活性，自己先进行一些自拍。如果来访者可以观察治疗师的安排、创作和观看自画像的过程，这可以是一个良好的示范，展示他们的期望和现实有时可能会出人意料地不同，但这也没关系。你甚至可以要求来访者观察治疗师或自己的自画像，假装自己是照片中人物的治疗师，并想象自己会向"来访者"提出什么样的问题。

大多数自画像技术都包括以下两点：（1）讨论和探索当来访者计划并摆拍时会发生什么；（2）进一步交流对所创作的图像的观感。有时，"重点"治疗可能发生在来访者思考照片所呈现的表象的早期阶段，以及对照片的真实性和需求的思考。有时，这些想象或幻想的图像在来访者的脑海中是很真实和可见的，它们可以成为几个小时治疗的来源。例如，一名来访者只是在决定是否在照片中微笑时就引发了长时间的讨论（"如果我微笑，那是为了别人看到；微笑掩盖了真实的我！"）。有时，洞察力或宣泄性的工作重点是在实际创作图像的过程中。在另一些情况下，最有价值的进展是来访者通过治疗师的提问对完成的自画像进行反思。

在治疗师的办公室创作的自画像

如果人们在成长过程中只接收到有条件的认可或爱，他们的自我感受就会主要由他人定义。这些来访者需要发现在没有定义者的情况下，他们是谁。自画像照片治疗技术可以通过制作、观看和接受自己的形象及拥抱积极的自我认知，帮助来访者澄清自我形象，提升自尊和自信。

使用自画像技术取得成功的迹象是，人们开始对自己的照片做出积极的评论；他们开始保存照片或要求复制照片，当他们批评自己时，开始意识到某些家庭成员是他们自我贬低的源头。如果我们希望来访者开始对自己的生活负责，主动采取行动，而不仅仅是被他人对他们的定义所限制，那么我们可以设计自画像作品，将他们内心的感知与外在的记录进行对比。在这个过程中，他们能够自我验证自己的情感，并摆脱内化的来自他人的、与真正的自我意识无关的定义。

我曾经让一名成年来访者在我们谈论她与父母目前的困难时摆拍两张即时照片。我让她扮演"父亲理想中的乖乖女"和"母亲理想中的乖乖女"。我想通过这种方式为她具象化一些隐藏的"剧本"，22岁的她似乎仍然从童年时期关于自己应该如何表现的信息中固化。在第一张照片中，她看起来可爱，嘴角上扬；在第二张照片中，她沮丧又被动，双臂垂在身体两侧。她的家人衡量她的行为的标准是基于性别期望，她似乎仍然被这些期望所困，不敢表达自己的独立性和职业选择，因为她害怕家人的反应。然后，我让她依次扮演各种角色：她心目中的"乖乖女"、成年后的自己、内心深处一直以来的小女孩、她对家人保密的成年自我。不同的身体语言和摆出的姿势传达的信息比她用言语解释的要多，但她后来告诉我，直到看到所有不同的自我同时存在时，她才意识到它们之间的冲突及其对她的心理能量的过度需求。

在涉及目标设定、自信和其他自尊议题时，自画像也非常有用。有些来访者需要在认知上接受他们实际上可以做到某些事或成为某种人，虽然之前他们认为这些不可能实现，或者超出他们的能力范围。对这些来访者来说，自画像是一种重要的辅助工具。正如前面所讨论的，通过摆出姿势来拍摄照片可以让人们看到自己正在做他们认为在现实生活中无法做到的事情。但是，在照片中他们正在做那些事，看起来就好像那些事真的在发生，可以说，这就是真实的，因为照片可以作为那一刻真实存在的证据。如果他们意识到自己在拍照时看起来真的在进行某项活动或以某种方式存在，那么只需要稍微进行概念重构，就可以理解他们实际上能够做到那些事或成为那样的人，否则就不可能有那样的照片。因此，至少它已经进入了可能性的范畴。

在某种类似的情况下，照片治疗对那些声称自己无法感受任何情绪或无法舒适地表达情绪的来访者也非常有用。一种有效的方法是要求他们摆出一副看起来自己正在感受愤怒、快乐、悲伤、自信或担忧等情绪的样子。如果拍摄到他们假装表达某种情绪时的姿势，就好像他们真的正在体验这种情绪一样，此时会同时发生几件事（如果需要，还可以通过各种心理剧或视频技术进一步增强效果）。

如果一个人告诉我，他（她）无法表达某种感情，然后摆出假装展示这种情绪的样子，照片将显示出这个人表达的那种感觉，而且这个人实际上可能也会体验到那种感觉。当我们尝试利用身体传达一种感觉时，通常会与相关的情绪产生联结，有时甚至会出乎意料地在身体上或精神上引发或唤起它。

照片作为证明或事实的力量，有时会促使来访者产生这样的认知：他们所看到的，如用身体表达某种情绪，事实上确实发生过，而不仅仅是为了摆拍。有时，当他们看到自己看起来悲伤、愤怒、流泪、快乐或呈现其他情绪时，会暂时看到自己好像实际上正在经历那种感觉。这一切都进入了一个明确的可能性领域，好像突然之间，行动与否的选择变成他们的明确选择——"不能"变成了"不愿意"！

对愿意尝试的来访者来说，他们可以仔细观察这一定格的瞬间，思考结果、情感的表达、触发的记忆及过去的声音。这是治疗过程中与自我对话的一种独特方式。这些技术基于认知失调、客观自我意识和控制内化等理论。这些技术在视觉上有效地反映了这些理论，正如本章的案例所展现的那样。

处理这种内在不和谐或来访者对自身感知出现极端对立的另一种方式是，让他们向治疗师展示相反的品质或立场，并为每一对新的对立特质（时刻）分别拍摄照片，如"我好的时候"和"我坏的时候"，或者"快乐"和"悲伤"。然后，来访者手中就会有两张照片，用以展示同一个自我所表达的截然不同的现状。这些照片可以通过角色扮演像木偶一样相互"面对"、彼此"对话"。或者每张照片可以与来访者对话，或者这两张照片可以成为一个连续谱的两极，来访者可以摆出姿势并拍摄中间存在的新步骤，以便更好地理解它们作为隐喻的垫脚石。这类似于格式塔治疗师熟悉的"极性"概念，并有助于激活他们的一些"空椅子"技术。我将此称为

"两极练习"，它是本章结尾的两个对话的基础。

拍摄来访者目前面临困境的两极，如复杂的情感或内心冲突，可以让他们在一张足够大的纸上为两极共存创造一个环境，从而扩展照片范围，使它们在物理和哲学上实现共存。将这些图像附在同一张纸上，来访者可以使用艺术材料创造一个共同的"现实"，或者通过叙述方式建立它们之间的联系，无论这种联系多么脆弱。这种在一张纸上进行视觉合成的方式可以帮助来访者理解，即使是不协调的部分，依然可以共存于一个人的自我中。

还可以采用其他技术创建隐喻性的中间阶段，以联结或加入任何连续谱两极的极端立场，如在两极之间创作额外的自画像。这些两极间的自画像象征着妥协的解决方案、不那么两极化的情感、冲突的解决方法，以及设定目标时可以达到的阶段。例如，"我现在的生活"和"我理想的目标"，或者"我在工作"和"我在娱乐"。这为来访者提供了一种在治疗对话之外（或与治疗对话结合）进行整合工作的方式。

这种以视觉方式引发极端感知的技术，还可用于处理来访者感觉存在于自己内部的二元对立性（或者不知道完整的样貌该是怎样的，但还是希望进行探索）。例如，男性/女性可以作为性别问题来处理；女性意像/男性意像或自我/影子部分的代表性成分；还包括常用的自我对立，如好/坏、外在/内在、已知/秘密、喜欢/不喜欢、肉体/精神及真实的自我/理想化的自我等。所有这些都表明自我由两个"选择"或两极组成，实际上它们是相互关联的部分，或者是同一事物的两个方面。

当请来访者为一项任务创作一幅自画像，并为一个是其延伸或与其对立的任务创作另一幅自画像时，二元性就可能会出现。例如，我曾请来访者使用照片展示以下内容：他们此刻的感受，这种感受与他们通常的感受形成对比；他们认为在治疗成功并解决问题后的自我形象；他们现在的自我，与他们希望成为的人（或父母希望他们成为的人）形成对比；他们如何看待自己，与他们认为他人如何看待他们形成对比；他们内心的秘密自我，与外部的公开自我形成对比；没有人了解的自我；他们不喜欢或希望改变的自我部分（有时与他们喜欢或想保留的部分相结合）；他们看待自己的方式及期望被他人看待的方式；更积极和有力的意象（作为一个积极的目标形象）；他们在最想去的地方（或最想被人看到的地方），与他们最想拥有的事物和人共处。如果对治疗过程有帮助，治疗师甚至可以请他们制作"关于自己死后""在自己的葬礼上""当所有的痛苦结束时"等各种可能情况下的照片。

在治疗过程中，针对这种二元性的意象与来访者一起工作时，会产生一些非常令人振奋的成果，包括时间和空间的二元对立（例如，过去的自我 / 现在的自我或现在的自我 / 未来的自我，之前的结构 / 之后的结构，等等）。我还发现，将纸张本身作为现实的平面来使用也常取得不错的效果。例如，建议来访者将他们的正面、侧面或正面视图放在一张纸或硬纸板、泥塑人物或其他可移动物体的一侧，然后将他们的背面视图、后脑勺、阴影或备用侧面（另一只眼睛）放在另一侧，就像"我自己"和"我的另一面"。这些自我形象创作可以帮助来访者认识到，尽管他们的这些部分有时非常不同，但它们仍然可以被表达出来，并且因此可以被认为是同一个现实的一部分。

有时，创作自画像可以让一个人拥有直面恐惧的可能性，如对死亡、离婚、自杀、残疾或身份丧失（如丧亲、退休等）的恐惧。这对让来访者扮演即将开始的过程的最后一步非常有帮助。如果他们能够想象自己"存在"于那些未来的场景中，他们通常就能够更直接地应对这些情况。例如，我曾经与一位患有癌症但无法面对死亡的女性合作。在理智上，她知道自己必须面对死亡，但情感上一直抗拒。最后，她决定在一个形状像棺材的纸箱中拍摄自己，然后像在自己的葬礼上一样观看这张照片，观察人们对她的死亡做出的反应，了解他们说了什么或流露出什么情感。她说，对她来说重要的是自己拍摄这张照片（使用定时拍摄或自拍杆拍摄），因为如果由其他人拍摄，她仍然无法相信。

我曾经在与考虑自杀的青少年和探索即将到来的死亡的人（如艾滋病晚期患者）工作时使用过这种技术。帮助他们将内心感知到的基础形象置于自身之外，可以让他们在模糊的未知领域增加一些控制能力。工作目标可以是多样的：接受死亡，为了让他人记住鲜活的自己而制作照片留念，制作针对健康形象开展工作时用的"健康"照片（并为它们精心制作艺术"相框"，即使只是在纸上）。

通过探索某件事情的最终后果，我们可以从更加现实的视角考虑这种后果，即使这件事情是自己的死亡。当人们无法公开讨论或直接思考死亡时，它会以较为隐晦的方式表达出来，就像图 4-2 所示。这个孩子主动摆拍的自画像让我对他可能存在自杀倾向感到担忧。

我在一个儿童之家中拍摄了这张照片，作为治疗师，我在那里为几个原住民儿童提供治疗，他们就读于当地的聋哑学校。孩子们熟知我在与他们工作时会使用照

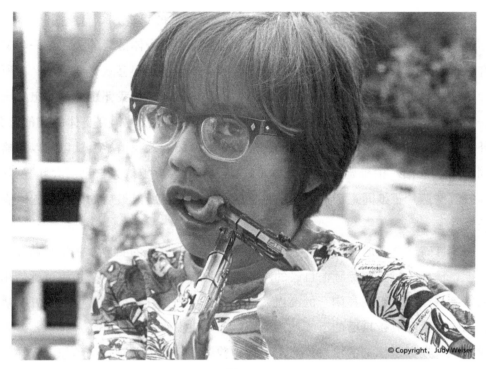

© Copyright, Judy Weiser

图 4-2

相机，所以即使在不进行照片治疗的练习时，他们也经常愉快地对着我摆一些姿势（Weiser，1975，1983a，1983b，1984c，1988a，and 1988b）。当时，我们正在制作个人肖像，以便将其作为圣诞卡片寄给孩子们在遥远沿海村庄的家人。这个平时安静、友好的男孩选择了这个姿势，并指示我按下快门。其他孩子都摆出愉快甚至滑稽的姿势，但这个孩子独自扮演了一个"牛仔"，他仔细地摆好自己的姿势，甚至对着窗户上的玻璃检查了自己的姿势，然后示意我拍照。在完成所有照片并让其他孩子出去玩之后，我和他一起待了一段时间，以便了解他的情况。

当然，仅凭一张照片并不能得出确切的结论，他可能只是在模仿自己在电视上看到的形象。但这个姿势非常引人注目，让我感到不安。我没有直接问他我担忧的内容，而是将我的担忧视为我自己的，并问他我是否应该认真对待他的照片，还是把它只作为假扮游戏。他不愿意直接交谈，但他找出了一些照片，那是之前在表达情感的练习中我给他拍摄的，它们展示了他在镜头前呈现出的各种情感。他通过展示自己悲伤和沮丧的照片告诉我他的感受。我们进一步讨论了他在圣诞节时想念父母时的悲伤、他的低自尊及最近的自杀念头。但他一直无法主动开始对话，也不愿意用手语直接与我交流，所以他用各种自画像表达自己的想法。

在下面的案例中，照片治疗引起了我对一名来访者身体健康的关注。一名父母都有酗酒问题的女性给我看了她自己的几张照片，她说她很喜欢这些照片。在所有照片中，她只露出了腋下到上半身的部分。由于她非常瘦，我怀疑她可能患有厌食症，我清楚地表达了我观察到的情况：她在这些照片中没有拍到身体的其他部分。此外，在所有照片中，尽管她在微笑，但她的嘴紧闭着。我请她尝试以与以前略微不同的方式摆拍，拍摄她的整个身体（她拒绝了，因为她认为自己"太胖"）和张开嘴微笑的照片（她同意了，但摆拍时感到有些尴尬，所以最后的照片看起来有些勉强）。

为了打破这个僵局，在征得她同意后我复制了她带来的照片，并将其贴在一张大纸上，请她为每张照片画上自己的身体并添加背景环境。接下来，我请她使用蜡笔或钢笔修改照片上明显闭合的嘴巴，让它张开。当她在一张照片上"张开"嘴巴时，她先咬紧后放松自己的下颌。我请她以那个正在张开嘴巴的照片说话，她开始发泄出她长期以来压抑的愤怒，对父母和她曾经感受到的羞耻感的愤怒。我在纸上画了许多气球，每个气球都来自复制的照片中她"张开"的嘴巴，并请她把气球上的空白处填满。我静静地坐着，听她用滔滔不绝的话语填满了空白，然后沿着纸的边缘继续写下去。在我们处理了所有这些发现之后，我建议她创作额外的自画像作为结尾，让她摆出一个姿势，手持带有她所有话语和照片的纸张，通过有形的照片将整个过程综合起来，并使其在现实中有所依托。在这个姿势中，她要求我拍摄她的整个身体，因为她认为现在终于是时候看看自己了。

正如之前提到的，探索自我还可以使用面具、装饰的面部、服装、帽子和其他象征性的物品，如个人的财物。面具对展示人格和自我的各个方面特别有用。治疗师可以请来访者戴上自己找到或制作的面具（如在硬纸板上绘画、剪掉眼睛的杂志人物、覆盖整个身体的彩绘或与拼贴照片等）后摆出不同的姿势。

任何面具都可以通过"面对面"对话的方式与自我进行交流，或者可以请来访者戴上面具拍摄。此时拍摄的照片可以传达出来访者可能无法或不愿意表达的观点或行为。治疗师可以使用同一名来访者的两张照片，在同一次治疗中，一张戴面具，一张不戴面具，这样来访者可以让这两张照片相互对视、交谈和比较（或者与来访者进行三方对话）。来访者可以向面具（或戴面具的自我）提问，然后从面具的角度回答，或者治疗师可以通过引导每个人（两张照片上的人和来访者）下一步该做什么来开始这个过程。面具可以与相册照片、拼贴画甚至与来访者相关的其他选择性活动相互关联。

自画像技术最重要的一个方面是它能够比基于他人意见的自我评估更加有效地为来访者提供肯定。在一个真正的自画像中，如果被拍摄者看到了什么积极之处，那只能说明这些积极特质已经存在于被拍摄者的内心（在拍摄时已经是那个人的一部分）。在治疗过程中，来访者拍摄的照片可以为其提供证据，证明已经发生了改善，而这些改善如果由治疗师说出可能会被认为是恭维的话。我经常让来访者在初始治疗或最后一次治疗及中间的一些治疗中在我的办公室里拍摄自画像，这样他们就可以亲眼看到自己展示的自我是如何发生改变的。这种示范本身就可以成为有效的心理治疗方法。

以下是帮助来访者探索当前治疗焦点的任意问题、感受或问题的练习示例。自画像练习，特别是如果有另一个人作为中立的拍摄助手参与其中时，可能与接下来两章讨论的技术有些交叉。当然，不同之处在于，作为自画像的创作者来访者是整个过程的导演和创作者，而不仅是他人构建的对象。

自画像练习

自画像技术有助于来访者更深入地了解自己的内在本质，超越他人对自己的塑造，并在隐喻层面探索自我所处的位置（自我边界的界定和与他人的界限）。这类治疗的目的是让来访者在规划和创作过程中不仅能看到最终成果，还能进行个人情感上的冒险挑战，以实现所设定的姿势或最终呈现的效果。为了完成这样的治疗，来访者承担的个人情感风险尤为重要。有些自画像技术要求来访者独自花时间思考自己内在的问题，或者尝试以与平常不同的方式进行拍摄。对他们来说，这可能是第一次真正花时间深入思考个人的生活、满足自己的需求，而不只是关注他人的需求。这样的练习也能让他们意识到自己拥有独立的内心感受，不再只是盲从他人的言论。

以我给一名来访者布置的练习为例。这名来访者希望能挣脱父母对她的强烈要求（要求她关注并参与他们的生活）。尽管她已经快三十岁了，但她的父母仍然坚信她不应该拥有自己的生活，因为他们需要她一直陪伴在他们身边。我请来访者与父母一起合影（这让他们很高兴），然后在接下来的一周，我请她拍摄自己不作为女儿时的形象。尽管她的情绪非常复杂（她对父母说了这些练习内容，以获得在做一些属于自己的事情时的"许可"，但他们给出了模棱两可的回应），但她依旧努力寻找与自己相关的事物进行拍摄。

她逐渐在塑造自己的外在形象方面取得了进展，尽管进展很缓慢。为了开始塑造自己的外在形象，她一开始需要得到父母的同意。她以"心理学家布置的练习"这种方式向父母提出这个要求，表示自己必须完成，并且他们要合作并支持她完成练习。在她能够开始与父母分离之前，我们需要找到办法让她相信这是可行的，尽量采取谨慎的方式，以避免在初始阶段引起父母的不满，直到她有足够的力量来应对。为了能够考虑个人独立并摆脱父母的控制和权威，同时不排斥他们的爱，她必须自己认识到她的独立生活可以被他人看到和认可。

自画像可以在其他治疗技术中"巧合"地出现。它可以在观察相册中的照片时出现，通过想象、回忆或重新塑造自我形象来展现。它也可以在拍照任务中出现。此外，它还可以作为投射技术的一部分，来访者可以找到在某种程度上反映他们自己的某些照片，或者他们可以从相册、杂志或其他来源中找出最能描述自己、他们的生活及他们与他人关系的照片。

一名 36 岁的来访者告诉我，她被提拔为公司的公关部门负责人时，却出乎意料地发现自己对接受这个职位有些抗拒。虽然她对这次升职感到高兴，但同时出于某些原因感到不安。尽管她对产生这种情绪的原因进行了深入探究，但没有找到任何答案。于是，我建议她以两种方式拍摄自己的照片：一是摆出她在当前工作中的姿势，二是摆出她在新职位工作时的姿势。她发现拍摄当前工作的照片很容易，她只需拍摄自己真实的状态即可。但当她尝试拍摄在新职位工作的照片时，她的内心生出了各种纷扰，于是她不断地推迟这个任务。

接下来的一周，我们讨论了所发生的事情，并一起查看了她拍摄的照片。我们发现了一些显著的差异。在"现在工作岗位"的照片中，她穿着休闲裤、非正式的衬衫和看起来很舒适的鞋子。在"新工作岗位"的照片中，她穿着裙子、高跟鞋，化了妆，并戴着耳环，以迎合她认为公司对负责人形象的期望。公司并没有"要求"她这样做，她只是"知道"这样的打扮是必要的。看到这些差异时，她开始意识到自己对变化的抵触情绪。事实证明，问题并不在于改变外貌（令她惊讶的是，她喜欢把自己打扮得漂漂亮亮的），而是变化对她个人意味着什么。她家里有五个兄弟，只有她一个女孩，在她的成长过程中，她的母亲总是让她穿着褶边和花边装饰的衣服。直到她独立离家后，她才开始穿牛仔裤和休闲服装，并选择更加自在的服装风格。那是 20 世纪 60 年代，嬉皮士风格非常流行，但她直到独立离家才终于能够展现自己真实的样子。

长期以来，她一直坚持着自己的"独立"形象，但为了推动自己的职业发展，她不得不回到母亲小时候强加给她的穿衣打扮上。经过讨论我们发现，对来访者而言，这次改变穿着打扮意味着母亲最终"获胜"了。因此，治疗的目标是帮助她认识到，即使她反对母亲的立场，她仍然受其控制。在她努力成为与母亲期望相反的人的过程中，她并没有自由地呈现自己想要的样子。而"穿着打扮回归"并不一定意味着她在权力斗争中失败了，除非她自己决定这样看待。

在随后的一周，我们回顾了家庭相册中的照片，她向我展示的很多照片都证明了她被迫按照所谓的"漂亮女孩"模式穿着打扮。但令人惊讶的是，有不少照片与这种说法不一致。在她年少时的几张照片中，她看起来很邋遢，一点也不像个女孩——她穿着牛仔裤，爬在树上玩耍，甚至还举着锤子砸狗舍上的钉子。她在回忆时有意地忽略了那些与母亲权力斗争相关的照片。通过回顾家庭相册和自我描绘的过程，她能够放下一些过去的心结，同时也开始思考母亲在那段时期可能经历的事情。在治疗过程中，她开始思考为什么在自己接近 40 岁时仍然似乎固守着青少年时期的问题。她渐渐认识到，她所感受到的和母亲之间的情感距离实际上是她自己创造出来的，而且如果她愿意，可以轻易地结束这种情感距离。

一些治疗师建议来访者在杂志和书中寻找已发表的照片，以展示无法用言语表达的自我方面。使用隐喻性回应回答自画像练习也非常有效。一名来访者带来了一些她拍摄的影子照片作为回应。另一名来访者对"以照片形式描述自己"这一要求的回应是带来了与他个人相关的物体的照片，如他的书桌、眼镜、帽子、拖鞋、特殊的咖啡杯、汽车等，但没有关于他自己的照片。

将投射技术应用于"找到的"照片中，可以创作出自画像作品。来访者可以制作代表自己的拼贴画，拍摄照片来展示通常被忽略的个人部分，甚至在相册中找到与自己有关的秘密，即使他们自己并不在那些照片中。他们在我的庞大收藏照片中寻找适合用作隐喻性自画像的照片，或者寻找与他们刚拍摄的即时自画像相吻合的照片。这些照片可以被处理成来访者的照片，或者来访者可以以对自己有意义的方式摆姿势，与所选择的图像一起拍摄即时照片，并进行视觉处理。

这种间接的方法可以让治疗接触到被埋藏或抑制的内容，下面的案例就是证明。乔安娜被要求从我提供的"投射照片集"中选择一张照片，即使照片中没有描绘人物，但在她看来，这张照片对她来说就是一幅隐喻性的自画像。她选择了一张照片，上面是一个仰卧着、闭着眼睛、头发散乱在头部周围的女人（见图4-3）。她表示："一开始，我被这个'我自己'的自画像吸引，既因为个人原因，也因为美学原因。我非常喜欢梦幻般的图像，而这张照片在我看来就是一幅梦幻般的图像。这个女孩看起来非常放松、满足，完全信任自己，仿佛她正沉浸在梦境或幻想中。而这个梦境或幻想似乎给她带来了无尽的愉悦。她对自己和自我形象感到非常自在。总之，她是我心中的理想自画像，我想要成为那样的人。"

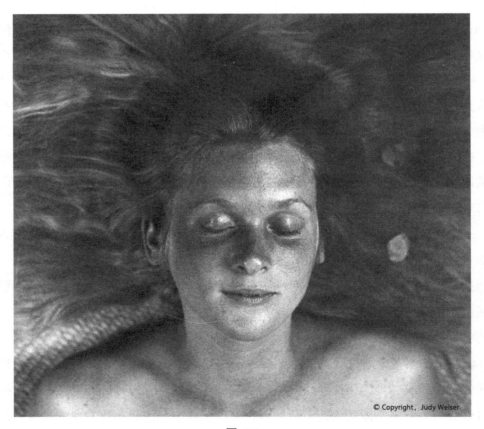

© Copyright, Judy Weiser

图 4-3

注：由于法律原因，在本书作者朱迪·韦泽的许可下，这张图片的一部分被裁掉了。

　　为了进一步"加工"这张照片，我让乔安妮以任何方式摆出照片上的姿势，她选择了模仿照片中人物的姿势。照片中，乔安妮闭着眼睛躺着，另一张照片被放在她的胸前。她与几位好友分享了这两张照片，并告诉我，他们不相信原照片中的人不是她，因为他们发现原照片中的人与她惊人地相似。

　　仔细审视这两张照片，乔安妮不仅和我讨论了照片的内容，还谈到了她在拍摄第二张照片时的感受。当我们的讨论涉及一些有压力的话题时，我们重点关注了这两张照片。乔安妮反复提到它们所暗示的"舒适、幸福、被爱、安全、远离伤害的感觉"。她说，原始照片似乎触动了她内心深处的某种东西，以某种方式引发了她的共鸣，但她无法用言语表达。她还提到照片上人物的头发像稻草或干草（我认为这可能是照片中的女性躺着的榻榻米垫子造成的）。几周后，在探望母亲时，她按照我的指示花时间翻看了家里的相册，然后再回到治疗室时，她手里紧紧地握着一张褪色的小照片（见图 4-4）。她高兴地把照片放在另外两张照片的旁边，我们发现这三张照片惊人地相似。

　　这是她母亲二十年前的一张照片，那时她母亲的年龄大约和乔安妮现在的年龄一样。她母亲非常喜欢这张照片，并告诉乔安妮，她曾经把这张照片放在钱包里保留了好几年，尽管随身带着自己的照片让她感到有些奇怪。直到她感觉随身带着照片容易损坏它后，才把它放到相册里。她母亲还提到，当乔安妮和她的妹妹小时候觉得大人的社交活动无聊时，母亲就让她们翻看钱包里的照片来消遣。因此，这个形象长久以来一直作为童年时期非言语编码和无意识痕迹保存在她的记忆中。后来，在我收藏的照片中她发现了这张照片，这张照片以一种既不是有意识也难以用言语解释的方式与记忆中的影像产生了联系，直到这次结合了自画像和回顾家庭相册的练习，才找到了这种联系的线索。

　　正如乔安妮的故事所说明的那样，人们的脑海中都有一些心理图像，尽管我们可能没有意识到这些图像，但它们却决定了我们生活中发生的事件和遇到的人物的意义。我们经常会发现自己脑海中的图像原来是真实的照片，而不是自己的无形记忆。以上案例说明，在我们甚至意识不到某些图像存在的情况下，这种潜意识中记忆的图像是如此常见并具有如此重要的情感意义。下文中的其他案例将进一步展示这一真理。

　　对某些来访者来说，自画像作品的另一个可能具有极其重要意义的组成部分是

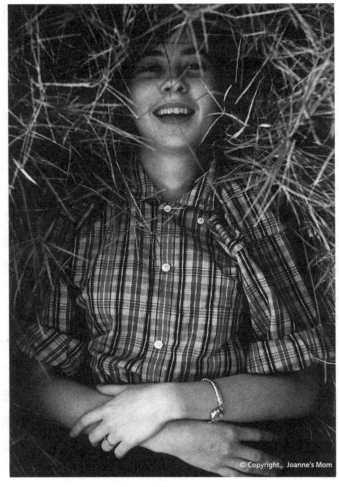

© Copyright，Joanne's Mom

图 4-4

如果他们愿意，可以销毁、破坏、改变或美化他们的自我形象。当然，如果这种做法在治疗师的陪同下进行，或者至少能够与治疗师分享这种行为，那对他们来说更可取。有时，这种象征性地破坏不想要的部分可能特别有建设性或有宣泄作用，但也可能存在危险。如果有必要，来访者也可以在私密、安全的环境中尝试其他的方式，如变装和化妆，通过盛装打扮或角色转换来超越阶级或种族的限制，通过更换服装将自己的身体当作"玩偶模板"来体验不同的身份认同等。来访者和治疗师可以创造性地探索身份认同。有时，甚至可以请来访者为自己拍摄"自我等同物"（无生命的物体或大自然中的物体、从杂志等媒体中获取的图像、周围环境、只要能代表来访者的东西都可以）。

由于这些任务大多是请来访者以拍摄或制作照片为明确目的，即使是拍摄他们自己的照片，这些练习可被视为与第六章"自我建构的隐喻：来访者拍摄或收集的照片"相关。为了避免重复，许多与练习相关的照片治疗技术都出现在本章中。读者可能需要交叉参考这两章（及这两章中推荐的练习），以便将来考虑使用其中任何一种技术。

治疗聚焦的其他方面

已有记载的许多创新性的自画像技术和干预措施表明了自我遭遇对所有来访者的强大作用，特别是那些属于传统上被贬低或边缘化的群体，当他们将照相机作为积极变革的媒介时，起到的作用让人振奋。通过对有关照片治疗的现有文献进行研究，我们可以明显看出，该领域的大部分文献都集中在自画像技术上（即使只是作为多种技术应用矩阵的一部分）——这可能反映了大多数人对自己的天然的兴趣。

特别值得一提的是沃尔夫（Wolf, 1976, 1977, 1978, 1982, 1983）的工作，他将即显自画像技术与艺术治疗和精神分析相结合，特别是针对儿童和青少年开展工作时。另一位先驱是齐勒（Ziller, 1989, 1990; Ziller and Lewis, 1981; Ziller, Rorer, Combs, and Lewis, 1983; Ziller, Vera, and Camacho de Santoya, 1981），他让来访者拍摄他称之为"自动摄影"的自画像，即来访者拍摄代表自己的照片，即使来访者没有直接出现在照片中。

与来访者的自画像工作

在治疗师的引导下与照片进行互动的过程中，无论原始拍摄者关注的具体对象是什么、尺寸如何或视觉格式如何（相册页、拼贴画、手持图像、手指人偶、沙盘物体上的照片、画布或纸张上描绘的场景中的照片等），就照片提出问题并让来访者与之互动（基于治疗师的指导）的过程，实际上都是在探究自我的相同方面。在本节的后续部分，读者将找到一份有关深入提问的问题列表，这些问题可用于与任何自画像展开治疗性对话时使用。

试图从外部观察者的角度客观地看待自己，就好比肖恩·麦克尼夫（Shaun

McNiff）在 1990 年的个人通信中向我表达的窘境——试图把风和天空分开。明知是自己的照片，却把它当作陌生人的照片来看待，这是不可能的。在感知过程中，总有一些"特权"信息无法被移除。然而，尽管我知道这是不可能的，还是请来访者这样做。来访者必须正视那些对他们起决定性作用并束缚他们的东西，从而解放自己，以便更充分地体验生活。但是，治疗师需要仔细评估来访者是否准备好做这项工作，并慢慢地引导他们。在治疗过程中，来访者与自我形象的对抗是最激烈、最原始和最危险的。因此，应该非常小心地（或根本不要）处理低自尊或脆弱的来访者，因为对这类来访者的伤害可能是严重的。

考虑到这些问题，真实或想象中的自画像技术的最大好处之一是，它们允许治疗师以间接的方式向来访者提出以自我为导向的问题。照片可以作为来访者的替身，偶尔也可以作为面具，让来访者通过照片说话。它还可以作为一个安全的焦点，在所谈论的话题令来访者感到紧张时转移他们的注意力。人们通常更愿意谈论他们对自己照片的感受，甚至是照片中"那个人"的感受，而不是直接谈论自己。在从第三人称视角转向第一人称视角的过程中，使用自画像作为过渡对象，让来访者将叙事内容与自己联系起来，这可以增强来访者的信心，因为如果直接要求来访者"拥有"自己的感受或形象，他们最初可能会犹豫不决。这样做的程序是从一般询问开始，然后在来访者允许的情况下，慢慢地进入他们更隐私的界限。

为了建立伙伴关系和相对平等的权利平衡，我在来访者开始创作自画像时经常会询问一些问题。例如，"这个人是谁，她在那里做什么？""给我讲讲这个人的故事。""如果这个人能说话，你觉得他会说什么？""你有什么想问这个人的吗？"这种笼统、客观的问法使照片有别于来访者自身，这样来访者可以冒险说出关于"那个人"的话，或者直接说出他无法说出的话。这可以作为一种模式，让来访者可以在不会受到攻击的情况下从外部角度看待自己。

使用特定的提问技巧可以比较容易地实现有关自画像的更加灵活的、非结构化的对话。这些技巧几乎可以用于任何自画像，甚至是非摄影自画像。因此，我通过可以针对自画像提出的问题的种类及如何利用每个问题所唤起的信息，来指导读者如何真正开始这个"螺母和螺栓"部分。

制作自画像

　　要么让来访者带一张在他们的控制下制作的自画像，要么我和来访者在我的办公室制作一幅来访者的自画像，作为下面练习的前奏。如果有人协助来访者按下快门，来访者必须确定对方不会提出批评意见和审美建议，也不会试图让来访者看起来"更好"或"与众不同"。这张照片应尽可能地符合来访者对纯粹的自画像的定义，来访者必须接受他（她）创作的第一幅图像，将其作为练习中使用的唯一照片。不允许任何有条件的判断，如"这一张效果不好，所以我想再试一次"。第一次也是唯一的一次尝试可能并不是来访者想要的，但它是已经做出的尝试。这是关于自我接纳和实际限制与不切实际的期望的一个良好开端。

　　来访者如何处理这张照片，取决于治疗师希望如何进行。治疗师可以独立使用下面的问题处理照片，无需进一步阐述，也可以将其贴在背景上或与艺术媒介结合以进行更复杂的表达。如果使用其他媒介，治疗师会请来访者把照片放在一张大纸（或衬衫纸板或马尼拉文件夹，如果尺寸较大）上他们想放的任何位置。然后，如果感觉合适，可以邀请来访者使用放在附近桌子上的艺术材料（装饰或美化它）。（我更喜欢文件夹或纸板，而不是艺术治疗师通常使用的轻型新闻纸；因为它们可以被一只手举起来四处移动，可以当作面具或玩偶。）

　　有些人选择将照片放在纸的中央，有些人则选择放在左上方，犹如书写一篇文章的开头。还有一些人无法确定放置的位置，在练习的剩余时间里随机移动。来访者将自己的照片放在大背景纸上的位置，与将自己的身体放在照片边框内的位置，往往呈现出相似性。有些人选择从照片中剪下自己的身体轮廓，并只将该轮廓放在纸上（有时，他们会把轮廓放入自己喜欢的背景中），不过大多数人还是保留整张照片来进行创作。有些人后来会将剪下的空白处用作阴影，或者利用负空间，或许作为另一个自我。有些来访者使用艺术材料填充纸张或纸板上的所有空间，而另一些来访者则非常节制地表达自己的艺术感，或者专门使用某个空间，如用边框将图像环绕，甚至营造出对他们来说具有特殊意义的边界、框架或迷宫。

　　有些人在绘画或绘制自己时，将自己融入一个更大的场景中，这个场景的边缘成为原始照片的边界，而照片在创作时被"裁剪"掉了。有些人通过补充照片中被剪掉的部分（如腿下部或头顶部、椅子的腿、窗框的残留部分、窗外延续的透视视图等）使他们的身体或周围环境"完整"。还有一些人满足于照片保持不完整的状态，然而其他人则出于艺术表达的强烈需求，需要完成自己或环境中那些"未闭合"或无边界的部分。

有些人将照片作为曼陀罗的中心，有些人则强烈希望将快照的边界进一步限制在更多盒子、圆形或其他约束中。有些人选择将他们的形象作为向四周拓展的表达性动作的起点，还有些人将自己置于一系列发展步骤、方向性信号或其他形式的时间或空间顺序演变的终点（如同展开的叙述一般）。还有一些人喜欢不采取上述任何一种方式，这也没问题。就像每个人都是独一无二的，他们的自画像创作表达也将是独特的。图 4-5 至图 4-8 展示了来访者为自画像练习带来的一些创意。

以上所述只是实际治疗过程的前奏，我最感兴趣的是通过精心设计的问题来探究治疗过程。我将使用自画像及来访者选择美化或完善的大幅"照片"作为我们的焦点，并根据来访者对"解释"照片的回答提出问题。我不断提到"照片"或"照片中的人"，因为我希望来访者告诉我，他或她看到了什么及这意味着什么，就好像自画像的主体和观察者是两个不同的人。我可能还想更多地了解创作这张照片的过程是怎样的，拍摄出来的效果是否"正确"，摆姿势的感觉如何，以及来访者选择最终希望定格图像的时间、地点和方式。这些问题是比下面的讨论更为常见的方法，处理这些问题不仅涉及此处给出的信息，而且还包括接下来两章中给出的建议。因此，我在此不再赘述。

但现在，我还是要回到讨论如何只用一张照片（可能附在一张纸上，无论是否经过装饰）和一组很常用的问题来开始工作，用这组问题探讨一名来访者的单幅自画像。接下来的问题是我最喜欢的一些问题，但它们绝不是唯一能成功地将来访者与情感信息联系起来的问题。读者可能会设计出更好的问题，也欢迎大家写信给我，向我推荐更多适合照片治疗使用的问题。

针对照片上的图像开展工作

如果我正在与夫妻、家庭、小组或研讨会环境中的某人交谈，一个人的口头回答可能会影响下一个人的发言，那么我会确保每个人都写下自己的答案，然后让每个人都读出自己写下的答案，而不是在轮到他们时即兴回答。这样做是为了保护每个人的意见，给予他们同等的重视。在个体治疗中，将反应写在自画像上同样很有

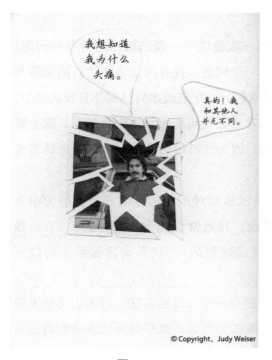

图 4-5

图 4-6

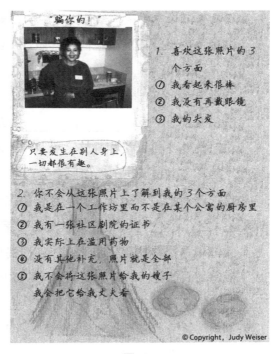

图 4-7

图 4-8

用。写下答案并谈论它们也能产生极好的效果。

我不会总是询问同样的问题，也不会在一次会谈中一股脑地提出所有的问题。来访者对一个问题的回答会影响我提出的下一个问题。我有时会将来访者的回答与几周前对类似问题的回答进行比较，以了解他们的治疗进展如何反映在自我认知中。以下每个问题本身都很有用，但如果将来访者对各个问题的回答联系起来，就会更有帮助。如何组合各个问题并无固定的模式，因为这对每名治疗师和每名来访者来说都是独一无二的情境。

你喜欢这张照片的哪一点？ 我通常会尝试从相对积极的方面开始，因为很多治疗都集中在来访者的问题和痛苦上。因此，我通常会先询问来访者："告诉我你喜欢这张照片的三个方面。"或者"请完成这句话：'我喜欢这张照片的以下三个方面：＿＿＿＿＿＿＿＿＿＿＿＿＿＿，＿＿＿＿＿＿＿＿＿＿＿＿＿＿＿和＿＿＿＿＿＿＿＿＿＿＿＿＿＿＿'。"这可能是一个有趣的问题，因为大多数人更愿意分享他们不喜欢照片的哪些部分（从隐喻的角度说，这些部分代表他们自己），而不是给予赞美。（在我们的社会中，我们不应该到处谈论自己有多好，这被认为是无礼的。我们被教导要自我批评，不断尝试提高自己在他人眼中的形象，并努力改善我们的生活，改善我们给他人留下的印象。）为了避免来访者过分拘泥于一个"最佳"答案，我会分三次请他们观察照片（四五个答案可能会导致信息量超出一次会谈所能处理的范围）。一旦来访者说出了三个方面，我有时会回过头来问如果只能说一个方面，他们会选择哪一个方面。

很多人发现，很难对喜欢自己的哪些方面做出积极的回应。这类人通常会发现，称赞自己的照片比直接称赞自己更容易，因为它相对独立于自己的身体本身。人们对照片的喜好强烈反映了他们对自我的感觉，他们的选择表明了一些潜在的价值观，这些价值观通常埋藏得太深，不容易用言语直接地表达出来。有时，他们会给出这样的答案："我喜欢我看起来不太矮。""我喜欢我脸上不像平时那样挂着傻笑。"这些其实并不是纯粹的积极表述，但它们提供了一些线索，让我们了解是哪些因素构成了他们的内部批评"地图"，又是哪些期望塑造了他们的生活。

如果来访者在回答"你喜欢什么"这个问题时感到特别困难，或者他们的所有回答都集中在背景或细节上，我可能会问，如果我问他们三件不喜欢的事情，是否会更好回答一些。不出所料，他们经常会有一长串的自我批评和自我贬低，而且通常很难把这些批评和贬低缩减到只有三个。通过询问"需要对这张照片做些哪些改变，你才能不再对它有这种批评"，从而将来访者的注意力从这张特定的照片转移到想象中的照片，这对治疗很有帮助。或者"这里有一张你喜欢的照片（假装递给他们一张照片，手指捏紧，就像拿着一张照片，但实际上什么都没有）。如果这是一张真正让你由衷喜欢的照片（注入一种可能实现的可能性，他们可能甚至不相信这是真的），那么这张'新'照片与第一张有什么不同？"通过这种方式，我们可以逆向工作，以便找出那些向来访者传递最多关于自己的身体特征。

其中隐藏的信息是，许多人认为现在的自己还不够好。他们确信，自我感觉中的缺点要比现实中他人看到的明显得多，并常将自己的烦恼归咎于自己的身体特征或自己的不足。在回答喜欢照片中的哪些部分这类问题时，人们开始表达那些长期以来隐藏在他们与自己无声对话中的期望和判断——那些"应该""必须"和"应当"，那些关乎期望的被内化的自我暗示。我可能会进一步探讨这个问题，在提到他们喜欢的部分（内容）时，我会问："你的家人中谁会对你说这样赞美的话？"或者，如果评论中有负面评价，我会问："当你听到自己谈论那些让你不喜欢自己的部分（内容），或者期待你应该如何而非你是怎样的人时，你的脑海中响起了谁的声音？"人们知道这类问题的答案，尽管这些答案很可能是以非言语的方式存储起来的，且仅仅使用言语作为动力很难找到答案。

有时，这三种答案都表明，一个人的外表与其摆姿势时的实际感受之间存在差异："我喜欢我看起来很开心、友好、放松。"这表明，我可能需要与来访者讨论，照片中或来访者的生活中需要发生哪些变化，才能让这些陈述变成"我喜欢我很开心、友好、放松"。有时，他们的回答出人意料，让我惊喜，如"我看起来比我想象的要好""我喜欢的是你看不出我在镜头前是多么地不舒服"。这些回答表明，来访者的期望与实际的自我感觉之间开始产生矛盾，来访者不能责怪摄影师，因为他们才是负责拍摄照片的人。一位男士很快就在黑板前的书桌附近摆好了自画像照片的姿势。虽然他后来说没有过多地考虑姿势的意义，但他的"喜欢"包括"我看起来精神饱满、干练"和"我看起来对工作很满意"。后来，当我告诉他陌生人从这张照片中无法了解他的一些信息时，他说："我一直想成为一名教师。"这些回答引发了他对职业不满的深入讨论，而这种不满才刚刚开始浮出水面。

这个开放式问题及下面将要讨论的其他问题，都是为了让来访者进行面对面的自我互动。（通过照相机的镜头）看到自己被世界看到的一面，往往为来访者提供了直接但以前往往未被识别的线索，让我们知道他们是如何塑造自己如今展现的样貌的，以及他们希望他人如何看待他们。

这张照片最明显的特征是什么？ 对这个问题，我有时会让来访者在"这张照片最明显的是＿＿＿＿＿＿＿＿＿＿＿＿＿＿＿＿＿"这句话中填空。如前所述，一张照片看起来是什么和来访者认为它是什么通常是两回事。一位女士说，她站在一棵古树前的照片最显著的特点是，她似乎是树的一部分，包括树的力量和优雅。我只是看到一个人站在一棵树前，并没有感知到人与树的结合，但对我的来访者而言，这种结合显然是真实且重要的，尤其是后来在谈到这张照片时，她说："活着就是成长，成长就是活着。"另一个人称自己与树的合影为"成长和扎根"。树的原型在治疗中经常出现，在照片治疗的自画像工作中尤其引人注目。

另一个案例说明了照片所呈现的内容和它所表达的内容之间的区别。这个案例涉及一位女士假装在喷泉周围的池塘里游泳。她说："我不想像往常那样小心翼翼。我不想像平时那样摆姿势。我想展现自己的本色，而不是遮遮掩掩、小心翼翼。显然，我游得很开心。这个喷泉看起来就像我在用手玩闹地往上喷水。水是我的养料，我发现它让人平静下来。"她给照片起的名字是"水宝宝"，她把在水中休息描述为一种愉快的幻想，因为水对她来说是"平静和滋养"。然而，在后来的一次会谈中，她提到在自己独立离家 15 年后，仍然难以摆脱母亲的影响，在她给我看的 12 张她母亲的照片中，有 10 张包含了湖泊、河流和无数平静的水面。回头再看她的自画像，她曾把自画像描述为"把水倒掉"，我想知道这句话的本意是否指净化，以及"踩水"是否会让她有所收获。我还想知道她是否想（或计划）一辈子都这样做。

说说这张照片没有展示出来的关于你的三件事。 接下来的问题是："说说这张照片没有展示出来的关于你的三件事。"这可以让来访者超越他们用来自我介绍的身份："很高兴认识你。我是做什么工作的？哦，我是个木匠。""我男朋友是谁？哦，他是军人。""又见面了！我最近在忙什么？哦，老样子——工作、家庭、孩子。"这个问题的答案有助于来访者更全面地了解他们没有扮演自己通常的角色。他们的回答经常揭示出与陌生人初次见面时对方可能无法了解的信息，以及更能揭示个人特点或更有意义的细节。例如，"我有一艘皮艇。""我喜欢狗。""我有瑞典血统。""我是一个有责任心的人。""我的脚受伤了。""我不想那么害羞。""我用车运了很多肥料。""我有四个兄弟。""我的腿很胖。"或者像一位男士总结的那样，"我的历史、我的爱好和我的意图"。一位女士列出的三项内容包括"我来自布鲁克林、我喜欢恐怖电影、我讨厌航海"，虽然这三项内容并非具有颠覆性的治疗材料，却让我对她认为自己重要的部分有了更多的了解。

一名来访者将"对我来说，这是一种全新的姿势"列为其中的一件事，在进一步的讨论中，他分享了自己的感受，即害怕在这种愉悦的姿势中"被逮个正着"，而不是平时自己工作狂的样子。我们通过角色扮演来体验"被逮个正着"的感觉，看看他生活中的哪些人会对他放松、休息的行为说三道四。他死去的父亲的声音立刻浮现出来，这为我们提供了一个线索，让我们知道了他生活中的一些挫折可能源自何处。另一个人说："从这张照片中，你不会知道我紧握的双手是为了保护自己，并让自己在他们的圈子里感到安全。"这名来访者后来说，这张照片会说："我不喜欢感觉良好。放松对我来说并不安全。"在这类回答中，来访者经常会分享一些信息，我相信这些信息是通过直接的口头询问无法获得的。

这个问题偶尔也会引出一些以前一直"被保密"的信息，这些信息有时受到压制，有时受到保护，因为这些信息是很重要的"特权"信息。有几次，来访者随口回答了一两个问题，然后又补充了一些非常重要的信息。在很多情况下，这要么是亲人的去世，要么是有关过去受虐待或性取向的秘密。例如，一名男子列举道："你不会知道我对新眼镜的感受，不会知道鸟儿在我的头顶上高声歌唱，也不会知道我父亲上个月去世了。"我的经验是，强烈的个人问题经常被列入此类清单，或许是为了部分地中和、外化或控制它们的力量。

你会给这张照片起什么标题？ 询问如何给照片加上标题，可以让来访者从认知的角度总结和描述照片。一个人说之前的回答是关于"情感方面的东西"，这个回答更多的是关于心智和思考方面的。有时，这个问题的答案会与其他问题的答案形成鲜明的对比，而有时，所有答案则会一直产生共鸣。一位男士将他的照片命名为"悬念"；然后让它不耐烦地"说话"："拍完照就完事！"他后来说，这似乎表达了他内心永恒的张力，既希望生活充满刺激和神秘，又希望控制、结束和可预测。另一名来访者选择了简单的标题"凝视"，然而当被问及如果照片能说话它会说些什么时，她非常准确地补充道："我的眼睛看到了太多，但我的嘴角仍然保持微笑。"我觉得她或照片在试图让我知道一些秘密，而这些秘密太原始，无法直接展示。后来，她透露了自己在父亲对妹妹的性虐待中所扮演的角色——她不得不默默地躺在另一张床上，假装什么也没发生。

　　一位女士坐在一艘小船上摆姿势，后来她在回答问题时才意识到，这是一艘没有桨的老式救生艇。其中的讽刺意味似乎引发了她的兴趣；她说她喜欢这条无法离开岸边、无法面对汹涌大海的船。然而，这艘船也可以被看作"漂泊不定的、不安全的"。她给自己的照片取名为"我的过去已经足够好"，起初我觉得有点奇怪，但听了她的其他回答后，我想我应该探究一下她的意思。当她回答"如果照片能说话，它会说些什么"这个问题时，我开始对她的身体健康有了预感，因为她说："照片会说，'我在向前看，是时候向前看了。'"她很乐意把照片的副本送给任何想要的人，但希望把原件留在自己身边，以提醒"谁在掌舵"。她不会拒绝把照片送给任何人，因为她最近"解决了所有未解决的家族纷争"。不难得出结论，她可能身患某种危及生命的疾病，我温和地探询了她的情况——利用我的反馈，简单地把她所有的回答都重复了一遍。她流下了眼泪并告诉我，她被诊断出患有一种病情会快速发展的癌症，但她还没有告诉任何人，因为她还在慢慢地接受这个事实。她在回顾自己的所有回答时发现了这些信号，这让她感到很惊讶，因为她认为自己没有透露任何线索。

　　这张照片会说些什么？ "如果照片会说话，它会说些什么？"和"如果照片上这个人会说话，他会说些什么？"（对这些问题的回答并不总是一致）这两个问题可以让人自由发挥想象力。我听到过一些很随意、很客观或很偏颇的回答："我的头发看起来怎么样？""世界，我来了。""现在怎么办？"还有一些回答更具有潜在意义，如"我应该听妈妈的话。"有一个人在禁烟标志下摆姿势，并列出了她的照片上缺少一支香烟。她觉得照片在说："她又来了！"我不禁好奇她是怎样看待自己的：重复吸烟的习惯还是更重要的生活问题。这两个猜测都是正确的。她后来解释，她在两年不吸烟之后又开始吸烟了，这与她再次被解雇所感受到的压力有关。

　　另一位女士在一个通往小巷的门口摆了个姿势，门口放着一个垃圾桶。她将照片命名为"垃圾之门"，她说她讨厌自己的肖像，拍摄这样的照片让她感觉很糟糕。她说这张照片要表达的意思是"我现在该走哪条路"。最初她告诉我这是字面意思，因为门打开了一个乱七八糟的世界。当我们讨论关于谁可以拥有她的照片及谁不能拥有她的照片时，我们把这个答案和低自尊的问题联系起来。她说："没有人可以送。我从不把自己的照片送给别人。我很少允许别人给我拍照。我从不展示我画的自画像。"最后的这个回答被她写在自画像附近的纸上，连成一条线，形成一个扁平的、椭圆形的、紧紧向内的螺旋状（对我来说，这就像一张几乎没有张开的嘴，尽管我并没有把这个解释强加给她）。这种快速的练习引发了开放、冒险、分享、信任他人、开始接受自己的情绪、接近他人并进行社交等问题。

如果把对各种问题的回答联系在一起，可能会产生更深层次的含义。下面举一个代表潜在过程的主题交织在一起的例子。一位女士告诉我，照片中的她调皮地指着一朵很大的花说："真有趣，一开始它不长，现在我都控制不了它了！"后来她提到，她可以把自己的照片送给最喜欢的老师，因为"他是第一个真正对我感兴趣的人，从此以后我就开始迅速成长"。甚至后来她还提到，在人生的这个阶段开始接受治疗就像结束了一个漫长的冬天。她说："我的种子刚刚发芽，正在努力向着太阳生长。"一个少女喜欢这个问题，因为"它（她的自画像）可以说出我一直想说却说不出来的话"。

一名年轻女子对她曝光过度（因此色调极浅）的自画像评论说，它仿佛在说："噢！我曝光过度了。"这句话很快具有了额外的意义。当我问她对曝光过度的感觉时，她立刻回答道："爸爸。"然后她看上去好像要把这个词塞回到自己那张惊恐的嘴里。这个回答很突然地揭示了她在童年时期遭受的虐待：她的父亲不停地纠缠她，让她摆出近似色情照片的姿势。

这张照片可能会有什么样的感觉？ 我有时会请来访者说"这张照片可能会有的三种感觉"或"这张照片可能想要有的三种感觉"。我有时会用以下问题来增强这些感觉："这张照片符合你的世界观吗？这是真实的你吗？如果是，体现在哪些方面？如果不是，哪些方面不是？"或者有时我会问："现在这张照片需要的三样东西是什么？"由于这些内容相对更具体，因此通常会在治疗过程的后期才会涉及。

这张照片中缺少什么？ "如果这张照片中缺少什么，或者如果它不是完整的'原样'，那么需要什么才能让它完整？"这个问题是另一个经常推动治疗进展的催化剂。一位女士回答道："唉！我妈妈会说我身边少了她。"这就是一个很好的例子，可以反映出来访者对所有这些问题的回答是如何叠加起来，共同形成一个核心主题的。在另一个案例中，一位女士说，照片没有显示出她感到多么孤独和寂寞，她接着说，她缺少的是"我身边的另一个人"。但很快，她又说她不会让别人拥有这张照片，因为她无法相信别人不会在情感上伤害她。当各种答案结合在一起指向关键问题时，让来访者考虑以下问题可能会很有帮助：如果缺失的部分突然神奇地被补充上了，这张照片可能会发生怎样的变化？

另一位女士在照相机拍摄完毕后立即决定画出她的姿势，因为她的儿子最近把照相机摔了，她不确定她的自画像是否拍摄成功。虽然照片拍得很成功，但在我看来，她画出的姿势与照片上的姿势十分相似。不过，在回答有关自画像的问题时，她选择了手绘的图像而不是真实的照片，因为她说"我认为这是一个更诚实的自画像"；她喜欢这样的自画像是因为"它符合我希望呈现给世界的自我形象，所以一部分我对此感到满意"。照片与画作对现实的反向验证引发了我的思考，然而她的其他一些回答也提供了一些信息，让我了解到这一描述背后可能隐藏着什么："你不会知道……我并不完整，尽管我环抱的双臂试图在画面中营造出完整的感觉，或者我的双脚（照片和画作中都没有）并不总是支撑着我。""照片会说'请陪伴（bare）我成长'。"她没有注意到或试图纠正"容忍"（bear）一词可能存在的重大拼写错误。她认为她的自画像缺少的是"自发性"，要完整地完成它"需要信任"，但"我不会把这张照片给任何人"！

在照片治疗中，运用同步性及"偶然"的沟通失误，如口误或拼写错误，也可以成为有助于治疗的有利因素。有一次，我和一名来访者讨论她觉得自画像中少了"她的儿子"（her son），这困惑了我很久，最后发现她漏掉的是"太阳"（sun，当时已经下了好几天的大雨）。然而，当我指出我的错误时，她说："你知道这很有趣，但这两者对我来说是有联系的，因为他是我唯一的孩子，他住在佛罗里达州，我确实很想念他。"然后，我们讨论了她的儿子，以及如果他成为画面的一部分，画面会发生怎样的变化。即使是治疗师的失误，如果承认并创造性地加以运用，也会对治疗有益。

一名来访者的自画像中最明显的一点就是失焦（摄影中的一种拍摄技术），然后他补充说，他的照片中缺少的是"一切"（everything）。他还把照片中的自己剪到只剩下脖子以上的部分，这一发现让我们对身体形象和过去的虐待展开了深入的讨论。另一名来访者拍摄了自己在梯子上的照片，她注意到照片没有包括梯子实际的底部横档和支撑在下面人行道上的梯脚。在我提出关于缺失部分的问题之前，她已经把缺失的"稳定性"（她自己的说法）画了上去；她说，如果不把它们画在纸板上，她会感觉太累了。这引发我们讨论在她感到"头重脚轻"或失去稳定感时，在生活中谁会为她提供这种支持。

这就引出了艺术治疗和照片治疗在使用原型象征方面的联系。例如，许多艺术治疗师发现，在遭受过虐待的来访者所创作的艺术作品中，出现了具有一致性的象征性表达模式，包括男性生殖器形状的树和其他具有攻击性的垂直形状、之字形或楔形的具有侵入性角度的形状、"漂浮的"分离的眼睛、没有躯干的人像（手臂和腿直接从颈部垂下）、没有手的手臂、没有手指的手、没有脚的腿、自画像中的头部和身体没有连接或被连接线（或其他标记）"切开"，以及其他形象化表达，表明可能存在情感断开或过去曾目击过远超其接受范围的事件。这些表达模式也经常在来访者的照片中重复出现，治疗师应该对来访者带来、拍摄或摆拍的普通照片中可能存在的此类信号保持警惕。发现这些线索并不必然意味着虐待肯定发生过，但是当其中许多线索重复出现在同一名来访者的作品中时，治疗师可能需要询问来访者被虐待的可能性。

图 4-9 是一张自发姿势的自画像照片，这位女士的胳膊将她的脸部和身体分离开来。虽然这位女士曾经提到"早期的肖像反映了自己分离的自我"，但仅凭这一点并不能说明什么。然而，这位女士后来因我布置的家庭练习拍摄了另外 16 张照片来展示"无人知晓的我"，在每张包含她身体的照片中，都出现了同样的领口附近的水平分离。例如，在图 4-10 中，分离是由镜子构成的，在图 4-11 中则是由一个弯曲的影子形成。这种模式重复出现，所以我决定询问她是否在童年时期遭受过虐待。

关于自尊或不再自我设限的信号在来访者认为自己这样就很好的结果性表述中可以找到，这种情况通常在治疗后期出现。对我来说，出现这种情况的一个信号就是发现他们会这样回答："什么都不缺，照片是完整的"或"我喜欢这张照片上的一切，任何人都可以拥有它"。有一个人在治疗结束时拍摄了第二张照片，他对这张照片的表述反映了他对自己新发现的幸福感，尽管他的健康状况因艾滋病而每况愈下。他喜欢照片中鲜艳的色彩，而且看起来就像他在乡下，而不是被困在城市里。"我发现自己有双下巴！但我还是感到很幸福，自我感觉良好。任何人都可以拥有它。我喜欢这张照片，它很像我，也很像我最近的感觉。这张照片说'我感觉很好'，我不想在上面添加任何东西。就像现在这样就很好！"这与他在治疗初期所创作的自画像形成了鲜明的对比，最初他的照片表达了抑郁和绝望。

你可以把照片送给谁？ "你可能会把这张照片送给谁？"（或者"如果你要把

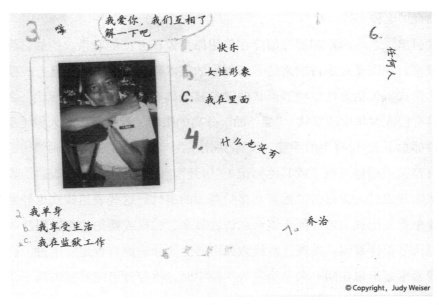

图 4-9

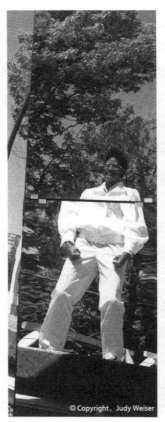

图 4-10

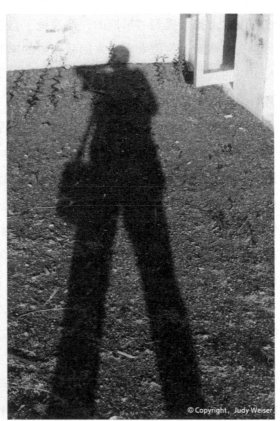

图 4-11

这张照片送给某个人，那个人将会是谁？""如果有人想要这张照片，他可能会是谁？"）这类问题有几个目的。首先，这三种措辞之间的细微差别往往会导致来访者的回答大相径庭。人们不仅列出了这些人的真实姓名或角色（我妈妈、我最好的朋友），而且还经常解释他们为什么会把照片送给这些人。一位男士回答，他会把自己的照片给某个朋友（但仅限于这个朋友），因为"只有他会真正理解我为什么要接受治疗"。相反，另一个人傲慢地宣布："我不会把这张照片送给任何人。我没有把自己给别人的习惯！"

一个十几岁的小伙子起初喜欢自己的照片，是因为他"胳膊上的肌肉从 T 恤中凸起，看起来很有'男子气概'"，他把自己的照片命名为"重要先生"。不过，后来他承认，虽然当时他显得很自信，但他一直害怕这项家庭练习，也担心自己的照片会是什么样子。现在他喜欢这张照片，但他仍然不确定自己是否想听听别人对它的反应，所以他不会把照片送给任何人。任何年龄段的人都会说，他们愿意把自己的照片给朋友看，但不愿意给自己的父母看，这是他们在暗示他们未完成的心理发展任务。

来访者所说的可以拥有他们的自画像的人都是他们信任的人，或者他们觉得"就像他们一样"的人，不论他们的穿着或感受如何，都能够接纳他们。如果你知道你的自画像不会被批评或拒绝，那么你愿意送出自画像的人很可能也是你愿意把真实自我展现给他们的人。例如，一名来访者说，她不会把自己的照片送给任何不关心她的人。其他几名来访者则满怀爱意和庄重地把自己的自画像作为礼物送给自己，以表明他们逐渐接纳自己。

在心理学中，接受我们自画像的合适人选通常是家人或亲密的朋友，因为他们会毫无条件地接纳我们。无论原生家庭还是附属家庭，家是最好在内心中定义的东西。就如一名来访者告诉我的："即使他们此刻可能不是特别喜欢我，但他们不得不爱我。"同样，接受我们自画像的人可能就是那些没有任何前提条件或期望却完全接受他们的人。因此，这份名单也暗示了谁可能构成来访者的自然支持网络——在危机中可以依靠的所有人。这份名单上所列的人是能够让来访者在情感上感到安全的人，来访者不需要扮演任何角色以求获得他们的接纳。例如，在与患有艾滋病的来访者工作时，我经常需要知道，在面对这种不得不依赖他人的情况时，来访者不抗拒谁提供的照料。他们对上述问题的回答通常是构建这样一份名单的良好起点。

　　谁绝对不能拥有这张照片？ 来访者对"谁绝对不能拥有这张照片"和"无论如何我都不会把这张照片送给的人是谁"这两个问题的回答，以及他们对这些回答经常给出的解释，往往会引发最激烈的情感过程。人们通常不愿意冒险把自己交给别人，如果他们认为别人对他们有控制权，而他们对此感受到强烈的不满。我经常发现，对"谁能拥有这张照片"和"谁肯定不能拥有这张照片"这两个问题的回答常是成对的。例如，一名来访者告诉我："我可以把自己的这张照片给莎莉和朱迪，因为这是让她们记住我的好方法，但简不能拥有它，因为她已经失去了看到我过得如何的权利。"另一名来访者说："我的男朋友可以拥有它，但我的前男友绝对不行！"一位妇女给出的回答是"我不会把这张照片送给那些觉得受到中产阶级女性威胁的人"，这表示她越来越接受自己，同时也表明她遇到了一些困难。

　　探究来访者回答最后一个问题时所蕴含的情感信息，可以让来访者深入了解他们的未完成事件是什么，以及他们认为谁对他们拥有某种程度的控制。请注意，这些人并不是真正控制来访者；相反，存在权力不平衡是因为来访者认为他们有权力。来访者将权力拱手让给他人，并将失衡的责任归咎于他人。这种控制权的放弃可能是无意识的，但也是自愿的。这并不是说一个人可能没有受到伤害、虐待或误解；但是，如果这些错误仍未解决或未结束，当事人就必须认识到自己在维持问题中发挥的作用。

　　当来访者受到凌辱或虐待时，我绝不建议他们假装不知道（我也不认为他们应该总是能够"原谅"，虽然许多书都认为这是治疗的必要部分）。相反，我鼓励来访者承认当时的情况确实非常真实，对其进行探索以清除残留的情感杂念，有意识地分析当时的情况并审视其意义，之后在能够相对客观地看待这一切时，探索与之相关的感受。然后，来访者就可以选择问题持续的意义（如果有）。在对此类事件进行治疗时，我们要处理的不是事件的真实细节，而是事件的发生对受害者（或施暴者）意味着什么。

　　通常情况下，仅仅是对尚未解决的模糊的焦虑或威胁关系（之前似乎无法面对或考虑改变的东西）进行"命名"甚至拍照，就可以给来访者带来一点力量，使其能够在意识层面接受这些问题。在中和问题对来访者的影响的过程中，他们往往会发现，事实上，他们一直在赋予问题以力量。第六章是关于让来访者拍照的内容，并且举例说明了如何通过各种技术的组合来"更好地了解"问题或关系中看似难以克服的困难，以及来访者如何利用这些技术重新获得一些"失去"的力量。

从系统理论的角度看（将在第七章进一步讨论），一个人的视角中可能存在另一个人无法识别的界限，或者一个人的角色可能与另一个人的角色高度融合，以致每个人独立体验的现实和情感范围都严重受限。在生活中，我们与有些人的关系是条件性的、缺乏信任的、不愿展现脆弱的或需要保持僵化角色的。让这些人留在我们的生活中就是留住了无能和无助。这意味着我们将这种情况视为无法解决的通常是因为我们将问题的持续归咎于对方。

有一个人在被问到谁不能给她拍照时说："我讨厌他，如果我不喜欢他，那他肯定不会给我拍照。我也从来不让他给我拍照。"如此强烈的情绪显然表明这个人需要接受心理咨询，这并不是因为"应该"做出一些弥补，而是因为维持这种问题会消耗人们的精力，影响他们的心理健康。如果来访者的生活中存在很多这样的关系，那么就需要太多的注意力用于保护自己免受这些关系（或对相关危险的预期）的影响上，以致几乎没有精力继续前进。

在治疗上，让来访者考虑问题不必继续存在的可能性会非常有帮助。但当来访者说他们可以接受这种想法时，他们的意思往往只是对方可以轻而易举地结束这一切，而他们自己却无能为力。在这种情况下，我有时会建议探讨一下，让永远不可能拥有来访者照片的"对手"成为可以拥有的人之一。来访者通常会强烈抵制这种想法，认为这绝对不可能，但如果治疗师鼓励他们，让他们探索必要的改变，他们也许就能认识到，自己是如何被自己维持对抗性角色的需求所控制，而不愿冒险建立一种更加私人和亲密的关系。

我通过以下方式帮助来访者探讨这些问题：我让来访者记住不能拥有照片的人，然后，我开始一个类似剥洋葱的过程，我希望来访者最终会看到，他或她对是否继续投入负面关系有一些选择权。为了明确我们只是在假装，我要求来访者暂时考虑一下，如果他们真的把照片送给了那个人，可能会发生什么，可能发生的最糟糕的事情或感觉会是什么？从这一点出发，我们继续讨论对方必须做出哪些改变，来访者才会愿意真正把照片送给对方。这种改变是可能的或现实的吗？如果不可能改变对方，那么来访者可以改变什么？来访者是否愿意冒这个险改善双方的关系？照片中是否有某个特定的方面让来访者在对方面前感到脆弱？如果有，是哪一部分？是否有任何部分可能会让来访者想把照片送给对方，是否会发生任何变化让来访者想把照片送给对方？

我突破这些界限，以便找到来访者的阻抗；我向来访者询问其他情况，以便让他们了解不同的、也许是新的、对比鲜明的观点。如果那个人真的得到了这张照片，可能发生的最糟糕的事情是什么？如果最糟糕的事情真的发生了，最糟糕的部分会是什么？来访者能否想象一下，照片在另一个人的手里，而对方拿到照片后会发生什么？如果在所有这些阶段温和地推动来访者去探索，如果他们担心的事情发生了会怎么样？来访者往往会发现现在的情况比他们尝试消除障碍时要糟糕得多。

以上所有工作都源于这些简单问题及其多种组合，通过检查和讨论这些主题的摄影隐喻，可以比较"现在"和"可能的未来"。无论在具体照片的实体层面，还是在内在的心理"地图"层面，讨论差异和变化都会调动来访者内在的、非言语的假设，即事情要发生变化需要改变什么。来访者往往认为期望中的未来生活无论多么理想，都是不可能实现的。当他们认识到这些情况确实是可能的、可以实现的，就会开始意识到有太多阻力其实来自他们自己，而他们是有能力做出改变的。一旦意识到选择和后果都掌控在自己手中，他们就可以主宰自己的生活，开始从之前的无能和未分化的位置上离开。

你在无意之中为谁拍摄了这张照片？ 我有时会问另一个我认为有用的问题："现在你已经完成了这张自画像，有没有人让你觉得这张照片是你在无意识之中为他拍摄的？"虽然这有点类似于询问来访者愿意把照片送给谁，但是两者的重点并不完全相同。在这里，我更想了解的是他们在自己内心的形象。我想知道他们的照片是为自己而拍，还是为了取悦某个重要的人。这类问题，尤其是它与"想把这张照片送给谁"这个问题相结合时，对探索个体的差异化和融合议题非常有用。为了鼓励来访者考虑"他们认为自己是谁"与"他人认为他们是谁"之间的不同，我可能会问他们是否会无意识地为某个人摆姿势。"你想到谁了？""你觉得那个人会喜欢这张照片吗？""你能想到什么方法能让你或他们更满意吗？"

同样，我可能会问："如果你拍摄的这张照片主要是为了自己，而且你喜欢它（就像来访者之前告诉我的那样），那么告诉我，你母亲喜欢它吗？你父亲也喜欢吗？"根据我们关注的问题，这些回答可以引导我们指向不同的方向。例如，如果我想探究来访者家庭中的三角关系，这种方法很可能会指出家庭中谁与谁之间存在结盟。我可能会让来访者想象父母可能会拍摄或喜欢什么样的自画像，以及这与来访者心理"现实"中内化的父母形象有何不同。我一般会探索来访者的自画像与父母为来访者拍摄的"好"的照片之间有什么不同，并试图更多地了解来访者认为自己与父母的期望和看法有什么差距。

有时，在这种情况下，我会让三个家庭成员中的每个人都在另外两人的协助下拍摄自画像，然后再让每个人根据自己对其他两人的了解为他们拍摄照片。在三人组成的家庭中，至少要拍摄九张照片（有时会更多，因为人们无法做出选择）。每个人都拥有由另外两个人拍摄的两张照片和一张自拍照。将这些照片组合起来进行比较和对话，可以使会谈很好地开始；这样讨论差异是从第三人称的视角且以隐喻的方式把它作为视觉上凝固的感知，而不是人本身的各个方面来对待。

我想重申的是，这里描述的问题并不是在探索自画像过程中必须询问的问题的封闭性清单。治疗师应该根据实际情况选择那些最常产生最佳效果的问题，如果有必要，也可以自由添加其他问题。例如，"关于这幅画我还能知道什么？""你家里还有其他人知道这张照片吗？""这张照片有什么秘密吗？""如果有，谁知道这些秘密？""关于这张照片，你有其他希望我不要询问的问题吗？"一名来访者体验了本章中提到的所有问题后，他的反应如下。

> 当我们针对照片开始工作时，我感觉很惊讶，因为事情突然变得更严肃了。起初，我觉得制作自画像很好玩，完全没有什么期望。这就像一场游戏或一场化装舞会，我可以做任何我喜欢做的事。于是，我走出去摆好姿势。但是，一旦我们开始回答问题，就变得更难甚至更神秘了，因为我们要深入观察这张照片，找出在最初那一刻轻松的感觉中还蕴含着什么。是不是遗漏了什么？我当时知道吗？那一瞬间我是什么感觉？如果允许照片说话，它是否会揭示一些未知的或禁忌的领域？在讨论这些问题时，讨论的是照片还是我，两者之间有区别吗？如果把问题中的"它"换成"我"或"我自己"，我对围绕照片所提问题的回答——如果它能说话，如果它不完整，就像我认为的那样——会有什么不同吗？当然，这也是你一开始提出这些问题的目的，就是要让我们认识到这一点！
>
> 从这张照片上你无法了解我的三件事是什么？我应该看起来很"友好"，或者告诉你我脑海中浮现的第一件事就是：看了这张照片，你不会知道我有多讨

人厌。在这张照片里我看起来太友好了。我敢肯定你现在会问我"友好"和"太友好"的区别！给照片起一个标题？好吧，但我不想考虑这个标题是否适合我。它的标题是"这就是我。接纳或离开都随你。"那么，我敢冒险用同样的方式来描述我自己吗？

当你问我喜欢照片的哪三个方面，或者我喜欢自己的哪三个方面时，我感觉还好；但当你问我，我母亲会喜欢这照片的哪三个方面时，我的火气就上来了！我不想成为她希望我成为的那种男孩，所以当你让我想象让她按照她希望的样子给我拍照时，我的第一反应就是"不！"，但我父亲可以，因为我和他很像，我相信他印象中的我会和我对自己的感知非常相似。也许这就是为什么当我告诉你他可以拥有这张照片时，你并不感到惊讶——因为我喜欢这张照片，但我母亲永远不能接受它——她不喜欢可能也出于同样的原因，你觉得呢？哇，没想到一张照片就能引发这么多的思考！

案例

本部分中的两幅插图涉及两个人，他们各自制作了一张普通的自画像（在练习中没有任何限制），将其贴在一张硬纸板上，并装饰了一些细节，还对我提出的一些问题做出了书面回答。

丽塔只制作了第一张照片——那是一张她自己的自画像；第二张照片是在我们会谈的中途我递给她的，实际上是一张空白纸板，尺寸和颜色与她之前粘贴照片和粉彩画的纸板相同。珍妮也制作了一张即时打印的自画像，并且在之后的一天，她又制作了第二张自画像，用来表达"如果她不是第一张照片中的她，她会是谁"。丽塔不同意我将她的自画像与文字记录一起收录到本书中。不过，珍妮允许我使用她的两幅自画像，我会在本部分的后面展示出来。

尽管没有照片，我还是列举了丽塔的例子，这是为了说明口头探索自画像是如何迅速进入深层感受和非言语存储记忆领域的，同时也为了解释如何将真实照片和想象中的照片做比较以整合到有益的治疗过程。

珍妮的例子很好地说明了几个经常交织在一起的过程：我们将她通常的样子与

她希望表达或感受的内容进行了对比；我们使用了一张照片，照片上是她之前遇到的一位让她有强烈共鸣的女性（我们已经花了一个多小时对其进行投射性工作），并将其融入自画像的讨论中；然后，我们利用这些素材深入地探讨了她在最初的照片互动中没有意识到的家庭问题。本书提供了这两份完整的记录，括号内的文字是我的说明和注释。

丽塔

> 丽塔：我喜欢这张照片（半小时前拍摄的自画像）的哪些方面？我记录下了（已经写在了纸板上）"直视的目光""微笑"和"色彩"。

> 朱迪：如果有一张你的照片，你没有这种直视的眼神和目光，那意味着什么呢？

> 丽塔：我认为我可能在遮掩、害怕、害羞，或者要隐瞒什么事情，是的，不太敞开心扉。

> 朱迪：如果你在遮掩，或者感到害怕、害羞，那是有什么问题吗？这样做不行吗？

> 丽塔：嗯，我想我过去经常这样做，我很高兴我不再这样了。但这并不能回答你的问题。嗯，我非常重视开放性，所以问题在于我没有实现我所重视的。

> 朱迪：把那张照片拿在手里并仔细观察它。现在，这张照片（递给她一张同样大小的空白纸板）就是一张你没有直视镜头的照片。你能看到吗？我在这里看到的是一个人的正面，而你说如果你没有呈现那种直视的目光，你脑海中会出现一些想法，那这时你会想什么？你能不能把脑海中的画面直观地呈现出来，这样你就能谈论它了？（她点头）你看到了什么？

> 丽塔：我低着头，回避拍照或与我交谈的人。我更关心自己的恐惧，而不是与他们建立联系。

> 朱迪：你是否曾经在生活中看到过与这种描述相符的自己的照片呢？

> 丽塔：我给自己拍摄过很多这样的照片，我不太喜欢别人给我拍照。但我确实有这样的照片，而且我很清楚这一点。

> 朱迪：（注意到她的眼睛略微失焦，更加专注地凝视照片）照片中的某些东西

比你诉说的更加强烈。当我们谈论这些照片时，你（脑海中）回忆起了什么？

丽塔：我想起了家庭相册，里面都是我的家人。那些照片（她的声音有些颤抖），特别是我母亲的照片，她是个非常爱笑的人。我曾经对她的笑容非常反感。因为她的笑容从未透露出内心的真实情感。所以我的反应可能是想表达我的内心世界。

朱迪：那么，当你看到一张她面带微笑的照片时，对你而言意味着什么？

丽塔：这意味着我们之间有一道屏障，这是她的表演，对每个人都一样。她把自己藏起来了，因此我无法接近她。而当我低头时意味着我也在隐藏自己。

朱迪：你提到在你自己拍的照片中，你经常会向下看。但现在你又说喜欢与镜头对视。

丽塔：因为我感觉很自在，没有低头的倾向。

朱迪：我想我看到你露出了微笑（在她自己拍摄的那张照片上）。

丽塔：但这是我的笑容，不是我母亲的。有趣的是，我不知道如何将这两者联系起来，并且当你让我看这个的时候，我脑海里立刻浮现出家庭相册里的照片。

朱迪：所以这不是她的微笑，有什么区别呢？

丽塔：这是真诚的微笑，不是表演。

丽塔说，她的笑容是发自内心的，因为她想到了自己的孩子。我脑海里同时有几种思绪：她有孩子，当她想到孩子时，她会发自内心地微笑。然而，当她的母亲被拍到微笑甚至对丽塔微笑时，丽塔会认为她们之间有一道屏障。我开始好奇微笑及其背后的语境和含义。我还想更深入地了解丽塔的家庭、她母亲的照片，以及丽塔是否有喜欢的照片。结果发现，至少有一张她母亲的照片丽塔是喜欢的。关于那张照片，她说："有趣的是，她目光朝下。和我的这张自画像正好相反。"

朱迪：你给你母亲拍过照吗？

丽塔：拍过。但是没有拍到我喜欢的那种。

朱迪：你有没有拍过她喜欢的照片呢？

丽塔：我觉得没有，我没给她看过。

朱迪：她知道你在给她拍照吗？（丽塔点头）她会要求看一下吗？（丽塔摇摇头）你会给她看这张照片吗？（再次点头）如果你给她看这张照片，她会说什么？

丽塔：哦，她可能没什么反应。

我们继续闲聊了一会儿，她说她母亲会谈论衣服、环境及正在发生的事情，但她不太关心丽塔的感受，她说这种沟通方式是他们的常态。我问她，如果这是典型状况，她会如何回答。

丽塔：我只是简单地回应一下。

朱迪：如果你的这张照片能和她说话，它会问什么问题？

丽塔：它会问……（她没有把话说完，而是停顿了很久，陷入了自己的思绪）

朱迪：（回应丽塔的语气和情感变化，我温和地回答）你能和我分享其中的一些吗？

丽塔：我一直在犹豫，不知道该不该问她。我是想问她的感受，还是想告诉她我的感受。我不知道我想做什么。

朱迪：（依然温和地说话）你会想象自己这样做吗？

丽塔：会，但只这样做过几次。这不正常，也不舒服。

朱迪：谁会不舒服？

丽塔：对我来说不舒服。或者对她来说也是如此。大概率会是这样。

朱迪：这是你母亲的照片（递给她一张空白纸板，让她想象照片就"在"上面）。让这两张照片（丽塔的自拍照片和想象中母亲的照片）对视一会儿。你能和我分享一下它们之间的互动内容吗？

丽塔：我还是不明白。你是指我希望发生的事，还是已经发生的事？你希望我贴近现实吗？还是只是想象此刻正在发生的？

朱迪：由你决定（我不确定是我遇到了来访者的阻抗，还是她想重新控制一下她正在体验的强烈情感，所以我要确保她能够决定接下来我们要做什么）。

丽塔：好吧，那现在开始。我会对她说，她看起来很不错，我还会说，我在照片里看到了你（注意代词的转换）的爱意。我看到了你的爱。我很难看到这一点，我很高兴现在我看到了。她说，"我还以为你永远不会这么说。"（丽塔笑了）我看到她笑了（丽塔停顿了一下）。

随后，丽塔转而说起了更平淡的话题，讨论她们的年龄差异、她母亲惯常的生活方式及拍照姿势。我让丽塔想象，那张纸板上的"照片"是她母亲在她现在这个年纪（44岁）时的模样。

> 朱迪：这张是你44岁时的照片，这张（空白纸板）是她44岁时的照片。请仔细观察，然后如果你愿意，请把它们递给我。如果我把它们翻过来，这张仍然是你的照片，而这张仍然是她的照片（指着不同的照片，这时丽塔看不到正面，而背面相同），那么现在是我能看到它们，而你却看不到。好好"观察"一下，告诉我你看到了什么？
>
> 丽塔：你是说向你描述这两张照片？
>
> 朱迪：不，让他们彼此都更坦诚。现在，请告诉我你看到了什么？
>
> 丽塔：我看到我们都在微笑。我看到我们都在担心谁在拍照，我们都是脆弱的人，都有很多恐惧。我们实际上并没有什么不同。以前我从没意识到这一点。
>
> 朱迪：以前你从未意识到这一点，但现在你感受到了，你有什么感觉？
>
> 丽塔：感觉这是对的，一切都非常好。觉得没必要与她分开。不用再保护自己，她不会再像我小时候那样做经常伤害我的事情了（她开始哭泣，说她感觉现在如释重负）。

通过间接地引导丽塔，让她考虑与母亲进行比较的问题，我帮助她发现了一些她以前无法接受的她们之间的相似之处。她之前提到过，她母亲的这一角色在她心目中已经被"束之高阁"，在一个相对安全的"角色"位置，这通常意味着我可以进行一些治疗，或许能帮助缩短她们之间的距离（或者至少减轻其意义的影响）。我所采用的方法是基于视觉和摄影的"定锚"和"合并锚"过程（这些方法在几本神经语言程序的书中有详细解释（Bandler and Grinder，1975，1979；Lankton，1980）。让她针对每张照片开展工作，并在之后共同讨论，她就会在无意识中将这两极整合。

一旦接受了她心中看似排斥的两个对立面，第三种选择就出现了：丽塔和她的母亲可能也有很多共同点，包括她们被彼此伤害的感受。通过使用空白纸板交替代表真实和想象中的照片，我们可以清楚地看到，即使手里拿着真实的照片观察，头脑中的照片也一直在发挥作用。

珍妮 ①

珍妮是一名专注于为遇到危机的女性提供治疗的治疗师，她参加了照片治疗培训研讨会。第一天晚上，她选择了我拍摄的一张肖像照作为她最喜欢的照片，照片中，一位女士托着下巴，望向窗外。珍妮认为这位女士很可能是一位艺术家，或者至少是一位美术专业的学生，"她的画作精致而细腻"。当被问及这位女士在思考什么时，珍妮回答道："她在思念她的爱人。"如果这位女士能说话，她会说："和你在一起时，我的心里充满了爱。"当我让珍妮模仿这位女士的姿势时，她说自己感到很悲伤："我看着夕阳，（它）让我充满了悲伤，还让我想起了结束。"她提到了一段与爱人在墨西哥的时光，当时橘红色的太阳正坠入大海。由于记忆犹新，她当晚就回家翻看相册，找到了一张落日照片，并在第二天带到了研讨会上。她后来评价说："我看着日落的照片，想起了那段在墨西哥的旧恋情中经历的各种考验和挣扎——恋爱关系、努力理解爱人并希望得到对方理解的复杂过程及结局，这些都是我现在非常在意的，尽管此时我还不清楚是为什么。"

第二天早上的练习是让珍妮摆出一个想要的姿势，拍摄一张即时打印的自画像，用于形象地介绍自己。珍妮决定继续前一天晚上的主题，她在椅子上摆出"眺望"日落的姿势。然后，她把自己的照片和从家里带来的落日照片放在一张硬纸板上，并在上面写下了对问题的回答（见图 4-12）。"我摆出了照片中那个女人的姿势，并对此很满意。我给自己贴上了'哲学家'的标签（回应给照片命名）。"第二天我让她完成另一张自画像练习，这次要拍摄"如果你不是现在的你，你将成为哪个你"。虽然珍妮声称自己并不是有意识的，但她还是选择了拍摄自己的脚和小腿，她说她特别希望鞋子上的花朵能显现出来。"我对第二张照片也

---

① 关于珍妮的照片治疗，只涉及她作品中的自画像部分：如果读者对由此引发的其他治疗性探索感兴趣，如这种投射性刺激与她母亲早期形象之间的联系或者她对"结局"的专注而产生的影响，可以阅读韦泽在 1990 年发表的有关珍妮的补充材料。该材料中包含了一些之前已经发表过的珍妮的直接引用，此处经 Jossey-Bass 出版社许可使用。

很满意，并给自己贴上了'傻瓜'的标签。"在这张硬纸板上，她添加了更多的艺术设计，使用了一个色彩斑斓的网状芭蕾舞裙形象，尽管对我来说它更像一个舞者而不是小丑（见图 4-13）。

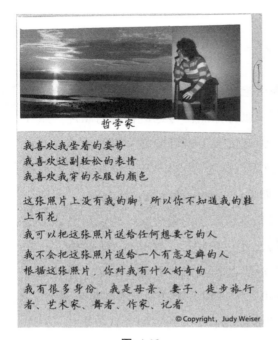

图 4-12   图 4-13

我们开始一起讨论这两张照片的建构。

珍妮：在第一张照片中，我没有脚，在第二张照片中，我也没有刻意拍摄我的脚，只是当我选择拍摄我的脚时，我意识到，现在我给了自己一双脚。这样"我喜欢的事情"（回答）对我来说都很容易做到，但当我说第一张照片中缺少什么时，我真的觉得缺少了我的双脚。所以我很喜欢第二张照片中加上了我的双脚。

朱迪：现在你有了脚，你能做些什么呢？

珍妮：（微笑并迅速回答）跳舞！这两张照片几乎是对立的。第一张照片的标题是"哲学家"，第二张的标题是"傻瓜"；也许从某种程度上说它们是相同的，但这就像我在一张照片中看到了自己完全相反的两个部分。

朱迪：我不想假装我知道"傻瓜"对你意味着什么。

珍妮：好的，对我来说，"傻瓜"就像一个小丑，会开玩笑、跳舞、大笑，是一个给别人带来欢笑的形象，但也会嘲笑自己。

朱迪：那么这个形象就是你在拍摄时呈现出来的一部分你，不是现在真实的你。

珍妮：嗯……

朱迪：所以现在你是谁？

珍妮：是一位哲学家。

朱迪：对你来说有什么不同呢，珍妮？

珍妮：我喜欢"傻瓜"不用思考的感觉。不用动脑的感觉很好。

朱迪：那么对身边的人来说，你在他们眼中是怎样的呢？

珍妮：我认为对我丈夫来说，我显然二者兼具。

朱迪：你可以用两只手分别拿着它们，让它们对话吗？

珍妮：哲学家会笑着对傻瓜说："哦，你知道跳舞吧！老天，放松点吧。你总是在思考。"傻瓜会回道："你说得对。我真的不需要把一切都权衡得那么清楚，也不需要对每件事都深思熟虑。我的意思是，我或许可以更随性一些。"（珍妮稍稍停顿了一下，带着一副狡黠而深思的表情，然后继续对我而不是对照片说。）我觉得这位哲学家有点担心，她害怕随性会给她带来麻烦。这可能跟她过去的经历有关，在小时候因为随心所欲而惹上了麻烦。而我小时候并没有太自由。我觉得自己是个典型的好女孩，很讨父母喜欢。而现在，我真的不想再这样了（面无表情），但这是一场斗争。这很挣扎。（发出类似叹息的声音，然后继续用颤抖的嗓音说话）天呐，这可真是个难题（吸吸鼻子，试图用微笑让自己放松一点，结果却变成了歇斯底里的笑 / 抽泣，然后停下来继续思考几分钟）。我感觉我现在正在照顾他们（此时泪水充满眼眶）。是啊，我现在就是在照顾他们（带泪的笑容或痛苦的笑容，仿佛想重新掌控情绪）。而我从来不这样想。（咬牙切齿地说）这让我感到恶心。（同时大笑、哭泣、喘气，好像快要歇斯底里一样）一直害怕有一天我不得不照顾我的家人，而我好像一辈子都在照顾他们（又一次喘息、大笑、呜咽），我知道我又要照顾他们了，我不想这样，但我想如果我有意识地去做，或许我就能做到。我就是不能放弃他们。

朱迪：（走近珍妮，声音更加轻柔）他们认识哪一个版本的你？

珍妮：我想他们都知道。

朱迪：他们知道这双脚属于谁吗？

珍妮：是的，是啊，他们知道（开始真的哭了）。

朱迪：你母亲跳过舞吗？（这只是我的一种直觉，但珍妮曾讨论过她与母亲的关系，这似乎是一个可以探索的可能性，尤其是因为"傻瓜"会跳舞。）

珍妮：是的。

朱迪：她跳舞时是什么样子？

珍妮：（眼泪少了一些，有点哽咽）她跳舞时比较放松（回忆起往事时微微一笑）。不算很放松，她还是很保守的。当她偶尔跳舞时，她还是可以放松一下的。

朱迪：她觉得自己有点太放纵了？

珍妮：对，她只为我跳舞，为我一个人跳舞。

朱迪：她担心为别人跳舞会带来什么麻烦吗？（我问这个问题是因为上文提到过）

珍妮：我想是的。

朱迪：那她为了让你远离这些都做了什么呢？

珍妮：她告诉我不要做某些事情。其实就是什么都不要做。我母亲说，尽量不要游泳，不要跑步，不要爬山，不要溜冰，就是什么都不要做。你可能会摔倒，摔断脖子。你可能会溺水。真是的，什么都别做，（声音充满愤怒）这样你才有可能会活下来之类的。于是，我终于在20岁那年挣脱了她和父亲的束缚，来到了加拿大。20年后，我把他们接到这里并照顾他们。

朱迪：如果你把那张照片给她看，你觉得她会怎么样？

珍妮：我觉得她会笑。她会喜欢的。

朱迪：你觉得你已经让她相信你能理解她，你不会摔倒、弄伤膝盖或鼻子，不会发生她担心的其他事情吗？

珍妮：（笑出声来）差不多，但我觉得我没有告诉她一切，这才是最难的。我想大声地告诉她我抽烟、喝酒，我做了你从没做过的事，但我还没死，我还活着。

朱迪：如果你这么做，你觉得她会怎么说？

珍妮：我已经试过了。我已经跟她说了。我做到了这一点了。

朱迪：她做了什么？

珍妮：她吓坏了！

在之后的讨论中，珍妮总结了她对哲学家和傻瓜的看法："哲学家是担心别人眼光的人，是希望取悦于人并研究如何取悦于人的人，是非常警觉、非常有存在感的，是与日出一同醒来的人。而傻瓜则没有大脑，随性而为，从小如此，而且根本不在乎别人怎么想。"我让她回忆之前我让她举起两张照片并让它们彼此对话时，她对当时对话内容的记忆有些不同。她记得哲学家说："我对人很警觉、很敏锐。因为我听得很认真，所以我了解他们。我取悦了很多人。我是个好女孩。"而傻瓜说："我不想成为一个好人。我想要快乐，跳舞，玩耍，欢笑。我想要有属于自己的空间。我喜欢与落日相伴。"

这些回答并不是她当时说的，而是她回忆中自己说的，这个例子说明了对会谈进行录像的用处。她后来说的话与她最初的表述相似，但对细节进行了修改，并改变了可能的含义。她说她记得我问过她，是否说自己是个"傻瓜"比说自己是位"舞者"更安全（因为在我看来，照片中的傻瓜更像一个舞者而不是小丑），她说她的回答是"我必须承认我很想成为一位舞者，也确实很喜欢跳舞，但说我是一位舞者似乎不太合适，因为在传统意义上我不是。然而，当我把'我是一位舞者'这句话改成'我是一个傻瓜'时，我整个人都洋溢着微笑，而这种微笑最终表现在了我的脸上。"关于我提出的有关她母亲跳舞的问题，她认为她已经回答了："我印象最深的是我母亲在客厅里跳舞，并试图踢到门把手。她笑着跳舞，表达着喜悦之情，仿佛一时无忧。不过，她只为她的孩子们跳舞。她肯定不会为我父亲跳舞！"

在讨论上述内容过程中，珍妮提到了一个重要的问题，她向我解释说她的母亲曾患有精神分裂症，她记得有好几次，当救护车把她的母亲绑在担架上抬出来并送往医院进行治疗时，她都是一个人站在那里。原来，在母亲最"放纵"的时候，也是她进入躁狂状态的时候。因此，对珍妮来说，她渴望体验到的和在母亲身上看到的那种自发的欢乐，其背后隐藏着危险和不可预测的后果。

对这一问题的了解，使她的两张自画像在可能进行的后续工作中承载了更多的情感和重量。她发现，在她与母亲的关系中，她想要为自己做的事情在某种程度上类似于想变得更随性，不再过多地分析，更少关注自己的行为。她说，她希望自己能够感受到愤怒，并将其表达出来。"我有时确实不同意我母亲的观点，但这并不意味着我不爱她。也许我会责怪她，说她不允许我自由地表达自己。我怪她疯疯癫癫。但当她精神分裂或与现实脱节时，我还是会感觉不舒服。但我不想表达出来，（因为）我觉得我可能会把她推向绝境。我不想这么做，我不想冒这个险。"这就是我认为进一步治疗可以帮助她的方向。我认为进一步的治疗可以帮助她朝着这个方向继续成长。

最后的总结

丽塔和珍妮的自画像练习是制作贴在硬纸板上的即时打印照片，这个练习没有任何条件或限制，只要确保自画像是由自己创作的即可。她们最初的任务是一样的，但由于这两位女士的身份和议题不同，照片的内容和针对其进行工作的方式也大相径庭。很明显，照片的真实性和真理性只存在于持有者的眼中。此外，将这些刺激物与来访者可能没有意识到的情感材料建立联系会取得很好的治疗效果。

巧合现象在照片治疗中起着很大的作用。例如，珍妮在第一张照片中"偶然"没有拍到她的脚，或者她的记忆被凝视窗外的女人所触发。如果治疗师将这些"偶然"事件作为催化剂，它们就充满了可能性。

练习示例

在针对自画像工作时有两个基本阶段。第一个阶段是创作一张照片（或至少想象一张照片），也可以选择使用文字或艺术材料进一步润色或装饰。第二个阶段是根据治疗师的建议及其提出的问题与自画像进行互动。本部分所介绍的练习也遵循同样的顺序，首先给读者提供关于如何指导来访者制作自画像的建议，包括根据需要进行艺术修饰，然后在创作完成后就这些照片提出问题。事实上，这些问题对来访者认为真实描绘自己的任何照片都很有效，包括那些只存在于他们脑海中的、幻想中的或记忆中的照片。

初步考虑事项

最不具威胁性的自画像是一种没有任何期望的自画像，如我让小组或研讨会的参与者制作的自画像，只是为了更直观地介绍自己，而不仅仅是依靠姓名标签上的文字。这种方法也非常适用于个体心理治疗环境，来访者可能会被邀请"摆弄"治疗师的相机，拍摄一张照片，记录下他们是谁，或者他们当天的感受，而不规定具体该怎么做或不怎么做。

如果这样做对来访者来说仍然显得过于直接或具有威胁性，可以请他们拍摄一张"普通"的照片，呈现他们通常的形象和特征。如果明确告知来访者，这张照片必须是他们自己创作的，不受他人影响，除此之外没有其他任何条件或期望，那么他们就可以真的随心所欲，任何结果都是可以接受的，也不会受到评判。

作为一种简单的入门方法，治疗师可以建议来访者研究一下自画像主题的选择清单，如下面列出的那些，然后选择他们最感兴趣的主题（如果没有，那么就自由发挥）。这并不是一份"完备"的清单，读者可能需要根据每名来访者的需求进行选择。不过，这种相对通用的建议集合有助于向来访者展示可能的选择范围。来访者在选择某些主题而拒绝另一些主题时所给出的原因中也会包含与治疗相关的信息。

初始自画像练习

以下是一些不错的初级自画像练习。给来访者的指示是"拍摄你感兴趣的以下主题之一"：

1. 当下的我（此刻的我、独自一人时的我）；

2. 我钟爱的我（如果需要，也可以是我讨厌的我）；

3. 过去、现在和未来的我；

4. 实现目标、愿望和梦想的我；

5. 邻居、领导、同事、朋友、老师或陌生人眼中（或将来）的我；

6. 无人知晓的我，父母不了解的我；

7. 不明显的我，隐藏的自我；

8. 以其他物品或地点象征的我；

9. 展示最强烈情感的我（包括"好"的情感和"坏"的情感）；

10. 我的优点和缺点（我擅长的和不擅长的）；

11. 我年轻和年老的一面，我阳刚和阴柔的一面；

12. 如果我不是现在的我，我将会是怎样的我；

13. 20（10、40、_____）年后的我（任选一个数字填入空白处代表经过多少年），或者到了我母亲（或父亲）的年龄时的我；

14. 展现我希望自己发生的变化的我；

15. 我希望别人能看到或认可的我；

16. 我希望我的子女或孙辈记住的我；

17. 我的最后一张照片（或者将这张照片装进时间胶囊见证数百年后的未来）。

初始自画像练习的额外建议

威胁性更小的任务是要求来访者拍摄自己在不同情况或环境下的照片。例如，在白天和晚上的不同时段，或者在每周的特定时间，连续一个月在每个星期的同一天——这样可以更好地了解来访者活动的多样性及他们自身的一贯性。

类似的自学练习可能是要求来访者只拍摄特定的场景：眼睛或嘴部，脸部，头部和肩膀，全身，背影，闭眼站立，睁眼和闭眼躺在床上（从上面和侧面拍摄），穿着衣服躺在床上，穿着睡衣躺在床上，穿着衣服站立（正面或背面），坐在自己最喜欢的椅子上，在自己最喜欢的地方，单独或与重要的人（如配偶、爱人、家庭成员、父母、祖父母或朋友等）的合影，展示不同情绪的自己，自己与已故或远在他乡的某人的照片，与宠物、爱好、工作、汽车、运动、最喜欢的图书、食物在一起的照片，在工作或家庭中扮演常规角色（或其他角色），等等。

甚至可以请来访者在通常不会拍照的地方，如超市、牙医诊所、公共汽车站、洗衣店等常规场所拍摄自己的照片。所有这些建议都是帮助人们更全面地拍摄自己生活的方式，而实际的拍摄练习充满无限可能。通常，来访者自己也会为进一步的练习提出好主意。

如果这些练习还是有点太突然或对抗性太强，还有一种威胁性更小的自画像工作方式，那就是请来访者拍摄他们本人并不出现的照片。换句话说，治疗师可以请来访者用自己的替身，如具有个人意义或代表自己的物品（如衣服、书、咖啡杯等）来完成上述练习。他们可以制作具有隐喻意义的自画像，尽管来访者的脸和身体并没有出现在照片中，但也能清楚地传达自己的信息。

在向治疗师解释每张照片是如何完成的过程中，来访者可以反思并展示其内在价值、信念、认知结构等信号，治疗师无论如何都需要掌握这些信息。这种方式对来访者来说很安全，它既可以提供一些信息，也不会像直接询问来访者时那样感觉侵犯了个人边界。

复杂自画像练习

一旦来访者按上述"初始自画像练习"中相对简单的条目拍摄了照片，治疗师就可以进一步调整附加练习，以更好地适应来访者自身的特殊情况。下面的建议是治疗师在治疗全面开展后可以采取的不同方向的建议，这些建议在设计上过于开放，无法分步列出。治疗师可以请来访者通过实际的或想象中的自画像来回答以下问题。这些回答将构成客观视觉反应。当然，还可以通过其他问题进一步探索和加工，如本部分最后提供的问题。

1. 给自己拍照，展示目前最困扰你的事情，包括目前你是如何应对的，以及阻碍你解决它们的因素。试着用照相机为自己（和治疗师）拍摄下这些困扰的清晰照片，以便更好地观察并获得一些控制它们的能力。拍摄下你现在的样子，然后再拍摄下当这些困扰不是你生活的一部分时，你是什么样子。

2. 在你的内心是否感受到一种强烈的拉扯，这些拉扯可能表现为二元性，如具有积极和消极的成分，或者与过去和现在、现实和理想等相冲突？这些可能是你内心的两极或"对立的部分"。例如，你的需求和欲望；你的善与恶、对与错、天使与魔鬼的部分；你"光明"的一面与"黑暗"的一面；你的现实与幻想的部分，喜欢（希望、渴望）的部分与不喜欢（不希望、不渴望）的部分；你年轻与年老的方面，孩子与成年人的方面，你内心的母亲与你内心的父亲。或者你极端的情绪，如快乐与悲伤、对未来的恐惧与期待等。试着拍摄一张自画像照片，将每一个极端作为你自己和生活的不同特质或部分。你也可以尝试拍摄一张同时包含两个方面的照片。

3. 如果你准备将自己的照片作为礼物送给你爱的人（配偶、爱人、朋友，甚至自己），你希望照片是什么样子？你会如何着装？你想加入什么样的背景或特殊物品？你会把道具或他人也拍摄进来吗？你想要摆什么样的姿势或面部表情？你是只想拍摄脸部（头部和肩部）还是身体的更多部分？花点时间构建这个形象，然后在脑海中思考这个形象是否可以作为礼物送给你的父母（或祖父母），或者是否可以轻松地把它送给你的领导或陌生人。又需要做出哪些改变？你是否希望这些人拥有你的照片吗？如果是，你是否愿意为了满足他们的要求而做出改变？

4. 想象一下，你要参加家庭或同学聚会，并被要求拍摄一些照片，向 10 年未见的人描述你自己并介绍你的生活，你会确保照片中包含哪些形象和信息？

5. 如果你要拍摄自己的照片寄给从未谋面的亲戚，你会怎么做？你想摆出什么样的姿势，并确保照片中包含哪些内容？如果你想把自己的照片寄给可能与你约会的人？这张照片是什么样子才能表现出你的魅力？这些照片与之前的照片有什么不同？如果你出于某种原因想展现你在他人眼里是多么不起眼呢？你能想象出那是什么样子吗？

6. 你是否存在一些可能的方面是你从未冒险探索而现在却想尝试的？例如，成为异性、动物或物品，摆出非常性感的姿势，在洗澡、睡觉时的模样，成为电影明星，在出生前或出生后（甚至在死后），成为皇室成员或世界上最富有或最有权力的人，如果治疗师是你而不是我，如果你是自己的父母或孩子，总之，以完全不同的身份出现。如果是，为什么不试试呢？没有人在看，如果你不愿意，也不必向任何人展示，包括治疗师。

汇报练习过程中的反思

一旦来访者有了某种形式的自画像，就可以开始第二阶段的工作；就是回顾和讨论照片及来访者对照片的体验。本章中附带的大量案例和记录表明了我认为在特定情况下需要探索的重要问题，"与来访者的自画像工作"中提供的建议性问题也可以作为有益的指导。但如前所述，这些都只是为了推进治疗过程，每名治疗师都必须根据特定来访者的需要进行干预。

这个过程可以很简单，只需让来访者讲述关于他的一张新照片，使用开放式的"请求"问题。例如，"请多跟我说说关于这张照片的事情。"或者"你为什么决定拍摄这张照片？"除了关注照片中的人物外，背景细节和其他潜在的信息通常也很有用。通过诸如以下问题来获取重要信息："你为什么选择在那个地方拍照？""这个特定的环境有什么与众不同之处，使它成为你摆姿势和放置自我的首选？""你在自画像中有意识地选择这个地点，这些道具（或物品、宠物，甚至其他人），你想传达什么额外的信息？这些额外的信息提供了关于你自己的哪一部分线索？""照片中，除了你的身体之外，还有哪些东西是你在无意识中加入的？既然你现在已经发现了它们，你能解释它们可能传达了什么信息吗？在你的自画像中你有意识地选择了哪些内容，为什么要特别选择这些内容？除了个人意义或信息外，它们还可能承载哪些其他层面的意义或信息（如家庭、文化、秘密等）？""如果照片中的人（你自己）去世或离开了，而这张照片被陌生人看到〔也许是多年以后，也许是在外国，或者（我自己的爱好）被外星人看到〕，他们会对照片中的人有哪些了解？因为不了解照片中的特殊编码和细节，他们永远不会了解什么？"

来访者的照片可以单独作为以下问题的参考，也可以请来访者将其他艺术表现形式和（或）文字元素与照片结合起来。下列问题不应在同一次会谈中提出。有些问题可以在一天内的自画像工作中进行排序，有些问题则最好与其他技术结合使用，如回顾家庭相册或投射技术。

开始时，先请来访者研究照片（或摄影艺术作品），并以照片（而不是他们自己）为基础，回答以下问题。

1. 我喜欢这张照片的三个方面是什么？

2. 这张照片最明显的一点是什么？

3. 如果给一个看不到照片的人描述照片中的人，我会怎么说？

4. 从这张照片上你不会了解我的三件事是什么？

5. 这张照片的标题（或说明）是什么？

6. 这张照片传递的信息是什么？

7. 照片中的秘密是什么？

8. 这张照片有或可能想有的三种需求是什么？

9. 这张照片给人的三种感觉，或者可能想给人的三种感觉是什么？

10. 这张照片给我的三种感受是什么？

11. 这张照片还缺少什么？（如果照片不完整，还需要"补充"什么？）

12. 这张照片让我想起了谁或什么，或者在我的记忆中唤起了什么？

13. 现在看这张照片，似乎是为了谁（指定的人或人群）而拍摄的，为什么？

14. 如果这张照片有三个方面符合我的日常生活方式，也有三个不符合的方面，那分别是什么？

15. 如果这张照片（或照片中的人）会说话，他们会说什么或想说什么？（想象从照片中传出的话语，就像漫画中的说话气泡一样。）

16. 如果这张照片（或照片中的人）能活过来，能动起来，他们会做什么或想做什么？

17. 如果可以，我想问这张照片什么？它又想问我什么？

18. 如果可以，我想对这张照片说些什么？我想让它知道什么？

19. 如果可以，这张照片想告诉我什么？它想让我知道什么？

20. 这张照片最想改变的三件事（或我想改变的三件事）是什么？

21. 我预计会（或不会）改变的事情，或者我希望（或不希望）改变的事情是什么？

22. 如果我能把这张照片送给某个人，我会把它送给谁（或者我可能会把它送给谁）？

23. 我绝对不会把这张照片交给谁（一个绝对不能拥有它的人）？

24. 如果我的父母（或我的好友、爱人、孩子、另一半、陌生人）看到这张照片，他们的反应可能是什么？他们可能会说什么、想什么、感觉怎样、做什么或担心什么？

25. 如果我是照片中这个人的治疗师，我可能会对我的来访者有什么看法？我还会向这个人（或照片中的人）提出什么问题？

自画像练习经常与来访者"去拍摄 x 或 y"的练习相似，甚至经常重复，原因很简单，当练习以自我为中心时，来访者的身体最终会出现在这些照片中。因此，在考虑会谈之外的自画像作品时，治疗师或许应该花时间考虑从其他方面给来访者拍摄的照片和来访者自己的照片提出一些意见和建议。

上述问题所涉及的自画像也可以用第三章中关于投射技术的大部分建议问题来"处理"。因此，读者在回顾和讨论自画像时，也不妨回顾一下第三章。例如，可以请来访者假装自己可以扩大照片的边界，以发现如果"画框"更大，还可以包括什么内容。同样，也可以请来访者想象一下，如果他们必须把照片裁剪成现在的一半、四分之一甚至十分之一，他们要选择如何裁剪才不会影响照片本身的重要部分。换句话说，如果来访者只能得到照片的一部分，那么小矩形框应该放在哪里才不会影响照片的本质、意义或传达的基本主题呢？这种局部化问题（在第三章中首次提出）有助于帮助来访者集中对自己的视觉认知。

如果治疗正在干预的是人际关系或家庭议题（或者治疗师更喜欢系统/控制论的治疗方法），可以添加或替换其他问题来探索这些额外的维度。例如，请来访者再次回答上述问题，这一次是以他们认为的母亲（父亲、爱人、其他重要人物）的视角回答。

改变视角也可以作为家庭自画像练习，让全家人摆好姿势一起拍照，然后作为一个整体回答问题。摆姿势和回答问题达成一致的过程，可以成为家庭动态、协调、互动、权力斗争、三角关系、融合及其他非言语交流方面的练习。

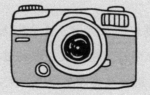

第五章

*

从其他人的角度观察：

他人拍摄的来访者的照片

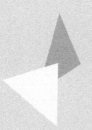

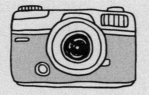

读者可能会觉得下面的言论非常熟悉。"等一下，我的头发没梳好。""你喜欢我的那张照片？呃！我觉得那张太不好看！""我不介意你给我拍照，但除非我减肥成功，否则你只能拍我肩膀以上的部分。""哦，我在镜头前永远不能放松。不管怎样，赶快拍照吧，因为不管我怎么做，照片看起来都不好看。""不行，不能给我拍照。""哇，你让我看起来棒极了！谢谢你！"对那些曾经尝试给别人拍照的人来说，这类言语可能听起来很熟悉。大多数人对自己的照片呈现出来的效果都有自己的看法，尽管如此，在大多数情况下，人们愿意与拍摄者合作，除非我们对那些想要抓拍我们的人感到十分不悦。有时，我们会主动邀请他人给我们拍照，如在摄影工作室拍照。然而，这种类型的拍摄在某种程度上类似自画像，因为我们保留了对照片拍摄的主要控制权，并享有对这些照片的所有权利。

本章阐述的内容是使用朋友、家人甚至陌生人为我们拍摄的照片：为别人而不是为我们自己拍摄的照片。尽管通常他们允许我们查看照片，有时也欢迎我们提供真实的反馈，但实际上这些照片由他们保管，而非我们自己。虽然这些是我们的照片，但它们展示的形象是通过他人的眼睛和感知过滤器呈现的。

提到拍摄照片，关键词是拍摄，在某种意义上，拍摄者"拍摄"我们，我们在一定程度上为他们"所有"，至少在隐喻上是这样。拍摄者"拍摄"我们，这意味着我们之间发生了某种关系或互动。与那些我们不确定其目的或期望的拍摄者相比，如果我们很了解拍摄者，或者至少相信他们的意图，那他们抓拍时可能会让我们感到更舒适。不管怎样，许多人可能会下意识地将拍摄的照片与自己脑海中想象的照片进行比较。在浏览许多社交聚会、家庭聚会之类的照片时，我们会下意识地寻找自己的形象，并将其与我们认为会或应该呈现的形象进行比较，这是人类的天性。

通常，当我们看到自己的照片时，不会想"那是我朋友对我的看法"。相反，看着这些照片我们会想"这就是我，这才是我真正的样子"，忘记了我们是通过另一个人的感知过滤器来看自己的。尤其当我们对自己的形象不满意时，往往会把批评的目光转向内心，认为自己不好看、笨拙、不可爱等，而不会意识到我们只是从时间长河中撷取了生命中一瞬间的样子，此外，我们所看见的照片是他人建构的我们。尽管有些人不喜欢看自己的照片，或者非常坚决地不希望被拍摄（这两种情况都可能暗示着关于自我意识或自尊的深层心理过程），但大多数人都很喜欢看自己在照片中的样子。

读这句话的时候，请你问自己以下问题：如果你知道此时此刻自己的照片是由不同的人拍摄的，如一个朋友、一个陌生人、一个你信任（或不信任）的人，你的身体还会处于完全相同的位置，或者你的心理状态依然如此吗？当你意识到照相机正在对准自己时，很可能会引发突然的自我觉察。你可能会对自己和自己的身体产生更敏锐的觉察。在某种程度上，你会觉察到照相机是对你日常生活和个人隐私的侵犯。未经允许就拍照在某种程度上是一种侵犯行为，不管出于多么好的意图。无论拍摄者想要拍摄的欲望多么纯真，侵犯是客观存在的事实。即使被拍摄者是自愿的，拍摄者的目的是可敬的，仍然存在人际关系自然平衡的失调及人际权力的转移。

当有人在我们熟悉的环境中给我们拍照时，我们的个人环境、背景环境和其他人所构成的"偶然的"隐喻性特征成为我们个人的一部分。当我们重新回顾自己的照片时，除了我们的身体外，可能会发现周围那些事物或人的习惯性模式或主题——因为太习以为常，所以我们以前没有注意到它们是那么重要。这些模式可以帮助我们更好地探索自我。

尤其当我们建设性地将我们对自己的看法与他人对我们的看法进行对比时，这种潜在的不一致在治疗上可能是有益的。有时，他人最看重的我们身上的东西，我们自己却没有注意到（或者更糟的是我们自己所不喜欢的外表，如雀斑或翘鼻子）。而有时，我们认为对他人重要的非言语信息，他们却没有注意到。

我们对自己的看法通常与他人对我们的看法截然不同。我们认为我们可以用自己的表现管理他人对我们的看法，但这只是我们对外表的诸多想法和感受中的一种。逆向使用这一过程也可能有治疗作用。也就是说，认识到我们对他们的看法可能并不是他们想向我们呈现的那样。因此，比较他人为我们拍摄的照片与我们内在构想的自身形象，看看我们还能从外部视角观察自己中学到什么，这很有用。

工作原理

本章的重点在于探究他人为来访者拍摄的照片。这些照片通常在自然情景中拍摄，或者至少拍摄时个体几乎或根本没有对自己的身体或脸部细节进行控制。由他人拍摄的某人或某物的照片，如果来访者只是偶然被纳入其中，也属于这一类。即使这些照片可能不是由来访者的任何直接行动主导拍摄的，但它们可能也有潜在的治疗作用。

来访者的照片

当人们有意识地摆姿势拍照时，他们有时不仅关心自己的身体和脸看起来如何，还关心与他们在一起的某些人、宠物、物体或其他象征性标记。相反，有时人们想从镜头中删除某些物体或他人存在的证据，以防止他们与这些物体或他人的关系被后来的观看者发现。例如，女孩在让朋友拍照时，可能会隐藏男友的所有痕迹，以免父母发现端倪。当一个人对照片中出现的内容有一定的控制权时，就会发生这样的事情。这种经过处理的照片就像自画像一样，因为我们与拍摄者有一定程度的合作。自我主导的照片中包含或排除的事物和人，都隐含着自我希望向他人传达的自我形象。

然而，当照片不是在自我主导下而是出乎意料地、没有任何准备地被拍摄时，由于偶然的关联，被拍摄者周围的环境和被拍摄者一起被纳入照片。如果有人随机拍摄某人的照片，镜头捕捉到的信息将远远超出被拍摄的具体形象。

照相机的镜头记录取景器所"看到的一切"，而人们则是有选择地看见，特别是聚焦在一个令人感兴趣的人身上时。因此，在日常生活中，我们下意识地忽略了环境中与我们关注的事物无关的部分。例如，在照片中，人们身后的电线杆似乎是从他们的头上长出来的。照相机似乎"恶作剧"般地将我们在观看"现场"图像时没有意识到的事实插入照片中；有时，在最后拍摄出来的照片中出现的这些"意外"对治疗很有用。这些"意外"很可能会发挥积极的作用，当然也可能发挥消极的作用，如呈现预期身体变化的照片。

一名来访者告诉我，她已经为她的公司宣传册预先设计了一些宣传照片。她想要的是通常那种端正挺拔的职业形象。然而，她拒绝使用拍摄出来的照片，因为摄影师在准备拍摄背景时，重新排列了书架上的书籍和小摆件，把朋友开玩笑寄给她的一张裸体男性艺术明信片露了出来。这个无意中被纳入的背景细节完全改变了她想呈现的专业形象。

另一位女士的办公桌上堆满了孙辈和宠物坐在小钩针编织的小桌巾上的照片。办公室是她的另一个家，她尽可能地把它弄得"像家一样"。她在办公桌前拍摄了一张公司年度报告用的照片，这张照片让她和其他人看到了自己的办公环境：杂乱、不专业、装饰太多，以至于没有空间放办公文件夹。

当被拍摄者要求拍摄者解释为什么他们这样取景，或者为什么他们从一大堆可能的景象中挑选了其中比较特别的一部分来拍摄时，人们可以了解到他们各自所看重的部分是多么不同。例如，一位男士被告知，"我选择给你拍摄这张照片，因为这是'真实的'你，因为你没有笑。我认为你用你的微笑掩盖了你的真实感受，只有当你安静、静止、没有一丝笑容时，我才会觉得我看到了真实的你，一个我想了解的人。"一名体重超重的来访者开心地告诉我，她无意中听到自己的丈夫向一位朋友展示他最近给她拍摄的照片，并说："这是我的妻子，她是不是很漂亮？"

当来访者展示自己的照片时，治疗师询问来访者照片中出现的背景元素，如房间装饰、家具或风景，通常是有帮助的。无论有计划的，还是同步"偶然的"进入照片中的任何物体、宠物、人，或者像植物、窗帘等细节，都可能具有重要意义。照片中的所有细节都可能是重要信息、感觉、记忆、期望等的潜在传播者。

有时，当我们找不到合适的语言交流时，有关日常的照片可以为我们说话，如下面的轶事所示。在长达三小时的飞行中，我坐在一位不会说英语的女士旁边。在我们尴尬地微笑和点头之后，她从手提包里拿出一沓用纸包裹的照片。她把照片放在托盘上，不仅成功地告诉了我她从哪里来（她站在一座清真寺前的照片，她提着一个装满鲜花的篮子的照片，她坐在一间窗户上挂满鲜花的农舍门口的照片），还告诉了我她要到哪里去（她在迪士尼乐园前拥抱着已经成年的儿女和笑容灿烂的孙辈的照片，她被儿女和孙辈簇拥着坐在沙发上的照片）。她把照片抱在胸前，用她的微笑向我表达了她无法用语言表达的情感：她爱他们所有人，也得到了他们的爱，尤其是孙辈的爱。她又指了指那些照片，然后带着疑问的神情又指了指我，于是我掏出手提包，给她看了看我收藏的为数不多的关于我个人生活和爱情的照片。我们互相指指点点，微笑着，点着头，"相谈"甚欢。

当然，观察和探索来访者对姿势、服装、装饰（如珠宝、帽子、化妆品、领带档次等）的选择很重要。来访者在决定如何着装、摆出何种姿势、是否微笑及是否有眼神交流等方面给出的理由可能是与治疗相关的信息。在探索来访者的照片时，其情感的表现方式和期望被他人看到的方式是两个主要的考虑因素。人们能按照自己的意愿呈现自己的表情吗？他们能在愿意表达自己的感受时清楚地表达，并且在不愿意时不表达吗？这些也是来访者照片的重要方面。当然，注意来访者所呈现的真实的身体和面部形象也很重要。

人们根据所处的情境、社会环境和感知期望呈现出不同的身份、形象、人设、姿态等。针对周围的人，当他们没有足够的信息来调整对这些人的反应时，他们可能会使用一种"通用"的中性面部表情。这种"公开"身份可能不会让其他人知道谁"在里面"。因为人们经常会根据和谁在一起及在做什么改变自己的身体和情感表现，他们的照片（尤其是未摆姿势的照片）很可能会向不同的拍摄者展示出截然不同的身份，但这不是有意识的。不同拍摄者为来访者拍摄的照片也可能会根据来访者对拍摄者为什么在那里的解释而有所不同。

关于我们的真相，从来没有一个单一的版本。我们的形象可能千差万别，没有哪一个形象比其他形象更特殊。不同的朋友给我们拍摄的照片会显示出我们不同部分的"真相"。我们最喜欢的照片并不一定比我们最不喜欢的照片更真实，甚至找出一个人的照片最初被拍摄的原因也是有用的信息。例如，一名来访者告诉我，作为离异父母的独生女，父亲和母亲会单独给她拍摄照片。她有时觉得，父母都希望照片上的孩子是一个理想的、快乐的、爱他们的孩子，而不是真实的自己。真实的她经常不快乐，无法向父母任何一方表达自己的情感。

许多人拍摄照片只是为了记录他们去过某个地方，我称这些为"我在"（如我在动物园、我在母亲家、我在聚会上等）。这类照片或许永远不会引起观看者太大的兴趣，或许它们可能会从相册中被取出来，或许会被重新翻阅，或许与后来的照片进行比较，因为它们是一个完整故事不可缺少的部分（正如第二章所说明的那样，我对一张我和未婚夫手牵手的照片的强烈反应的故事）。如果一个人拍照时可以选择自己所需的背景或姿势，那么探索这些选择中所蕴含的意义也是有价值的。

治疗师不仅要考虑来访者照片中的事物，还应该注意任何与来访者一起拍照的其他人。当我们不知道自己被观察时，我们在与他人关系中的行为可能与我们知道自己被观察时的行为非常不同。即使真实的人际关系状态早已改变，这种永久定格的互动会和照片一样长久。

就像细节的重要性可能在很久以后才会被认识到一样，关系的方方面面可能要过很长一段时间才会被意识到。我们内心的许多过程、冲突和感受都发生在潜意识中，我们常无法意识到它们，直到我们能从一个局外人的角度来看待自己。尽管我们的身体长期以来一直试图让我们知道它们的存在，但它们通常是我们试图从脑海中屏蔽的东西。

一位女士告诉我："我之所以决定与男朋友分手，是因为他过去对我的控制太多了，他对我做的事情除了控制还是控制。他认为我们应该马上结婚，不要等待，因为他不想在分开后独自一人。没过多久我就发现，他完全不能容纳另一个人的存在。你知道吗，他耗尽了我所有的耐心和情感能量，促使我做出最后的决定，反对与他保持任何形式的永久性关系的原因之一是，我突然意识到我们两个人在一起时拍摄的每一张照片，不管他人拍摄的照片，还是自拍照，他都紧紧地揽住我的脖子，这展现出他的占有欲很强，令人窒息，也显示了他没有安全感。每一张照片都让我觉得自己一直受到攻击、筋疲力尽，我所有的能量都用来安抚他了。我的朋友们也对这些照片发表议论，诸如'他肯定贴得很紧'，但我那时并没有真正听懂这些话的意思。"

随机拍摄的来访者和其他人在一起的照片可以展示关系的动态（当你没有意识到自己正在被观察时，你是什么样子的），查看这些"证据"可以强化情感纽带，并丰富所描述的情感联结。我们倾向于相信照片是永久不变的：一名来访者告诉我，他不介意在公共场合和新女友在一起，但如果朋友们想给他俩拍合照，他会拒绝，因为他们还不是情侣，他们的私人关系并不是固定的，他不想冒险记录一些可能不会持久的东西。

当事人对可能显示恋爱关系的照片的担忧很可能意味着这是一种有条件的安排。来访者愿意"与另一个人一起在照片中被永久地定格"，这可能表明双方在关系中都感到舒适和信任。自尊心低的来访者可以通过与生活中重要的人合影来提高自尊心，并利用这些照片来探索这样的关系是什么或不是什么（真实的或潜在的）。有时，"我的治疗师给我布置了这个练习，让我和你一起拍照"这样的借口有助于那种在交往方面不太主动的来访者打破僵局，主动冒险与他人建立联系。

对家庭系统取向的治疗师来说，来访者与其他人的照片，尤其是家庭成员的照片，可以提供关于家庭权力结盟、三角关系、情感阻断、镜映和其他行为的丰富信息。当然，这些类型的照片可以作为许多问题的线索，这些问题是关于在观看其他人为来访者拍摄的照片时的感受。

治疗师可以给来访者布置指向家庭系统的练习。例如，请来访者带来（或拍摄）显示其与各个家庭成员或已去世的家人在一起的照片。这些照片可以在之后用来探讨人与人之间的相似点和不同之处，以及代际模式。来访者也许能够通过讨论各个家庭成员给自己拍摄的照片来交流对他（她）而言困难的信息，无论新的还是旧的，可能是治疗师指定的用来说明各种主题的照片（如你最好或最糟的时刻，可能是他们眼中的你或他们想象中的你眼中的自己，可能是你独处的时候或作为家庭一分子的时候，等等）。然后，来访者和治疗师一起对比所有的照片，看看会浮现什么信息或念头。这些照片的很大一部分意义在于它们对不同的家庭成员意味着什么，以及它们所引发的对话和感受。

前面讨论的关于自画像的客观自我意识理论在这里也适用，因为查看他人给我们拍摄的照片，甚至我们自己请他人拍摄的照片，可以让我们从观察者的角度看自己。很明显，在所有的照片治疗工作中，来访者观察他们所参与的事物（包括他们自己的照片）时所看到的和理解的事物，会与外部观察者看到的和理解的不同。当一个人试图同时扮演两种角色时，随之而来的认知或情感失调会推动其进入面对和改变自己的内在自我形象的治疗过程。

不论你是否喜欢，照片向你展示你的样子。当一张照片向你展示了长期以来你一直认为是正确的东西的对立面时，如果不进行一些综合或协调，你的大脑很难同时容纳这两个概念。无论呈现的是哪种现实，通常都会在记忆中经历快速的、无意识的重新定义和重构。如果一个人认为自己的形象被不止一名拍摄者扭曲了，责怪拍摄者是一种常见的做法；然而，来访者很快就会发现这种借口本身就会带来对抗性的问题，以及额外的失调。他们拍摄照片不可能都是为了讨好来访者。

我发现，观察来访者在面对与他们认为的样子不匹配的照片时的认知冲突特别有趣。我经常听到这样的言论："我知道这张照片显示了什么，但实际上我并不是那样的。""我知道这里有很多我的妈妈抱着我并和我玩的照片，但实际上她并不爱我，不想花太多时间和我在一起。"当一个人或事件的摄影记录与来访者对现实生活同一时刻的感知发生巨大冲突时，就会产生令人惊讶的治疗效果。

来访者与拍摄者的关系

来访者的自画像和其他人为他们拍摄的照片之间的一个显著区别是，来访者和每个为其拍摄照片的人之间拥有不同的权力关系。当下的现实会被拍摄者以一种不同于来访者自我感知的方式过滤和映射。照片的目的和时机都在拍摄者的控制下，来访者可能会发现自己是受拍摄者操控的一个相对无力的对象，而不是一个权利和需求得到承认和尊重的人。

当翻看照片时，我们可能会忘记，我们看到的是拍摄者对现实的构建。在认知上，我们会认为照片中的人是他们在那一刻的真实状态，而不是他们可能被要求为拍摄者摆出的姿势。儿童和青少年似乎尤其容易模糊这一区别，这使他们更容易受到广告的影响，有时也让他们对拍摄者改变被拍摄者的现实力量感到困惑（及被拍摄者拒绝让这种情况发生的权利）。许多人，特别是年轻人，常不自觉地模糊了照片和真实情况之间的区别，并可能颠倒因果关系；然后，他们可能会因为照片中使用某种产品的人看起来很高兴而购买它。

关于这一点，一名来访者给了一个例子，她在 10 岁左右的时候被允许使用家用照相机。她和姐姐的关系非常亲密，她的父母注意到她一直在给姐姐拍照。姐姐患有唐氏综合征，并且她告诉我的来访者，因为人们总取笑她，所以她很伤心。我的来访者告诉我："我之所以给姐姐拍摄这些照片，是因为我所见过的所有照片里的人都面带微笑，看起来很开心。我真的相信拍照能让人们开心，并且我认为我是一个彻底的失败者，因为不管我给姐姐拍摄多少张照片，都没有让她像我所希望的那样开心起来！有时，她在照片中也呈现出微笑，就像她'应该'那样微笑，但这并不能引发我所希望看到的那种发自内心真实的开心。我很失望，因为，虽然她看起来很开心，但实际上她并不开心，这使我产生了许多困惑。直到今天，我都不相信他人给我拍摄的照片。"

有时，对随机拍摄的照片，拍摄者几乎没有预先考虑，对被拍摄者也没有什么提醒，多年后再看时会有完全不同的意义。一名来访者给我带来了一张她从小就保存的照片。这张照片是一个做专业摄影师的邻居在她家的家庭游泳池附近拍摄的。她刚刚进入青春期，这张照片是为了记录她第一次穿两件套的泳衣（"但你很难把它称为比基尼"）。全家人都在游泳池里戏水。她的父亲在游泳池边踩水，"当我还是个小女孩时，他最喜欢我"。"我和他一起玩闹，我开玩笑地用脚把他的头按到水下，所以你在这张照片里看到的唯一的东西就是我妖艳的姿势和胜利的微笑，他的手伸出水面，就像一个溺水的人在呼救。每当我想起父亲在我成长过程中，在我开始约会、化妆和所有类似事情上所经历的艰难时光时，这幅画面就会浮现在我的脑海里。他被这张照片吓坏了，不许我在家里以外的任何地方穿那件泳衣。对我来说，这张照片比其他任何照片都更能显示出我和父亲关系的变化，以及他对我萌芽期女性身份的控制的终结。"

允许自己被拍摄需要一个人对拍摄者有一定程度的信任，无论这种信任有多脆弱。这种信任需要（并导致）某种关系，才能使拍摄得以发生。它本身就是一种交流形式，无论双方是否愿意参与拍摄过程。如果你对被拍摄感到不舒服（让拿照相机的人控制你），那么不管你多么努力地隐藏它，或者对后来观看照片的人来说是否显而易见，这都可能会在最终的照片中以非言语的方式传达出来。当时存在的不适将永远构成你对那张照片的意义的一部分。

有时，不适感会作为一种线索，帮助来访者重新接触童年时期的虐待问题。翻看他们在场的旧照片时，我们会谈论他们回忆起来的感受。例如，那天被那个人拍摄照片时的感觉，如果照片能说出它自己的真相，它可能会说什么，或者如果让来访者选择拍摄姿势，他（她）会如何面对拍摄者。通过这样的讨论，许多潜在的权力议题和不平等被回忆起来，有时让来访者重构图像（还原"真相"，或者甚至重新拍摄它），以再现一个更真实的场景是有用的。控制问题通常通过允许谁在什么时候、什么条件下拍摄谁的动态来具体化。

如果来访者曾遭受虐待，我们经常会发现，他们的照片中有许多特别的姿势：表现出与他人保持距离，避免看镜头，把脸从镜头前转过去，试图隐藏或缩小自己的体型或可见度，用手或其他物体遮住脸或身体的关键部位，或者部分身体躲在家具后面。然而，尽管在我看来这些信号似乎经常出现在遭受虐待的来访者身上，但我要提醒读者，不要直接从中得出任何结论，即出现这些特别姿势的照片就意味着虐待确实发生了。无论在照片治疗还是在生活中，事情并非直接相关。

如果拍摄照片时还包括其他人，如亲戚或朋友，那么人们不太可能自愿站在那些让他们感到不舒服或不信任的人身边。一张偷拍的照片会捕捉到人们会自然地和他们觉得舒服的人在一起。然而，如果照片是由摄影师拍摄的，人们可能会被要求站得更近，甚至有肢体接触或眼神交流，而这些人在生活中是不会这样做的。因此，摄影师通过个人导向创造的"现实"总是人为构建的现实。

像这种摆拍的照片可以展示几个层次的现实同时共存。当针对这样的照片进行探讨时，来访者可能以言语及非言语的方式描述每一个层面的互动，甚至通过重新拍摄或想象的方式表达自己的想法。一名来访者告诉我，她非常想重拍摄她相册里大多数严肃的全家福，这样她就能站在哥哥和父亲的身旁，因为家族中世代存在的不言而喻的规则似乎是所有女性坐着，男性站后面和旁边（"他们可以更多地自由移动和呼吸"），还因为她不想在那个家庭中一直做个女孩。

有些人对被拍摄的意图表示恐惧，尤其是毫无准备地被拍摄。这种强烈的反应可能会被探究，以便了解隐藏的原因是什么：也许在过去他们曾被拍摄者虐待过；也许当前他们依旧不喜欢自己的样子；也可能是源于人际关系的，即抗拒被他人"拥有"。以上任何一种猜测都是可能的，也可能都不是。

如果被拍摄成为来访者的个人议题，那么治疗师必须想办法帮助他们消除这种担忧。各种局部化、自尊、自信或关系改善的技巧（在本书其他地方讨论过）都适用于这个过程。如果有人想要你的照片［尤其是他（她）要把它展示给他人看］，那么表明你对这个人很重要。对那些需要更积极的自我评价或更相信自己对他人价值的来访者来说，治疗师也可以把他人喜欢来访者的照片这一点用作治疗的优势资源。

许多人（包括我）都有一些自己非常喜欢的照片，但由于各种原因不能或不愿给他人看。有时，这些照片会呈现出我们不想让他人知道的一面。有些人足够信任拍摄者，所以拍摄下了这样的照片，但出于各种各样的原因，他们不想让其他人看到这些照片，其中一些是可以接受和必要的，另一些可能表明消极的自我态度，此时他们希望治疗可以帮助他们改变。

例如，我的一名来访者结交了新的女朋友，但这个女孩害怕我的来访者给他的家人看她的照片，因为她担心一旦他们发现她来自不同种族就会不喜欢她。另一位女士告诉她的父母，她最近恋爱了，并且认真地和这个人约会（但没有说这个人也是一位女士），所以她发现自己必须查看自己最近在生日派对上的照片，以确保她没有暴露这一点。那些认为自己必须对照片采取此类预防措施的来访者，在维护这些秘密和警醒方面消耗了许多情感能量。有时，治疗师询问他们"如果这张照片被你最害怕看到的人看到，可能发生的最糟糕的事情是什么"这类问题很有用。我发现，想象可能发生的最糟糕的情形有时是一种清除保守秘密引发的不必要的内耗的好方法。

举个例子，有一张照片（见图 5-1）是一对爱侣之间的温柔时刻，而他们碰巧都是男性。我可能会询问他们这样的问题："如果你冒险让你的父母看到这张照片，你的生活会发生什么变化？""如果你给他们看了这张照片，他们会说什么或做什么？你会怎么回应？他们还会爱你吗？如果他们来拜访时，你把这张照片放在桌子上，

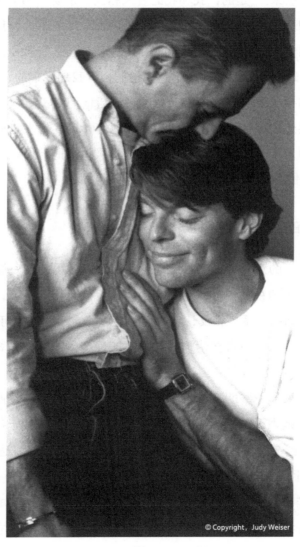

图 5-1

会发生什么？"

面对被他人评价这一恐惧，人们必须开始想方法在不疏远他们最关心的人的情况下教育他们。有时，结果和预期的一样糟糕，但他们可以存活下来，克服困难并修复关系。有时，害怕的反应只存在于他们的臆想中，并没有在真实情况中发生。

我的一个朋友身患艾滋病且即将离世，我不得不问他，在他去世后，他家里是否有什么特别的东西（如衣服、书、照片等）是不希望寄给他父母的。一开始，他咯咯地笑着，告诉我不要寄如何改善性生活的书。然后他的声音变得非常克制，却依旧透露出生气的意味："是的，我和我的爱人相拥、亲吻的那本相册不要寄。他们从未见过他。他们从来都不接纳我是同性恋，并认为我是罪人。我的爱人和我感到如此亲密，甚至感觉心灵相通，但我不能给我的家人看这些照片，否则他们将永远不会再和我说话。现在我要死了，我不想让他们拥有我那幸福的、明显被爱的部分。我活着的时候他们拒绝看到我的亲密关系，我死后他们更没有权利知道我的亲密关系。尽管现在我很想把这些照片寄给他们，让他们看看其他人是如何爱我的，但他们对自己的儿子制定了爱的规则，我不想让这些照片被他们的评判玷污，所以请把它们送给我的朋友们，让他们记住我。"

使用来访者照片的其他应用途径

一个人拍摄照片的意义可能不是上述任何一个。有可能，一张照片变得具有治疗意义不是因为其中的视觉内容，也不是因为这可能意味着什么，也不是因为照片表达了与拍摄者之间的关系。相反，它的重要性可能在于来访者可以用它来做什么，或者以后用它来做什么，或者在治疗中作为过渡性客体或其他方式的交流对象意味着什么。

一名来访者带来了一些朋友最近给她拍摄的照片。她说她在照片中表现得那么开心和放松，这对她来说那么不寻常，因为她姐姐的病情正处于癌症晚期，她对此感到非常难过。"她不愿和我谈任何严肃的事情，当我试图向她表达我对她的感情时，她也不愿意，听到了就转移话题。我们小时候像双胞胎一样黏在一起，那些无忧无虑的日子已经很难记起来了。我非常爱她，但她不让我告诉她我非常想她，也根本不让我帮她。也许我可以把我的照片给她，然后告诉她看着它，它能告诉她我的感受。我非常爱她，但我想她并不知道，我又不能直接大声地告诉她。那样我会感觉很尴尬，她也会，我们不知道接下来该说什么。也许她会告诉它，她也爱我。另外，我想在还不太晚之前和她拍张合照，但她不喜欢拍照，所以这将是一个挑战，我不想勉强她。"

人们日常的生活照也很有用。这是另一种不那么主动的照片疗法，但它仍然具有治疗作用。来访者在一段时间内拍摄的照片可以提供他们身体或周围环境变化的视觉证据，无论是好、是坏。来访者可以亲眼看到自己身体健康状况或外貌的恶化或改善。例如，来访者可以看到有关衰老、酗酒后果或体象障碍的问题，并可以直接研究这些问题，而不会受到其他人的指责。积极的方面可以是发现身体状况的期待或预期变化，如孩子长高了（连续三年站在同一张桌子的旁边）或举重训练课程的结果。

人们的照片，尤其是显示地点、时间和家庭或相关背景的照片，可以提供家庭根源和历史的证据，因此对那些在生活中被迫遭受意外变故的人来说尤其有用。一些机构开展了一些项目，为被收养或寄养的儿童拍摄照片以记录他们的生命旅程，提供一路走来他们被真正地爱着的视觉证据，这样在以后的生活中，他们就可以拥有比他们之前的大脑所能回忆起来的更永久的生活记忆痕迹。图书、寄养相册和类似的档案都是由有爱心的成年人创建起来的，这些爱心人士保存着他们在每个养育院、每个家庭和每个他们必须居住的地方被监护的照片，然后将他们更永久地存放在某个将成为"家"的地方。由于父母酗酒、无家可归或父母的婚姻反复破裂等因素，许多人的童年生活并不稳定，他们没有一致的生活故事来形成他们的身份认同。他们长期生活在混乱与动荡中，所以过去只是其记忆中稍纵即逝的瞬间。他们去过的地方的照片可能会有所帮助，因为他们在那里并参与当时发生的一些事情的照片会为那些转瞬即逝的记忆提供更强有力的联系。

在我与处于生命最后阶段的艾滋病患者的工作中，这些患者知道自己很快就要进医院了，并且在一定程度上确定他们不会再出来了，我经常安排他们先和他们的爱人、宠物、花园、珍视的东西合影，这样他们就可以带着它们到医院，当躺在病床上观看照片时，他们感觉自己似乎逃离了医院。照片中有特别的人、地点或东西是一回事。但我认为，除了上述内容外，照片中有自己是另一个重要的方面。

同样，对哀悼逝者的朋友和家人来说，我的经验是，逝者与朋友和家人在一起的照片比单单只有逝者的照片更有帮助。那些"在一起"的照片记录着他们和逝者接触、互动、在一起、被看到在一起的场景。"在一起"的照片有助于人们在记忆中保持"在一起"的感觉。

特别是艾滋病在批判艺术话语和社会学表征领域产生了自己的身体意象（Atkins，1989；Crimp，1990；Grover，1989a，1989b；Howard，1989；Ray，1990；Watney，1987）。大多数艾滋病患者的照片都把艾滋病患者描绘成被动悲伤的受害者，而不是追求生活的幸存者。然而，许多被诊断为艾滋病毒阳性的人已经开始拥有更长久的寿命，他们的照片对自己和其他想达到类似存活率的患者来说都是一种对生命的肯定（Probus，1988；Yankovich，1990）。许多艺术治疗师已经开始使用内心意象，在许多情况下还使用真实的个人照片，作为他们对艾滋病患者干预的一部分（Fenster，1989；Howie，1989；Probus，1989；Rosner-David & Sageman，1987）。对那些受到创伤或遭受污名化的人，成功的治疗通常是从让他们尝试在头脑中创造一个被"玷污"意味着什么的可见的外部表征开始的，然后设计干预措施，如可以开始植入力量感而不是放弃的想法。对自己的身体所遭受的一切负责，这往往是把握生存意志的第一步。开始拍摄一个人身体和情感变化的照片，是迈向自我认知和对正在发生的事情做出反应的一步。

具体怎样使用他人拍摄的来访者的照片进行治疗，这取决于治疗的重点。这些照片是工具，在使用时必须始终牢记治疗目标。它们的特殊好处在于帮助来访者了解他人是如何看待他们的，以及他们可以做些什么来改变这些反应，改变他们在他人面前表现自己的方式。

怎么做

探究他人拍摄的来访者的照片的内涵，可以从多层次框架的角度进行。首先是照片的实际视觉内容：照片中来访者和其他事物的图像。然后，探究这些细节对来访者的意义，既包括他（她）最初对照片的反应，也包括这些意义后来可能发生的变化。还有拍摄者角色。最后，以后如何使用这些照片。下面的干预建议清单是以这个框架进行构建的。

理解照片的视觉内容

探究来访者照片的最好方法之一就是让他们描述照片上的所有细节。讨论内容可以包括照片的拍摄过程、来访者或其他人对照片的反应，以及它是关于什么的。下面的问题很有用。

当他人拍摄这张照片时，你在哪里？你在那里做什么？你为什么在那里？发生了什么事？这张照片的故事是什么？照片里还有什么人或什么物？在这张照片所显示的时间前后发生了什么？这张照片最值得注意的是什么？你喜欢在那个时刻并在那里被拍摄吗？你喜欢和那些人一起被拍摄吗？你会在那个地方或那个时间给自己拍照吗？为什么会或为什么不会？你认为你会像拍摄者那样拍下自己吗？如果是，你会改变其中的任何一部分吗？如果会，你会改变哪些部分，为什么？你认为观看者能通过这张照片判断你在想什么或感受到什么吗？如果能，观看者能从中了解到什么？他人通过这张照片不能了解你的哪些方面？

有时询问来访者以下问题会很有帮助：你希望在照片中出现的是什么？如果添加了"缺失"的部分，照片会有什么不同？你希望照片中没有什么？如果那部分被移除，照片会有什么不同？这些变化会如何影响你对这张照片的反应？

细节的原始含义如何随时间变化

对大多数来访者来说，了解哪些视觉细节对他们来说与众不同并足以产生影响，这将是有帮助的。像下面的问题起初似乎是关于照片的内容，但它们很快就会联结到来访者对这些内容的感受和对这些细节应该传达给他人的非言语期望。

这张照片和你想象中的相比怎么样？你看起来和你想象的有什么不同吗？这些意想不到的差异是如何改变照片对你的意义的？你喜欢拍摄者捕捉到的情绪和基调吗（如俏皮、正式、严肃、逢场作戏、性感等）？这是你的真实表现吗，或者这个拍摄者用一种你认为不正确的方式定义了你，所以需要被纠正？这个被捕捉的时刻与生活中大多数时候的你有什么不同或相同之处？你能想象自己身体展示的不同方面的变化会如何改变照片的效果吗？这是你自然而然的自我，还是你的"摆姿势的行为"（当你知道有人可能在给你拍摄照片时，你会怎么做）？当你知道自己被拍摄时，你需要调整自己的哪些部分？你是怎么知道拍摄这张照片需要怎么摆姿势的？

你成功地传达出你想要的形象了吗？为什么传达出了或为什么没有？

这张照片想传达什么信息？它讲述了你的哪些方面？你觉得这张照片怎么样？你认为改变哪些姿势会使照片更真实或更现实，这样就会捕捉到你的不同形象或传达不同的信息或情绪？照片中出现了哪些你没预料到的东西，或者哪些东西改变了照片的意义？这些东西对你来说是新鲜的吗？或者它们一直是你生活的一部分（如凌乱的房间、总是出现的香烟、眯着的眼睛、塞得满满的书架等）？

只有非常了解你的人才能从他人的照片中了解你吗？你认为自己在每次社交活动中都是一致的吗？还是你的照片会因情况或拍摄者的不同而有明显的不同？你对自己的照片怎么看？有没有你不希望看到的部分？照片是真实的你，还是你总是隐藏着某些部分？一旦你的生活发生了某种变化，他人抓拍的你的照片会有所不同吗？如果是这样，在这些照片中可能会看到什么不同？现在看看这张照片，有没有什么地方是你不满意的，或者觉得被利用、被歪曲了，或者想要改变的？这张照片你可以送给你爱的人（或爱你的人）吗？如果你送了，他们会对这张照片说些什么？你对此有何感想？有没有人是你永远不会给他看你的照片的？如果他们真的看到了，他们会怎么说？

关于来访者及其周围环境的基本事实和信息在照片中是可见的，可以检查其重要性。在大量照片中反复出现的视觉内容可能特别有用。当我们分享他人给我们拍摄的照片时，我们是在用非言语的方式告诉他人，我们确实相互信任，甚至拥有更深层次的亲密关系。这些照片证明我们对他人很重要。在对照片的视觉内容进行详细探索时，这些照片所传达的关怀有时会被忽视，但它对照片主人的意义也必须始终予以考虑。

拍摄者的角色

大多数人会立刻查看自己的照片，并根据他们对自己应该是什么样子的期望来评判它们。他们有时会忘记拍摄者对最终照片的影响。当然，照片的效果在很大程度上取决于被拍摄者，但拍摄者也会介入并按自己的理解拍摄照片。因为任何这样的介入都是一种筛选过程，这是可以在照片治疗中进行探索的。

不喜欢自己照片的人通常会认为，责怪拍摄者拍摄了不好看的照片是合乎逻辑的。他们说："我本来就不是这个样子。我看起来这么糟糕都是拍摄者的错。"这可能是一个微妙的问题，治疗师要解释，照片显示的是来访者自己的脸和身体，不管这个人对结果有多不满意，事实是，在那一瞬间他（她）真的是那样的，否则拍摄者永远不可能把它拍摄出来。

不管信任还是犹豫不决，拍摄照片总是涉及把一个人的形象移到他人的照相机里。给某人拍照（即使得到许可）就是从他（她）那里拿走东西。如果拍摄者在拍摄他人前没有得到对方的许可，被拍摄者真的会感到被攻击、被侵犯，甚至被抢劫。因此，可以探究来访者的照片所隐含的被拍摄者与拍摄者的关系的信号。为了进一步探讨这方面的问题，治疗师可以提出以下问题。

这张照片捕捉到了"真实"的你吗？那个拍摄者拍摄得"对"吗？从这张照片中我们是否能了解，关于你的信息有多少是你自己呈现的，有多少来自拍摄者？你认为拍摄者加入的部分是有意的还是偶然的？你怎么知道的？你在这张照片中发现什么惊喜了吗？如果有，你觉得这可能是因为照片是由特定的拍摄者拍摄的吗？如果这张照片是其他人拍摄的，结果会有什么不同？如果这张照片是其他人拍摄的，你会有什么不同？想象一下，你的好朋友、父母或陌生人在那个时间和地点为你拍摄的照片，它们会有什么不同？整个过程会有什么不同？

这张照片传达了你和拍摄者之间的什么关系？这是否显示了你对他（她）的真实感受或对照片的真实感受？如果不是，你怎么看？你觉得拍摄者怎么样？如果同一个人在某个时间再次为你拍照，你可能想要为这次重新拍摄做什么不同的准备？你的着装、姿势、态度、面部表情、手势或道具上的改变会如何改变向观看者传达的个人含义？关于那些你不喜欢照片中的地方——那些拍摄者"弄错了"或"搞砸了"的地方——你认为发生这种情况的原因可能是什么？你能做些什么让这种事不再发生？

如果我们知道他人正在给我们拍摄照片，我们对照片就有一定程度的控制权（如果我们行使了这一权利）。从这个意义上说，最终出现在照片中的东西至少部分在我们的控制之下，尽管最终效果是由拍摄者的突发奇想决定的。拍摄者的力量至少部分被我们所接受。为了探讨顺从及其重要性，治疗师向来访者询问以下问题可能会很有用。

为什么拍摄者会在那里？为什么那个人给你拍照？你知道有人正在给你拍照吗？如果知道，你对被拍摄怎么看？是拍摄者先提出的吗？这有什么不同吗？你是否因为对方在征求你的意见时感到有压力而被迫同意拍摄？现在看看，你很高兴你同意了吗？你希望他们没有这么做吗？如果是这样，你做了什么以阻止他们？你想看拍摄的结果吗？你介意拍摄者把你的照片给其他人看吗？你为什么想看最终的照片？那些照片让你感觉如何？你有没有试图通过改变自己被拍摄的方式来影响结果？这样起作用了吗？你做了什么来改变你的视觉（非言语）展示？你会让这个拍摄者再次给你拍照吗？如果你愿意，会在什么条件下再次让对方拍摄？你希望拍下拍摄者吗，或者你愿意被其他人拍到你和他（她）在一起吗？你觉得拍摄者会怎么想？如果你可以给拍摄者拍照，你会怎么做？你希望这个过程是怎样的？

来访者照片的后续使用

我们的高中毕业 20 周年同学聚会的邀请函上，要求与会者带 20 张描述"我现在的生活"和"高中毕业后所做或经历的事情"的幻灯片或照片。在参加婚宴的时候，我经常会观看播放新娘和新郎童年时期的家庭录像或幻灯片。这些都是对人们存储的照片进行创造性使用的很好的例子。关于我们自己的照片，不管它们最初是如何或为什么被拍摄出来，都可以作为我们生活的再现，即使它们最初不是我们发起的。每当我们翻看自己的照片时，几乎都会自动想到他人会怎么看它，他们会怎样处理这张照片，他们可能会把它展示给谁（或者想要展示给谁，即使他们实际上并没有这么做），他人看到它被展示意味着什么，等等。当我们第一次看到这些照片时，对它们的感觉是值得探究的，后来我们对它们的感觉——甚至是多年以后的感觉——也可能是值得探究的。在照片被拍摄很久后，这些后来的相遇是本部分的重点。

来访者可能会被要求回顾自己多年来收集的所有照片，找出他们最喜欢或最不喜欢的照片——那些表现自己好的或不好的方面的照片，那些隐藏着秘密的照片，那些他们想要重拍的照片，等等。我们的目标不仅是面对这些照片，而是将它们作为与制定治疗目标相关的过程的线索。例如，如果一名来访者正在面对一张他（她）最喜欢的照片，治疗师可以问："如果这张照片能说话，它会对你说什么？""它会对其他人或世界说什么呢？""如果可以的话，它会怎样描述你？""还有谁会觉得你很好，能成为他们的宠儿？""谁肯定不会同意这种观点，为什么？"

如果是来访者非常不喜欢的一张照片，即使只是记忆中的一张照片，治疗师可以问："这张照片是什么样的，你为什么不喜欢它？""有人喜欢（或会喜欢）它吗？

即使你不喜欢，他们为什么（会）喜欢？""如果那个人知道你不喜欢它，他（她）的反应会改变吗？"治疗师会想要设计其他类似的问题来引导这个过程向预期的方向发展。

许多针对自画像工作的练习，在经过简单调整后都可以用于针对他人拍摄的来访者的照片工作。例如，来访者的照片可以被放大，并用作面具，在直接表达可能会令人痛苦或有风险的情况下为来访者说话。来访者也可以将"那个人"作为一个独立的身份，或者通过与之合作进行观察、对话及开展其他互动，或者实现客观的自我意识目标。

在观看自己的照片时，来访者当然也在投射，因此投射技术可以被有效地应用。类似地，朋友和家人拍摄的来访者的照片，包括置于墙上和桌子上的照片，放在相册和钱包里的照片，也可以通过接下来两章描述的技术来处理。

一位同事（在征得同意的情况下）与我分享了他的一名来访者的经历，这名来访者是一名成功的治疗师。他一生都觉得自己不属于自己的家庭，他没有融入家庭。起初他以为自己可能是被收养的，但他长得太像他的父母了，所以不可能是被收养的。他的母亲临终时告诉他妹妹一个秘密（然后妹妹又转述给他）：他的母亲曾试图流产但失败了，并且希望他没有活下来。有了这个启示，事情开始有了意义，但无意识的痛苦不断出现，并且压倒了他。

在回顾自己人生不同阶段的照片时，他注意到自己与父母缺乏联系或亲密感。他翻了好几本家庭相册，不断想起一张 8 岁时他在离家很远的地方独自骑着自行车的照片。他看着它，表达了自己作为"唯一"幸存者的感觉，作为一个不像他的兄弟姐妹那样真正成为家庭一部分的人，作为一个真正孤独地度过童年的人。

他久久地注视着自行车旁的那个小男孩，说他终于找到了自己，找到了自己内心深处那个始终知道自己是孤独的小男孩，尽管别人总是以不同的方式向他保证他并不孤单。他意识到自己从来没有全心全意地照顾或安慰过自己内心深处的那个小男孩。他说，他的工作一直专注于帮助他人，他现在明白，这是以忽视内在小孩为代价。他说，回想起来，他认为自己之所以成为一个"关心狂"，是因为他避免了探索"自己的"孩子的痛苦和愤怒所带来的痛苦。他随身带着这张照片，当他觉得自己与来访者的关系过于密切时，就会看看这张照片。它是他情感健康和被认可的护身符。

案例

这部分涉及的第一个案例将来访者的童年照片和她在投射练习中选择的隐喻性自画像联系在一起。第二个案例是 20 年前一次假日钓鱼之旅的照片，来访者后来重新查看它并发现了以前没有察觉的含义。第三个案例是一名来访者的照片，它包含了其他人无法看到的秘密，但这些信息在她的治疗中很有用（这位女士是另一位同事的来访者，也是我的私人朋友。在这种情况下，我是摄影师，而不是治疗师）。第四个也是最后一个案例，展现了一名男性关于自己的照片和另一名女性的照片的独白，两张照片都被认为是不讨人喜欢的。他的回答为人们的照片所暗示的性别方面提供了线索，而拍摄者和被拍摄者都没有意识到这一点。

彭妮

来访者可以探索记录自己日常生活中各种活动的照片，并找寻其中的意义。彭妮发现关于她的早期的照片显示，当妹妹出生时，她的生活发生了重大变化，此时她开始进入青春期。在她 11 岁时的许多照片中，她像个假小子，在树上玩耍，玩弓箭，和爸爸一起钓鱼。12 岁时，彭妮和她的哥哥抱着他们刚出生的妹妹，像父母一样开心地面带微笑看着这个婴儿（"她觉得妹妹像个特别的宝贝"），而她自由玩耍的照片减少了。她进入了少女阶段，承担了更多的责任。"我真的不想长大，但我喜欢帮助妹妹长大。我很享受当'小妈妈'的感觉，但我想念自己成为男孩们的一员的时光。"

在投射练习中，彭妮选择了两张最像自己的照片：一群小鸭子和一个赤身裸体的孩子"骑"着扫帚玩耍。对第一张照片，她评论道："柔软可爱的小生物，都依偎在一起寻求保护，等着妈妈给他们喂食。"对第二张照片，她评论道："探索，整个世界都在等着你去发现它，信任、天真及完全无限的好奇心。"当我请彭妮谈谈第二张照片时，她说："这是关于我失去的一些东西，那是我不再感受到的早年的纯真和信任，那是充满无条件的爱的时光，那时的生活只是一场冒险，没有承诺，世界是安全且开放的。当我十几岁的时候，这一切都变了，我承受了所有关于我的行为、学校和教堂的期望。"这两种技术（投射照片和真实照片）在她的思想和投射中提出了相同的潜在议题；这说明了无论选择何种技术来激活议题，重要的信息都会自动呈现。

伊娃

我们第一次见面时，伊娃已经 60 多岁了。她给我看了一张 20 年前的老照片，照片上的她张开双臂倚在码头的栏杆上，凝视着平静海面尽头的夕阳。那是我所看到的，但那实际是日出而不是日落的照片。我的这种简单的误解导致了一场很重要的讨论：在世界的另一边，每次日出也是一次日落，而实际的物理时刻同时是日出和日落，这取决于你从哪里看它。这对伊娃来说非常重要，因为她感觉自己进入了她所谓的"暮年"，对生命即将结束感到沮丧。早些时候，她曾用这样的比喻来形容生命和时间，说自己正在进入"黄昏岁月"，她害怕未知的"未来几年后的生活，就像永恒的黑夜即将逼近一般"。

这张照片多年来一直是她的私人收藏，作为她和丈夫（已去世）一次愉快的钓鱼之旅的回忆。她最初是应我的要求把它带来的，我想看看她生活中快乐时光的照片。在这张照片中，特别引起她注意的是，冉冉升起的太阳将地平线一分为二，并且在水面上的倒影和天上的云之间形成了强烈的垂直关系。伊娃说，这对她来说就像一个十字架，并补充说，这个意象给了她安慰。我注意到她站在栏杆边也形成一个"十字"形象，但不确定她是否注意到了这一点（也不确定如果她注意到了，她是否会觉得这对她有什么意义）。

我决定通过询问照片中可见的任何其他形式来间接研究这种可能性。她注意到码头的路和栏杆的平行线，都汇聚到地平线上的一个点。我问她还有其他的垂直方向吗，她立刻回答道："我自己站在那里——为什么？"我回答说，她沿着栏杆的顶端伸出的两臂与她的身体似乎也形成了一个十字形，但我又说，她可能不同意。然而，她立刻惊呼道："哇！你是对的！快看！我也一样！我就是那太阳。我是时间之流的一部分。"然后她冲进另一个房间，去拿她在之前一次会谈中选择的投射照片。

第二张照片是雪堆里的一根小树枝，与阴影一起形成了一条对比线，但伊娃认为这是海滩上较暗和较浅的沙子表面（见图 5-2）。她说："这幅'沙画'最初吸引了我，因为其中似乎有一条分界线，就像一个阴阳符号。当你问我想把自己放进这张照片的哪里时，我想盘腿坐在分界线上，两边各有一个膝盖。"

在我看来，这可能表达了伊娃对衰老的矛盾心理，以及她目前对接受这一自然

照片治疗技术
探究个人照片与家庭相册的秘密

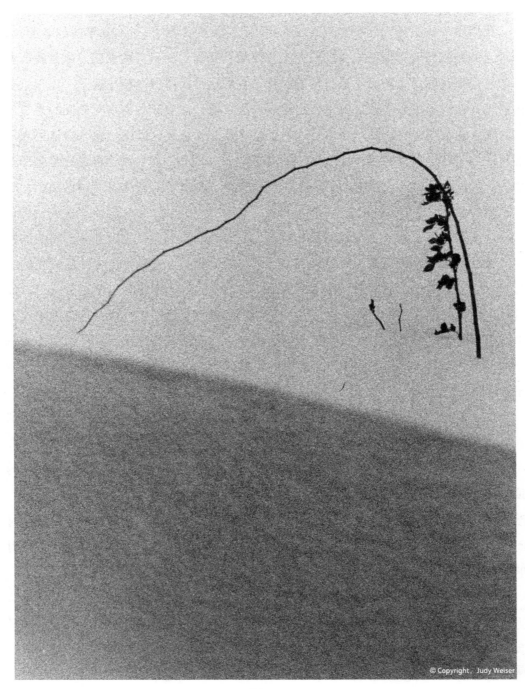

图 5-2

© Copyright，Judy Weiser

过程的不安，但我不想把我的假设强加给她，所以我试着问她，为什么她认为这两者似乎如此契合。她回答，雪堆中树枝照片提供了一些治疗过程，但直到看到钓鱼之旅的照片，她之前说的一些东西才变得更加清晰。当我们再次看那张钓鱼之旅的照片时，她意识到，她现在发现的如此鲜明的形象一直都在那里，只是在这次会谈之前她没有理解这些含义。伊娃说，当她发现这些东西并不新鲜而是一直存在时，她感到非常欣慰，尽管她之前没有注意到它们。

对伊娃来说，最终将她的恐惧与时间的流逝联系起来的并非她自身之外的因素，在她的照片中，她似乎超越了界限，就像她在投射对象（树枝）的照片中所想象的姿势一样。虽然她站在码头上，但她的头与太阳在同一条水平线的中心，水平线直接穿过她的眼睛和耳朵（"太阳就像我的第三只眼睛"）。此外，不仅地平线平分了她的头，而且她的手臂所倚的栏杆（形成了"她的"十字架的水平线）"直接穿过了我的心。我的心还在这个地球上，但我的头脑却在想其他可能存在的东西。也许这根本就不是分开的！有趣的是，它一直都在这张照片里，但我现在才注意到其他层次的意义。也许这就是我这么多年来喜欢这张照片的原因。看，我背对着镜头。我已经朝那个方向看了，我没有看着拍摄者也没关系。我通常不会那么脆弱。"

莫琳

人们经常在自己的照片中注意到他人看不到的东西。照片可以让人的内部心理过程以可见的形式呈现，但这种形式只有照片中的人才知道。有时，这种认识是有意识的，但有时它只有在照片中被辨识出时才会被意识到。其中一个最好的例子是莫琳，她是我的朋友，正在接受另一名治疗师的治疗。当时和莫琳在一起时，我的角色是帮她拍摄宣传照。她是一名歌手兼音乐家，需要一些宣传海报。在为她拍摄完照片后，我发现照相机里还有半卷胶卷，于是我建议用剩下的胶卷给她和她的男朋友拍摄一些他们俩在一起的照片。两人都欣然同意了。我没有告诉他们该做什么，该怎么看，我拍摄时他们自发地摆出各种姿势。

拍摄的照片在艺术性上让我很满意。有几张是我所喜欢的，所以当我把宣传用的照片送给莫琳时，我还带了一些最后拍摄的比较私人的照片作为礼物送过去。莫琳和她的男朋友很高兴收到这些额外的照片，并慢慢地欣赏这二十多张照片。然而，在看图 5-3 时，莫琳的脸色明显变了，她突然起身去泡茶。

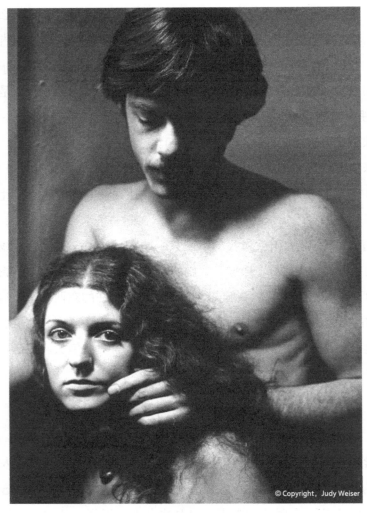

图 5-3

　　莫琳突然的情绪变化让我感到困惑，我立刻跟在她后面，问她是什么让她心烦意乱。她回答道："虽然你是我的朋友，但我并不是什么事都告诉你。我和我的治疗师一直在讨论一件事，但还没告诉你，那就是我要离开我的男朋友，结束这段关系，但我还没勇气告诉他。他什么都不知道。我得先计划好我要做什么，我要去哪里，所以我什么都还没有说，因为我告诉他我想结束这段关系之后，我无法继续留在这里。所以我想你的照片会是一些美好的回忆。但我的天啊，看看那张照片（就是那张她看后离开房间的照片）。它就在我的眼睛里。他一定会看到的。我要离开他了，我的眼睛说明了一切，现在他会知道的。"她哭了起来，转过身去，叫我留她一个人待一会儿。我回到门廊，继续和她的男朋友观看照片，他的第一句话是："看看我们在一起的这张照片，她的眼睛里流露出对我的爱。"

对她来说如此明确的东西，但对他来说完全看不出来，对当时的我也是。这种照片里的"现实"对我们每个人来说都是不同的。如果莫琳第一次看到这张照片时我不在场，我可能永远不会知道它的额外信号，也不会知道她可能会把它作为一种强有力的沟通符号带到她的治疗师那里。尽管当时的我不明白她在自己的眼睛里发现了什么，但多年后再观看这张照片，现在我认为我能明白她的意思了。照片一点也没变，但我变了。

莫琳和她的男朋友在他们的治疗过程中利用这张照片作为治疗焦点并从中受益；然后他们把这张照片送给我用于演示照片治疗。因此，这张照片几乎成为一个标志：人们经常对它有强烈但不同的反应。

有一对夫妇因这对情侣的发型而争论起他们之间的权力关系！留着长发、穿着嬉皮风格的宽松连衣裙的妻子说："他们不适合做夫妻。她很无聊，而他有点懦弱，但表现得有点霸道。我从他们的外表上就能看出这一点，因为她的头发很长，是大地母亲风格的发型，而他的头发很短，有点时尚、考究。"而留着时髦发型、穿着传统衣服的丈夫反驳说："我真的不认为他是一个懦夫。虽然我能看出他可能会被视为一个懦夫，但我的印象不是这样的。我知道他更有欺骗性，我觉得她看起来更沮丧而不是无聊。我看得出她可能看起来很忧虑。我有这样一种感觉，他会引诱她，她会意识到这一点，然后处于一种沮丧的状态。我认为我只是根据发型之类的信息来解读他们。他看起来在拍照之前去过发型师那里，而她没有，而且他看起来更有型，所以我觉得他会更有欺骗性。"我觉得那对夫妇照着镜子，同时把照片放在自己的下巴下方一起看会很有趣。

一名来访者评论说，这名男子似乎在用手指拉着女子的嘴唇，强迫她微笑。一些人认为这是一对恩爱的夫妻；有些人则认为她处于一段虐待关系中。一位女士说："我能认同她，但我不能认同他。我不介意自己成为她，但我不想让他做我的伴侣。为什么？因为他似乎太软弱了。"当我问，照片上的这位男士需要做什么改变才能让这位女士喜欢他时，她回答道："我想如果他朝上看或朝外看，而不是朝下看，我会更喜欢他。现在这样看他有点卑躬屈膝。"当被要求为他选择"配音"的姿势时，她回答道："当他失意时，他会说，'你是我的一切，我的世界围绕着你'。如果他抬头看，他会说，'你和我是搭档'。"

一名男子对这张照片做出了强烈而愤怒的回应，他说，这名男子个子不高、肩膀小等，"显然是在女人的控制之下；她可能是一个真正的悍妇，而且他经常不得不说'对不起'。看起来他像拿着一个女人的面具，准备拿起来遮住自己的脸。躲在女人后面，这可能就是他在这个世界上保护自己的方式。反正他们掌握着所有的权力"。在我看来，这名来访者表达了一些关于女性的强烈假设，展示了女性如何影响他的生活经历，给她们的角色下了定义，并向她们传递了一些未解决的愤怒。我们讨论他的强烈反应，回顾他的家庭照片，探索他父母之间的关系，以及他小时候与自己的关系。

约瑟夫

约瑟夫评论了一位女士的宣传照片。他认为这些照片"非常不讨人喜欢"。他将这些照片与朋友们最近给他拍摄的照片进行了比较。他说："被选来描绘一个人的照片应该是对这个人的赞美。当我看到这位女士的照片时，我觉得作为一名男性，这些照片并不讨喜。有些照片可能讨人喜欢，但那些不是，所以我想知道她为什么选这些照片。任何个人的照片都应该是讨人喜欢的，尤其是女性的照片。男性可以是大男子主义，也可以表现出商业的一面或其他品质，但女性应该更强调怎样呈现她们的外表。她的照片应该有更讨人喜欢的部分。"

当我问他"讨人喜欢"是什么意思时，他说这是指"与描绘男性所拥有的大集团或商业的角色特质相反的、某种闪光的特质或内在品质。女性会更注意自己的外表。我可以想象，我可以在照片中看起来很丑，但仍然保持或投射出某种品质来弥补这种丑陋。我不希望自己看起来很有魅力，但我希望她对公众怎么看自己在照片中的形象更加有意识或敏感。因此，我期待她会选择一张更讨人喜欢的照片。我认为在传统上女性更在意自己的外表，以及怎样表现自己的影响力。为什么？因为一个长相迷人的女性吸引男性注意力的时间更长，或者可能更长，因此她更有可能获得关注。典型的男性倾向于忽视那些不吸引人或不引人注目的女性"。

他接着说："现在，我知道我是一名男性观看者。我甚至意识到，大多数女性的照片被认为为了取悦男性观看者，而且男性被认为是重要的观看者——我意识到我的头脑中的这些观念，但我的内心喜欢欣赏女性！我认为一名女性在看待另一名女性时看到的是不同的品质。我认为这张照片的目的是吸引观看者的注意力，并保持这种注意力，我认为一名男性观看者会更关注一个有魅力的女性的照片，或者关注任何一名女性的最有魅力的照片。因为人们对女性的评判大多是看她们的外表，而不是她们的能力，如果我看到一张'糟糕'或'不一样'的照片，或者看到一名样貌不好看的女性的照片，尽管我可能会想为什么她会选择那张照片展示给人们看，但我不会花很多时间观看它。"

他补充说："因为这不是一张（她的）好照片，我认为这张照片隐含了一个意思，那就是这张照片是一名女性选来给女人们看的，因此有吸引力的照片不仅不是目的，而且会成为障碍。我们的社会赋予了人们这种观念，但它不是由基因决定的，也不是必需的——但这就是生活的真实方式，不管这种观念多么不受欢迎。我认为男同性恋者经常会对其他男性的照片做同样的凝视和评判，就像我意识到像我这样的男性可能会通过看女性来物化女性一样。我认为在给其他女性看女性的照片时，应避免照片是'漂亮的'，而且那些讨人喜欢的照片不会像那些展示力量或技能等相反方面的照片那样让她们感兴趣。我认为女性可能在一开始会更理智而非情绪化、更有意识地处理女性的照片，我不知道女同性恋者是否会在她们的凝视中物化女性，但我敢打赌，无论如何，有些情况会发生。这就是生活。我就是这样长大的。我可能会对这种认识感到畏缩和恐惧，并试图摆脱它，但最终，这对我来说是真的，即使我努力让自己变得自由，无论我的照片多么不漂亮，我仍然会被漂亮女性的照片吸引！"

这位男士的评论非常清晰地表达了人们普遍持有的偏见，即女性的照片如何与她们的社会地位联系起来，并指出了一种可以运用照片来揭示和检查刻板印象的工作。

练习示例

以下练习遵循与本章各部分相同的框架，因此我尝试尽量减少附带说明。然而，有时，治疗师开始练习的方式可能与后来来访者拿着实体照片被问到的实际问题一样重要。因此，以下问题的某些部分将以"阶段设置"的介绍性评论开始。此外，读者可能会注意到，这些列表中的一些问题已经作为治疗师可能会问的特定问题的例证出现在了本章中。因为我预计大多数读这本书的治疗师可能会主要回到各章的

"练习示例"部分以单独参考快速实用的建议，所以我决定重新囊括前面提到的关键问题示例，以便这里给出的列表清单更全面且完整，这样读者就不必返回去找那些单独列在每章内的问题例子了。

初步考虑事项

来访者可以被要求翻看他们收藏的照片，把那些最符合治疗师要求他们寻找的照片带来。然后，他们可以与治疗师讨论这些细节，了解其中包含的视觉细节及其在他们脑海中形成的意义。如果来访者收藏的照片中没有符合指定主题的，那么他们通常会被要求拍摄新照片（但要明确说明这些照片与自画像的不同之处）。

有时，在其他人为来访者拍摄新照片时，他们也会偶然发现与拍摄者的互动质量不同于面对面的互动。由于这种互动本身可能被证明有利于治疗，治疗师实际上可能更想以记录治疗过程中会发生什么为目的给来访者拍照，而不是以拍摄照片本身为目的。

在治疗过程中的任何一步，治疗师都可以提出问题，从来访者选择自己之前拍摄的照片，或者根据治疗师的指定拍摄新照片，到对这些照片单独或与其他照片联合进行艺术加工、文字说明等，都可以进行积极的探索，作为治疗讨论的焦点并相互观看照片和所有步骤中涉及的方方面面。来访者最好可以从两个不同的角度查看每张照片：一是知道自己是被拍摄者，二是也像在看一个陌生人一样看它。在这两种情况下，来访者都被要求对照片中的图像做出回应，不仅要直接谈论自己，还要试图与照片中的"自我"互动，就像与另一个真实的人对话一样。由于投射技术和自画像技术是本章内容的基础，因此读者可以从前两章的练习示例中获得相关信息，我在下面的问题列表中不再重复这些内容。

因为拍摄者是来访者某张照片存在的原因，所以拍摄者的角色在治疗上也很重要。当来访者和治疗师讨论他们拍摄的任何照片时，他们也在讨论他们对拍摄者脑海中正在发生的事情的预测、那个人的意图和目标及其看到最终照片时的感受。此外，他们还讨论来访者与特定拍摄者之间的关系（与其他拍摄者形成对比），因此下面还有一节关于这一部分的问题。

在推荐问题的最后部分，有一个简单的练习，以便读者可以开始学习如何以更积极和互动的方式使用来访者的照片。这是我的最爱之一，所以我把它作为一个

"样版"。这些应用程序的其他多种组合也是可能的。

来访者现有的照片

来访者可能会被要求回顾自己收藏的照片，并携带他人为他们拍摄的照片来回答以下问题。

1. 带 20 张你自己的照片。它们是你认为能最好地向陌生人解释你是谁的照片，或者能让远方的朋友了解你过去 10 年的生活的照片，或者能讲述你的人生故事的照片。

2. 带上你喜欢和不喜欢的照片。它们可以是他人送给你的很讨人喜欢或很有趣的照片，或者可以表达你认为自己最好和最差的一面的照片；或者他人抓拍你时所表现出的一系列情感的照片，或者有些是你希望从未被拍摄的照片。

3. 带上你认为有助于表达或解释为什么你现在遇到了麻烦的照片，可以是你的家人或自己的过去的照片。

来访者的新照片

来访者可以被要求让家人、朋友甚至陌生人为自己拍照，以完成以下练习。

简单的练习。按以下要求给自己拍摄照片：

1. 在你最喜欢的地方，和你最喜欢的人在一起；

2. 与一个好朋友、一个宠物、一个陌生人在一起；

3. 在家、工作、玩，参加兴趣班或最喜爱的活动；

4. 和你的家人（父母、兄弟姐妹或你定义的"家人"）在一起；

5. 精心装扮的、穿着特定服装的、素装的照片；

6. 走路、说话、睡觉、思考、做白日梦的照片；

7. 你认为你的父母所感知到的你的样子；

8. 你一直想被看到的样子；

9. 想念一个特别的人或地方。

复杂练习

1. 让一个人扮演侦探的角色，跟随你几天，给你拍照，就好像他们试图从自己给你拍摄的照片中发现你是谁，你是什么样的人。

2. 让你的每个直系亲属根据他们的选择给你拍摄照片，但你不要有意摆姿势。

3. 让一位家庭成员或其他重要的人（配偶、爱人或最好的朋友）在一周的时间里拍下他们认为最好和最差的你。尽量不要摆姿势。接下来的一周，让这个人按你想要的方式拍照；想摆什么姿势就摆什么姿势，你可以随意和他们讨论这些姿势。

聆听来访者描述照片

一旦来访者带来了他人给他们拍摄的照片，下一步的工作就可以开始了：回顾照片，讨论隐藏在视觉内容中的含义，以及拍摄的互动过程。

照片的视觉内容。治疗师建议来访者基于照片而不是他们自己回答以下问题通常是一个好办法。

1. 把这张照片描述给我听，就像你在向一个看不见这张照片的人描述一样。从最明显的地方开始，然后描述你发现的其他细节。当你看着它时，还发现了其他什么人和物？这能传达出什么？

2. 拍摄这张照片时你在哪里？你在那里做什么？发生了什么事？在这之前和之后发生了什么？

3. 你对照片中出现（或没有出现）的东西感到惊讶吗？有没有什么人或物是你不希望出现的？如果照片里没有这些你不希望出现的部分，会有什么不同？

4. 你仔细观察照片，如果让某物消失或出现可以满足你现在的需要，这些改变可能是什么？如果照片以这种方式改变后，它会有什么不同？

视觉内容的意义。下面的问题是从照片的内容开始设计的，并迅速联结到来访者对照片内容的感受及他们想与他人交流的期望。

1. 这张照片的故事是什么？它传达的信息是什么？

2. 它告诉你什么信息？你喜欢这些东西吗？你认为其他观看者仅仅通过观看这张照片就能理解这一点吗？如果不能，你必须添加什么来帮助他们理解？其他观看者能通过观看它知道你的想法或感受吗？其他人通过观看它能了解你的哪些方面？有什么是他们看了照片也不会知道的？

3. 在这张照片的表面之下隐藏着什么秘密？你的家人中谁会知道这些，或者谁会同意你的观点？让你可以放心说出这个秘密的人是谁，谁是能理解这个秘密的人？你愿意告诉他们吗？

4. 为什么拍摄这张照片？你认为拍摄者得到了他（她）想要的吗？为什么有或为什么没有，你是怎么想的？你喜欢自己的外在情绪吗（俏皮的、正式的、严肃的、性感的、感性的等）？只有非常了解你的人才能从这张照片上了解你吗？这是你的真实再现吗？还是拍摄者对你的定义可能不正确，需要纠正？

5. 你在这张照片中表达了什么情绪？你认为观看者能真正了解你的感受吗？你当时有什么感觉？你可以通过改变身体表现的哪些方面来改变照片中的情绪信息？现在看着这张照片，你是否对其中的任何部分不满意？照片有捉弄你吗、歪曲你吗？照片需要改变吗？为了使这张照片更好或更真实，它的视觉内容或你呈现的方式应该如何改变？

6. 照片中其他人的面部表情和肢体语言向你传达了什么？

7. 你喜欢的照片和不喜欢的照片之间的区别是什么？你认为这是为什么？

8. 你的这些照片与家庭相册里自己的照片或肖像照有什么不同？你对这些差异有什么看法？为了让你最喜欢的这些照片被收录进家庭相册，你的家庭需要做出什么改变？

9. 这是一张你可以送给你爱的人（或爱你的人）的照片吗？如果是这样，那个人会怎么评价这张照片？你永远不会给谁看这种照片？如果他们真的看到了，他们会怎么说呢？

10. 关注这些照片中的背景物体和细节。如果你以人类学家的角度看待他们，你能从周围的环境中了解到这个人的哪些方面？一个陌生人要具备什么样的特殊知识才能理解为什么照片上的一些东西和你在一起？一个陌生人还需要知道什么才能理解和你在一起的那张照片里有什么？

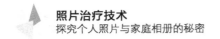

拍摄者的角色。以下问题旨在帮助来访者思考拍摄者对他们的看法如何过滤了他们所看到的内容。

1. 拍摄这张照片的经过是怎样的？是谁拍摄的，他（她）为什么要给你拍摄这张照片？

2. 你觉得拍摄者给你拍摄的照片怎么样？这就是你所认识的"你"吗？如果不是，有什么不同？为什么你认为他们出现在这个拍摄者拍摄这张照片的时候？你认为拍摄者是如何看待真实的你的？如果他（她）对你的表现不满意，下次你该怎么做，这样的话即使这是拍摄者拍摄的照片，你也可以在照片中表现得更符合自己的喜好？

3. 你还记得那天被那个人以那种方式拍摄照片时的感觉吗？你觉得舒服吗？你对那张照片满意吗？拍摄者有没有事先征得你的同意？这对你在照片中的样子和你后来的感受有什么影响？你是否因为拍摄者先问你而感到有压力才同意？如果可以，你会阻止他（她）拍摄吗？现在看着这张照片，你感激那个人拍摄了这张照片吗？

4. 这张照片捕捉到"真实的"你了吗？你认为你所看到的照片中的自己有多少是按照你的意愿拍摄的，又有多少是按照拍摄者的理解？你认为拍摄者的理解是有意的还是偶然的？你是怎么知道的？

5. 如果照片是其他人拍摄的，结果会有什么不同？如果是其他人拍摄的，你会有什么不同？想象一下，一个好朋友、你的父母或一个陌生人在那个时间和地点拍摄这张照片，每种情况下的结果会有什么不同？这个过程会有什么不同？

6. 你和这位拍摄者的关系如何？你觉得这对照片有什么影响？你认为这张照片表达了你对拍摄者的真实感受吗？还有其他关于被他（她）拍摄的事吗？

7. 因为这张照片是他人拍摄的，所以它属于他人，而不是你。关于这一点，你怎么看？你介意对方在你不知道的情况下给其他人看这张照片吗？

来访者的角色。来访者的角色可以分两部分探讨。

关于特别讨论的照片

1. 在我们刚才看过的照片中，哪些是你意识到自己被拍摄的？你怎么能通过回看它们来判断哪些是摆拍的照片，哪些不是？你能告诉我你表达的是什么意思吗？你的摆拍行为与你在日常生活中有什么不同？当你知道自己被拍摄时，你需要小心地改变自己的哪些部分？

2. 在那些被偷拍的照片中，如果你知道自己正被拍摄，"与你在一起的人，和你在做的事"会不一样吗？如果会，是什么人或事不一样？为什么？

3. 你怎么知道如何在拍摄者面前摆姿势？你有没有故意做一些事情来改变结果？如果是这样，你是如何改变你的视觉呈现的？你成功地展现出你想要的形象了吗？如果你不喜欢最终拍摄的照片，你会如何改变你的互动或姿势让你的照片在未来更真实或更实际？

4. 你愿意反过来给那位拍摄者拍摄照片吗？或者你愿意让其他人拍下你和那个人在一起吗？你觉得拍摄者会怎么想？如果你能拍摄那个人，你会做什么？你希望这个过程是怎样的？

5. 如果你知道同一个人很快又会给你拍摄照片，你会希望事情有什么不同？你会让这个人再给你拍摄照片吗？你希望在什么条件或情况下拍摄照片？你是想提前得到提醒，还是在你没有察觉的情况下让对方抓拍？

就一般拍摄的照片而言

1. 你允许谁给你拍摄照片？什么时候拍摄？在什么条件下拍摄？如果很快就按照你所希望的方式被拍摄，那人物形象要怎样才能使你满意？你会选择什么样的姿势、服装、首饰和其他装饰，为什么？你会盛装打扮还是随意一点？你会怎样摆身体姿势、做什么面部表情，如何处理与拍摄者的眼神接触？

2. 在你认识的所有人中，是否存在你不会让对方给你拍照的人？为什么呢？你要改变什么才能让他们拍摄？如果这些人在你不知道的情况下拍摄了你的照片，你会有什么感觉？你觉得那些照片会是什么样子？

3. 你会拒绝和一些人拍摄合影吗？为什么拒绝？如果你发现尽管你不愿意，但你又不得不和他们合影，可能会发生什么？这些照片和其他照片可能有什么不同？

4. 如果你参加了一个家庭聚会，你知道你会看到每个人在那里拍摄的所有照片，包括你们中的许多人，你会期望在这些不摆姿势的、对所有互动的坦率记录中看到什么？你会担心自己在某些人面前的形象吗？如果会，是哪些？为什么？看到这些照片时你会有什么感觉？

5. 你有不能给他人看的照片吗？如果有，是哪些照片？不能给谁看，为什么？是因为那个拍摄者在安排或拍摄照片时做了什么，还是其他原因？

6. 你在镜头前感觉如何？你理想的拍照环境是什么？为了拍摄一张好照片，拍摄者必须知道你的哪些特质？

用来访者的照片还可以做些什么

到目前为止，读者应该已经熟悉了如何将使用一种技术创建的照片与其他技术创建的照片结合起来。拍摄照片和谈论照片都有治疗价值，然而，由于来访者拍摄的作品种类繁多，治疗师可以设计额外的练习来创造反映来访者生活（及其与自己和他人的互动过程）的更大的艺术作品，就像下面两部分的练习呈现的一样。

第一部分。选择一张他人给你拍摄的很典型的照片，复制两份，然后把其中一张贴在一张海报的中心。查看照片中除了你的身体之外的所有视觉细节，圈出每一个部分，并在纸上画一条线，描述你与每一个部分的联系，无论物体、人还是动物。你能创编一个故事把照片的各个部分与你自己联系起来吗？

第二部分。使用第二张复制的照片，通过把照片中的人物剪出来的方式把自己从那些熟悉的环境中移除。将剪下的部分放在一个中性的空白背景上，如一张报纸。因为你现在没有其他可见的背景，同时你的新照片上没有其他视觉内容，所以你可以自由地使用你喜欢的艺术材料、其他照片、杂志上的图片甚至文字来创作一个新的作品。你也可以改变你的衣服或其他装饰品。将你的新作品与原始照片进行比较。注意它们的区别及它们对你的意义。如果你愿意，可以使用这个练习创造不受拍摄现实限制的其他不同的身份或其他内容的作品。

第六章

*

自我建构的隐喻：

来访者拍摄或收集的照片

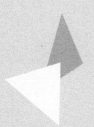

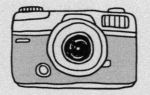

几年前，我和表妹一起去旅行，并看望了我们的亲戚，一起经历了一段美好的旅程。由于我们互不信任彼此的拍摄技术，我们各自拍摄了很多照片。回到家后，我们注意到，我们拍摄的相同主题的照片是如此不同，尽管有时我们就站在彼此旁边拍摄，看起来就像我们去了不同的地方。我们都忽视了一些对方觉得很珍贵的东西。

我们拍摄的照片显示了在多次家庭活动上各自与不同亲戚保持的不同关系，以及我们对他们的不同看法，这些都是我们之前没有意识到的，也从未想过要讨论。当我们拍摄的两组照片混在一起时，我们的密友往往能准确地分辨出哪张照片是哪个人拍摄的，尽管他们很难解释自己是如何知道这一点的。我们自己的照片似乎既能描述拍摄的内容，也能描述我们本身。

这一经验表明，当人们拍照时，他们独特的个性可以无形地"出现"在照片里。出于治疗的目的，这同样适用于人们发现并收藏的杂志、日历、书、贺卡和海报上的照片——因为"拍摄者"发现每一张照片都很重要且值得被重视。

一张被记住的照片也可能暗示一件事情对一个人的重要性。这些是本章定义"来访者的照片"的原因之一，不仅包括来访者拍摄的照片，还包括来访者收集的任何照片，无论这些照片是自发拍摄的，还是根据治疗师的指示拍摄的。

在对照片这个术语最完整的定义中，人们拍摄并收藏的照片是自我的有形延伸，而且毫不夸张地说，是对现实的自我构建，象征着拍摄者与物体、人物、地点和事物的关系，反映了我们的自我概念，为我们的投射提供途径，并记录了我们的认知。拍摄照片可以被认为是拍摄者主动决定记录一个场景，也可以理解为拍摄者被那个场景召唤和要求去记录。与荣格（Jung，1971）关于艺术起源的二分法（源自艺术家的意图或外界强加于艺术家的意图）并无不同，拍摄的照片是对其中一种或两种影响的回应。潜意识虽然会影响这两种模式，但当拍摄者不是有意识地拍摄照片，只是因为感觉时机合适才会这样做时，潜意识似乎会发挥最大的作用。

当我们拍摄或计划拍摄照片时，我们对生活本身就采取了一种不同的立场。我们自身从"不知道自己立场的参与者"转变为"观察者"。我们不再是这里正在发生的事情的一部分。因此，当我们观察并试图记录一个场景时，由于对它的"观察"让我们可以不参与其中并能够从这个过程中脱离出来，我们的角色也就发生了不可逆转的改变。真正的参与就是不知道在参与。一旦意识到我们在其中所扮演的角色，就会形成自我意识，并在我们和我们所看到的事物之间构建一个边界，无论这个边界多么具有渗透性。

大多数拍摄者确实观察到他们面前的场景是物化的，可以被操纵、捕捉、定格，或者用于某些目的。当有一个额外的动机潜在地把人们自然看到的东西变成对真实事物的定格的照片时，体验世界的眼睛确实会看到不同的东西。事实上，如果拍摄者不认为这一刻值得永久呈现，我们根本就看不到它。人们常忘记照相机或拍摄者的侵入对照片主题的强烈影响，即使只是拍摄风景。

有时，照片会在后来向我们展示一些我们在按下快门时没有意识到的东西。拍摄者有时会在自发拍摄的照片中"意外"地看到自己个人的符号表达模式（及更普遍的原型）。他们自己收藏的照片有时会揭示出那些持续数月或数年存在的、不明显的主题或模式。然而，把这些照片放在一起作为一个整体来看可以呈现收集者的生活历程及模式，比单看一张照片更有意义。个人照片以一种从未有意或计划过的方式，有力地表达了它们的主人。正如我的一位同事的来访者所表达的那样，"我拍摄的照片变成了'我'，然后可以被那个我（我本身）检验"（Combs and Ziller，1977）。

对关键的拍摄时刻，我通常更多地出于我所感受到的而不是我所看到的东西，或者更确切地说，我拍照是因为我看到的场景让我产生了想要拍照的感觉，但这肯定不是一个拿着照相机进行漫长的思考的过程，我是在停下来回顾自己独特的拍摄风格和逻辑依据之后才发现这一点的。我的一些最有洞察力的照片甚至是在我没有意识到自己按下快门的时刻拍摄的，虽然对其他人未必如此，但对我来说这种情况并不罕见。与卡蒂尔·布雷森（Cartier Bresson）所说的"决定性时刻"［或者迈纳·怀特（Minor White）所说的"等待它所选择的拍摄者的时刻"］大致相同，我的照相机向我指出了我一直在观察和关注的那些已经在我眼前准备就绪（至少被认为在那里）的东西是什么。

所有媒体都可以起中介或过滤作用，只是我们经常没有注意到这些过滤器，因为它们没有明显地干扰我们。作为一种"投射性"的媒介，照片也可以像自画像一样向观看者提供有关拍摄者自我的信息。虽然拍摄的照片中所表现的"自我"可能并没有作为一个中心实体以一个真实的、完全一样的、类似实体的形式出现在照片中。但是实际上，拍摄者的"自我"出现在他（她）拍摄的每一张照片中。

认为视觉场景总是"就在那里"等待着任何人用照相机来客观地捕捉它，而拍摄者对被捕捉的瞬间的想法没有任何本质的差异，这既是真实的，也是不真实的——这一悖论构成了本章的主要理论基础。

我偶尔会被问到，如果一个人不拍摄或不保留任何照片，这是否意味着什么。不，这个事实本身并不意味着什么。然而，在治疗情境中，我会想知道没有照片对来访者是否有影响。如果一个人没有照片，也不想念它们，不需要它们，不想要它们，那就很正常。但是，这个人是否想要拍摄照片但又觉得自己不能拍摄或拍摄得不够好？如果他（她）知道照片是可以被接受的，或者某些结果是安全的，他（她）会拍摄吗？过去的拍摄或被拍摄经历是否促使你决定现在不拍摄任何照片？有一些其他的考虑因素。例如，可能这个人的照片丢失了，重拍似乎又不太可能，或者这个人可能会感到被家人拒绝或抛弃，觉得没有一个属于自己的家庭。人们没有照片的原因有很多，这些原因和与之相关的感觉可能也具有治疗意义。

工作原理

当事情不太顺利，或者生活不像人们通常期望的那样发展时，人们会本能地建构故事，向自己（或他人）解释为什么事情不像预期的那样发展。在试图理解这一切的过程中，人们倾向于尝试将中断他们自然生活过程的事物"正常化"，以减少其陌生感，并增强他们在威胁面前的掌控感。人们使自己成为自己生活的旁观者，以便使生活更易于理解。这种观点可以帮助他们更好地控制生活的不可预测性。

治疗有效的一个原因是来访者花时间在一个安全的环境中向陌生人讲述他（她）的故事，这样做就是让自己变成旁观者，以便更好地理解自己的故事。在命名、标记，以及其他试图解释正在发生的事情的过程中，人们获得对那些以前可能脱离他们意识把控的东西的洞察、理解和控制。拍摄一张"它"的照片，或者从已经存在的（他们自己的或他人拍摄的）照片中创造一个关于"它"的故事，可以成为某些最初缺乏形式、联结及意义的事物的另一种存在方式。让来访者拍摄照片或分享照片的治疗优势在于，建构和呈现一个关于他们生活中正在发生的事情的视觉故事，可以帮助他们更全面地理解它。

拍照是一种自我表达和创造性的形式，当拍照是作为任务完成时，照片是不可能出错的，因为拍照是个人寻求的一种沟通方式，拍摄结果是自我的延伸，有助于协助解释自我。拍照可以增强自尊或帮助人们明确目标。拍照在可视化未来现实方面很有用，诸如视觉协助那些在脑海中看起来很模糊、没有任何形状的期望得到的结果、工作、成就等。照片可以作为一种尝试变化或建立关系的媒介，幻想可以通过拍照来探索，结果可以预演，沟通也可以演练，所有这些都可以通过照片完成。

更具体地说，拍摄照片的任务可以帮助来访者消除代际、文化、阶层、种族、性别甚至政治隔阂。为了增加对隔阂的容忍度，需要重新定义这些隔阂，使其无威胁性的特征。通过拍摄照片建立良好的私人关系——而不是"发射枪炮"或言语攻击——在各种情况下已经被证明是成功的，你几乎不可能对那些与你建立了明显的私人（且有希望的、积极的）关系的人随意施暴。当人们不再把对方看作陌生人或无价值的东西时，他们就会从情感层面考虑彼此，并更容易沟通，尤其当他们有共同的经历时。

例如，在与一群抢劫当地街角商店的青少年工作时，我制订了一个计划，根据这个计划，他们收到的法庭判决的一部分是拍摄其他商店老板和员工生活的纪录片。我还让他们和这些人无论在商店里还是在其他地方都要一起拍照。随着两组人之间情感距离的拉近，他们开始形成一些私人关系；为了拍摄指定的照片，他们双方需要开展交流，而且在交流中他们经常发现共同的兴趣。他们发现一些商店老板曾经在青少年时期也与警察有过冲突，这帮助我的来访者相信他们也可能会有一个积极的未来。这也让商店老板更真实、更人性化。随着计划的开展，附近破坏公物的行为很快明显减少了。类似的计划也被运用于年轻的纵火犯、商店扒手等，让他们回到犯罪现场，拍摄受害者报告自己承受的后果。在将犯罪个人化及与犯罪后果互动的过程中，我的来访者从不同的角度重新体验了他们的行为。在观看他人拍摄的照片时，来访者能够通过另一个人的眼睛看世界。

在拍摄照片时，我们对取景框里的东西有一定程度的决定权。当考虑对那些难以做出选择或承诺的来访者，或者拒绝为自己行为的后果负责的来访者进行治疗时，这可能是有帮助的。对那些在过去因虐待、强制住院或受伤致残而失去个人权力的来访者而言，当他们可以随心所欲地拍摄照片时，他们可以从随心所欲地行使的隐喻权力中获益。毫无疑问，这些个人作品是他们自己拍摄的，他们知道没有其他人参与这些照片创作。这往往会释放他们表达的天性，增加力量感和自信心。

他人赠送的个人相册，或者自己拍摄、制作或收集的照片，从家里的墙上取下或桌面上拿来的照片，以及从相册中挑选出来的照片，如果将它们放在一起作为一个整体来看，可以作为对生活的回顾总结。当一个人的生活似乎只有阴郁和厄运时，这对其积极地重新建构生活非常有用。它能激励抑郁的来访者重新发现和反思生活中美好的部分，并让他们确信，对他们来说，有人是特别的，有人会想念他们，有人愿意接受他们不断变化的生活状况。当他们的大部分身份似乎被他人或"命运"所控制时，它可以让他们掌控自己的一部分身份。对那些生活似乎失去控制的人来说，治疗师可以用这些照片来构建一条生命线，以令人信服的方式回顾他们在这场危机之前"他们是谁"的生命历程，并利用它们来明确地表示："如果有一条进来的路，就可能有一条出去的路"。即使被确诊为绝症，这些照片也可以作为对美好时光的积极肯定，有时这可以帮助来访者重新联结美好的记忆，并证明他们的生命是重要的。

拍摄照片

当我们想留存看到的图像时，会有意识地决定拍照（即使只是在我们的脑海中）。为了更好地拍照，我们可能会主动介入，设置或安排一个场景。拍照也可能是一种无意识的行为，我们注意到的某些东西以某种形式在召唤我们，似乎"想要"以照片的形式呈现。这两种情况都可能是自发发生的，也可能是为了完成治疗师或其他人布置的任务。例如，新闻摄影师要么寻找特定的图像来完成特定的任务，要么拍摄任何吸引他们眼球的照片，然后用这些照片生成一个故事。有时，几张照片后来所生成的故事，与拍摄者最初想要的他（她）所工作的方向相去甚远。

我们拍摄的照片往往比快速抓拍时肉眼所看到的更有深意。例如，有一位来访者曾经给我看他的几张艺术照片，我注意到其中很多照片似乎是以成对的事物或人物为特征。例如，在一张照片里，两个人沿着一条小路走在两棵树旁边，路上只有两根路灯柱，甚至天空中只有两朵云。在另一张照片中，两栋房子有两组台阶，可以延伸到两个相应的门口，入口的路铺设相同的砖，也有相应的灌木、对称的扶手和门廊的细节。我指出照片中有如此多的成双、成对模式，并问他是否也看到了这些。他看着我指出的东西，回复说是的，他确实明白我的意思，但他不认为这有什么特别的意义。所以我放弃了这个话题。

几周后，他做了一个自画像练习，拍摄自己在镜子或窗户上的影像，或者用物体或自然物代表的象征性自画像。其中一组照片是他在镜子里的影像，这样他看起来就站在自己旁边；他把这组照片命名为"双重曝光"。看着这些，他似乎在思考一些很深刻的内容。然后他看了看下一组照片，照片中他背对着一扇大玻璃窗，面朝美丽的落日。他本来想让照片看起来他像在外面，但他错误地使用了闪光灯，所以最终的照片根本没有显示出室外的场景。相反，背景看起来完全是黑色，反射出他自己仿佛来自窗户外面的幽灵般的形象。

他盯着这张照片，脸色变得苍白。"我以为我会看到自己一个人在夕阳下，结果我发现我死去的孪生兄弟正盯着我。我有一个双胞胎兄弟，但他没活多久。我总觉得自己不够完整，应该有两个我。他也应该活下来，或者我们俩都应当已经死了。为什么我能活下来，而他却不能？这一直困扰着我，但我现在才开始意识到他是我的一部分，即使只是在我的脑海里。"我们围绕这个主题探讨了一些问题，如幸存者的内疚感和无法实现的愿望，然后我们回头重新查看了他之前给我看的那些包含太多成双、成对模式的照片，并探索了当他拍摄这些照片时，他的潜意识深处可能在想些什么。

这个示例说明了我们如何通过拍摄照片来象征自己。每个拍摄决定都是基于内部标准做出来的。我们创造自己所看到的事物的意义，是因为我们理解视觉信息如何传递意义。我们拍摄的每张照片也都在表达我们自己，因为照相机实际上同时在两个方向上编码意义（"聚焦"）。因此，照片可以为决定拍摄它的人提供治疗上的相关见解，因为它传达了这个人被什么吸引，或者他（她）的生活中什么是重要的。一名来访者在回顾其个人相册里几年来的照片时，非常精辟地表达了她对刚刚结束的婚姻的顿悟："看看！我正处于一段糟糕婚姻的最后阶段，你瞧，不管我（那些年）的照片主题是什么，它们都有共同的元素：障碍和限制！我应该听从我的照片，而不是我的母亲，她一直让我努力维持婚姻。"

人们拍摄的每一张照片都蕴含着多层潜在意义，每一层都有潜在的治疗意义。每个人选择以特定的方式定格某一特定时刻而拍摄某一张照片的原因，可能与照片的真实内容一样具有个人意义。在来访者拍摄的照片中，我们不仅看到他们所看到的（或者至少是一个场景的再现），而且还看到在拍摄照片时他们是谁。外显的内容只是讨论中需要关注的几个重要方面之一，从来访者的角度探索照片上图像的意义和目的只是一个起点。

在某些情况下，我们最初可能不会完全理解为什么自己一下子被某些照片吸引，可能直到数年后我们才会明白。有时，我们可能永远也不会明白。

收集照片

一名来访者曾告诉我，当参观丈夫的办公室并注意到他办公桌上展示的几张照片时，她意识到自己的婚姻可能会"触礁"，她感觉自己像被"闪电"击中。在这些照片中有他的船、他最喜欢的一次钓鱼之旅、他的新跑车，甚至还有几张他和孩子们的照片，但没有她的照片。她注意到自己的办公桌上都是关于家人和朋友的，包括她与丈夫在一起的几张照片。再次更仔细地看时，她第一次发现，在所有这些"夫妻"照中，她看着他，抚摸着他，拥抱着他，而他凝视着镜头，用她的话说，丈夫对她有"一种'封闭'的身体姿势"。她告诉我，正是她和丈夫在工作场所展示的那些照片之间的本质区别，让她第一次意识到麻烦来了。

传统上，人们把亲人和家庭活动的照片放在相册里，或者在家里或工作场所展示它们。但人们可能并不总是想要格式永久不变的珍贵照片，如粘在纸上或装裱起来。有一位男士一直保持着为朋友和家人拍照的习惯，而且他喜欢让这些照片展示在外。他在自家客厅的墙上贴了一千多张照片（见图 6-1）。找到来访者在日常生活或工作场所周围保存的照片或收集的照片，可以很好地确定对他们来说什么是重要的。

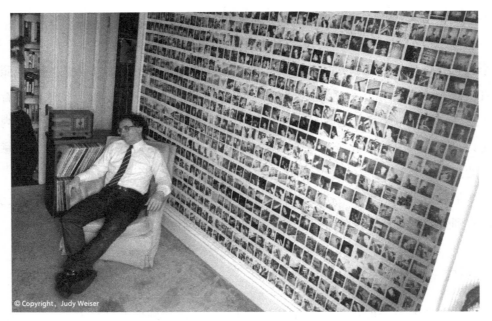

图 6-1

当他搬家时，他会把所有的照片都搬到新家客厅的墙上。他说，等这面墙贴满了，他就开始贴第二面墙。一些照片是按时间顺序排列的，另一些则是根据关系或与过去的联系排列的。对有这种展品的来访者，治疗师可能会想去做个家访。从照片治疗的目的来说，这样的一面墙比一个单纯的"相册"更容易获得更为丰富的信息，我们可以用它来了解其主人的生活和价值观。

在来访者的个人收藏中，有些照片的象征意义可能不在于照片本身，而在于这些照片是联结来访者与照片拍摄者或赠予者的桥梁。我有一张圣诞卡片，上面是礼品店橱窗里用于装饰的玻璃树，反映了巴黎的城市街景。这张卡片本身在视觉上很吸引人，但它对我的意义却在于它与送卡片给我的人（一个去世的密友）的联系。尽管卡片本身可能是到处都有的照片，但我现在看到有这种装饰的圣诞卡就会想起她。这一痕迹永久地铭刻在我的联想记忆中。正是通过这种方式，照片对收集或遇到它们的人具有了多层意义。

探索一个人拍摄的照片和他们收集或回赠他人的卡片之间的相似性也很有趣。一个朋友在和我讨论我的照片时，指出我拍摄的照片和我收集的其他人的照片（墙上的艺术品，桌子上最喜欢的贺卡，等等）之间有一些明确的联系。她注意到一种她称为"静止"的特质，仔细一看，我同意了她的说法。在我看来，照片中的人似乎在暂停的时间里一动不动，他们似乎活在自己的世界里，不受周围纷繁环境的干扰。我将其描述为"存在"而不是"成为"。说这些话的时候，我顿悟了一个我以前不理解的联系：我正处在人生的一个转折点，多年的训练即将结束，我可以走出去，成为我一直准备成为的那个人。突然出现在脑海中的词语"准备"变成了"出发"。伴随这种顿悟的是我在水中跋涉了15年而最终到达彼岸的画面。也许我当时应该出去拍摄一下自己在那个场景中的样子，以此作为一个提醒。

安排来访者拍摄或收集照片

当我预感来访者的生活中可能会发生一些事情时，可能会设计一个练习，让他（她）在我的办公室里完成，或者稍后作为家庭练习完成，因为我认为这有助于发现更多与情感相关的信息。这样的练习甚至可能包括一些听起来有些矛盾的指令。例如，"去拍摄你不记得的东西。""去拍摄你从来没有告诉过任何人的秘密。"如果没有有意"审查"，这些练习往往会引导来访者走上一条探索的道路。我经常在他们从家里带来的照片或他们在创作自画像或投射作品时的反应中获得灵感。因此，有时拍摄练习可能包括重新使用或甚至重做其他照片，或者将其处理纳入新的拍摄练习的设计中。

这些练习可以是开放式的，我可以广撒网，探索来访者的想法和镜头里出现了什么，或者可能更具体地专注于我认为来访者需要进一步探索的特定主题。本章末尾的练习提供了拍照和收集照片的例子。这些练习一开始可能看起来很简单，但当我们回顾和讨论练习完成的过程和结果时，它们可以为个人提供强大的洞察、情感解决方案和无意识方面的整合。

因此，练习可以根据来访者的需要量身定制。例如，来访者可以通过使用照片来形成过渡阶段，让他们对即将到来的倒闭、死亡、分离、寄养和其他此类议题进行控制。对这些事件的拍摄记录有助于使它们真实可见，并帮助来访者接受它们。如果旧的局面没有彻底"结束"，就很难进入新的局面。

我曾在各种情况下使用过这种技巧。例如，我请一位母亲在医院拍摄她濒临死亡的成年儿子躺在病床上的照片，也去他家拍摄照片。这个练习的真正目的是让她用这些地方的照片给自己做纪念，并用在家里拍摄的照片安慰儿子。我没有正式说出来却更有治疗意义的目的还包括让她接受这样一个事实：她的儿子再也不会离开医院，她去过的儿子的家里没有他（以后也不会有了）。拍摄照片的过程和之后使用纸质照片一样重要。

我给离异家庭的孩子们安排的练习是单独拍摄父母及自己与父母的单独合影。如果有共同监护的安排，他们将拍摄每个家庭的所有房间，以便更有意识地思考即将发生的变化，并帮助他们更好地在情感上接受各种新身份。每个家庭成员都可以被要求拍摄一些他们想要的照片（包括他们自己），并作为礼物送给即将离开的父母或兄弟姐妹，还要解释为什么选择这些照片，帮助他们根据个别需要个性化地表达自己与家人的关系。通过这种方式，所有年龄段的来访者都可以获得一些对超越日常预期的生活事件的理解和控制。

举一个简单的例子，一名年轻的来访者发现自己对是否接受一份周六的工作犹豫不决，并且无法用言语表达原因，她只知道自己很担心，这种隐隐约约的焦虑影响了她的工作面试。我让她拍摄各种各样的工作，拍摄人们工作的地方一周的状态。在来访者完成这个练习时，为了不影响他人工作，为了防止他人对一个带着照相机的青年出现在商店里感到紧张，我用信笺给她写了一封"说明信"，说明（但不把她定义为来访者）我请她为我的办公室完成一份关于周末勤工俭学学生的照片作业，并附上了我的电话号码以供核实。

这样，她就可以自由地看而不用一直盯着（通过镜头和后来的照片），她可以试探一下这个她曾经犹豫要不要进入的世界。从她的照片中可以看出好几件事。例如，令人惊讶的是，各种员工的头上都挂着大量的时钟。注意到这一点，我问她有什么可能的意义，她回答，作为一个经常迟到的人，她非常害怕不能按时上学和赴约，并开始习惯性地在自己去的任何地方放置时钟，这样她就不会总是看着自己的手表，好像对面前的人感到厌烦似的。这个照片内容的特点说明了她担忧的小细节，也说明了来自计划外的照片内容的信息是如何被用于促进治疗的。

给被认为困难的情形或人拍照，可以帮助你更清楚地了解这个问题或这段看似不可逾越的关系。例如，来访者可能会被要求拍摄与他们关系不好的人或他们实际上不喜欢的家庭成员，或者拍摄他们童年受虐的表现（如果可能，拍摄当时的房间、视觉提醒、施虐者）。这些可能是他们不想完成的练习，因为他们认为这些练习在情感上很难完成。如果他们愿意冒险，即使有必要告诉自己这只是出于治疗师的原因，而不是出于自我发起或期望的接触，但是他们经常会发现，他们遇到的最糟糕的事情是自己害怕尝试。他们可能会认识到，是自己的恐惧和抗拒阻止了问题解决。这样的练习效果可能非常强大，不仅在最后拍摄的照片上，而且在来访者切实开始象征性地收回对那些曾经感到把自己压垮的某物或某人的控制力的过程中。

练习有时会让来访者接触到治疗过程中经常出现的奇怪的共时性。虽然我不理解这种现象，但我遇到过很多次，所以我相信它的存在。例如，在一个为期两天的工作坊的第一天早上，我要求学员花一小时拍摄我提供的列表上的任何主题（如本章附带的练习）的照片。这一天剩下的时间都在进行其他训练活动，直到第二天早上，学员才看到他们拍摄的照片。与此同时，他们要做其他练习，包括处理他们带到工作坊的个人收藏或相册中的照片。

对其中一位女士来说，这种练习组合"意外地"把她过去的生活和现在的生活在潜意识层面建立起了一些联系，以下是她的原话。

我的奶奶是我生命中非常特别的人。我五岁前是由她带大的，因为我的父母都要工作，没有时间或精力陪我。我五岁时的一天，奶奶去看医生，而后死在了医生的办公室。后来，我才知道她有心脏病，但对当时的我而言，这是一个巨大的思维空白和无法解释的谜团。在我的整个成长过程中，以及到现在，我保留了许多关于奶奶的回忆、话语和个性特征。当你让我们带重要的照片去参加工作坊时，我带了一张奶奶二十岁出头时拍摄的旧照片。我很重视它，因为照片中的奶奶和我二十多岁时非常像（至少有人曾告诉我，我们非常相像）。即使是现在，我也常觉得她以某种方式与我同在。

不管怎样，当我们被要求就其中一个主题拍照时，我选择了"四十年后我想成为什么样子"。我对是否能在这个城市的工业区找到一个七十多岁的人感到担忧，对找到一个我想成为的人更没有期待。尽管如此，我还是走到停车场，一位精神矍铄的老妇人向我走来，她正要去街角的公共汽车站。我从很远的地方给她拍摄了七张照片，因为她似乎对被拍摄感到不安，我不怪她！她上了公共汽车就不见了（见图 6-2）。

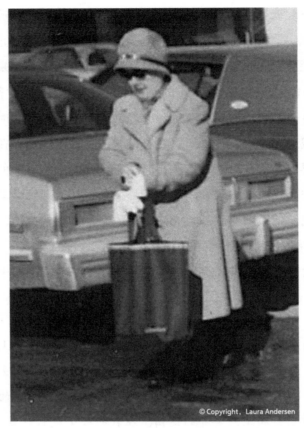

© Copyright，Laura Andersen

图 6-2

那天晚上，当我回到家时，这个老妇人在公共汽车站的形象真的让我很困扰，因为它似乎唤起了我对奶奶的许多记忆。我找了一下，发现了这张我奶奶穿着冬装站在农舍前的照片（见图 6-3）。她的外套、帽子及她的举止与我拍摄的那个老妇人惊人地相似。我甚至没有意识到我拥有这张特别的旧照片。我已经好几年没看到它了，但很明显，这张照片保留在我记忆深处。

所以在我奶奶去世 31 年后，这些图像被合并处理。第二天，当我们取回照片时，所有这些"巧合"都得到了证实。这组照片看起来几乎在说"你好，再见"，我甚至把在公交车站拍摄的照片的拼贴作品命名为"再见，奶奶"。我还是不敢相信这件事背后的力量。这是我所见过的最强烈的共时性的例证，这个发现令人确信和兴奋。

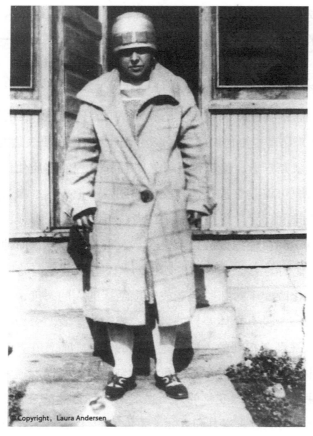

图 6-3

这个例子说明了拍照这一照片治疗技术所存在的内涵和意义，比单纯查看治疗期间来访者带来的已有照片要多得多。因此，我发现，精心设计的拍摄或重拍旧照片的练习既令人兴奋又有价值。

来访者创作照片的其他方面

我不仅对来访者自发或被要求拍摄或收集的照片感兴趣，而且通常对这些照片如何在更复杂的处理过程中进一步作为代表性作品使用更感兴趣。由于在接下来的各章及本章末尾推荐的各种练习中，我们会更深入地讨论来访者提供这些照片后该如何与它们工作，我在这里仅简单地强调，这些额外的组合和排列的存在本身就是非常有效的辅助工具。

来访者可以被要求描述那些不可见的照片，诸如那些已经丢失但仍然记得的照片，甚至那些从来没有真正拍摄过的照片。例如，"如果我在过去一年曾拍摄照片，它们会显示＿＿＿＿＿＿＿＿＿＿＿＿＿＿"
"如果在我们真正见面之前，我要拍摄我的生活照片，把它介绍给我未来的姻亲，这些照片会是＿＿＿＿＿＿＿＿＿＿＿＿＿＿"，等等。要求来访者用言语描述他们脑海中的画面，通常比让他们回答问题获得更多情感信息。我甚至让来访者拍摄他们的梦，或者他们无法用言语表达的东西。

拍照过程本身就是疗愈，这是创造性艺术创作过程的本质使然。同样，打印以前拍摄的照片本身也可以是有选择性地交流和创造性地表达，因为打印出来的照片将由个人选择、安排和保存。正如一名来访者告诉我的例子那样，他在冲洗了家人的照片一周后才意识到，他把他的父亲完全从人群中剔除了，而他和他的兄弟姐妹们一直没有注意到他们的父亲"没有出现在照片中"，直到他们的母亲指出这一点！

随着我们的文化改变了对那些变老或罹患绝症的人的态度，他们开始被视为独立的个体，而不是一个没有个体差异的老年人或绝症患者。努力维持生活质量是老年人和其他传统上被剥夺权利的人群日益关注的焦点，而且在各个年龄段的人的各种治疗应用中，生命回顾工作经常被用于提升自尊。生命回顾通常是那些预测自己的生活可能会结束或发生剧烈变化的人所采取的一种自然的过程，因此老年人"成为使用照片治疗技术重获过去岁月和人际关系价值的自然群体"。

照片治疗文献虽然记录了本章的技术在所有年龄群体中的大量应用，但特别强调了这种技术在老年群体和那些需要处理生命丧失议题的人群的有用性（Walker and Cohen，1984）。照片满足了这些人的肯定生命和唤醒记忆的目的，所以使照片治疗成为对这些人群特别有用的干预方法。

大多数可以单独应用于个体治疗的照片治疗技术只需稍作调整，便可以适用于更大的群体，当一个人与老年人或绝症患者及其他生活在庇护环境中的人一起工作时，记住这一点很有用。许多照片治疗文献记载了照片治疗在医院环境、群体生活环境（养老院）、老年人日间活动项目、社区中心活动项目，甚至老年人和学龄前儿童共同参与的联合项目中的应用。

在这种情况下，照片治疗的干预措施通常被用来帮助人们恢复对个性、个人意义和意识的觉察，为建立社会联系和认可成就提供一个工具，发挥人们以前未被开发的创造力，帮助人们重新获得对自己生命的连续性和重要性的觉察，并在回顾他们的生命时，既能促进交流，又能更好地接受生命即将结束的观点。因此，针对上述人群的照片治疗工作与传统的心理治疗目标（从家庭认同中分离出来或改善与他人的人际沟通技巧）不同，因为这些人在不同的发展阶段或能力水平上的需求和期望通常非常不同。

怎么做

本章从来访者拍摄的照片、收集的照片和让他们完成基于照片的练习的角度，来处理他们的照片。然而，在实际应用中，这三者的区别经常是模糊的和重叠的。例如，在生命回顾的工作中，我要求来访者带来各种各样对他们来说有意义的照片。这通常涉及各种各样的摄影艺术品，也包括他们自己拍摄的照片。可以请他们对这些照片进行加工，比如拼贴作品或积极想象，进一步整合照片的多方面特质。

我通过询问来访者一些简单的问题来开始工作。例如，他们常拍摄什么样的照片？这些照片通常是关于什么的？他们为什么会这样认为？他们喜欢自己拍摄的照片吗？他们喜欢拍摄什么？什么时候拍摄？他们怎么知道什么时候是拍摄他们想要的东西的合适时机？当他们拍摄照片时，他们通常会得到他们期望的结果吗？如果不会，通常会出现什么问题？当他们回顾自己的照片时，这些记忆仿佛建构了他们生活中的哪些故事？他们看着这些照片有什么感觉？这本身就是一种非常好的开始自我反省的方式，而且相对来说没有那么痛苦。

当你数照片上的人数时，会发现总是多一个人。这个人就是拍摄者，尽管他们经常是看不见的，或者有时只是作为影子被注意到，但是他们总是以某种方式参与其中。因此，应该用诸如"你认为这张照片是谁拍摄的"这样的问题来询问来访者，以探究他们收藏的每一张照片。"那个人实现了他们希望或想要的结果吗？""为什么实现了或为什么没有？""他们拍摄照片有什么特别的目的吗？可能是什么目的？""这个人想要在那一刻定格时间或将这个地方或人永久定格在照片上的原因是什么？""当他们第一次看到照片时，他们可能会说什么或想到什么？""他们现在会对那张照片说些什么？"提出上述问题及其他类似问题，旨在找出如果来访者把自己想象成那张照片的拍摄者，可能会有什么不同的答案。这就是如何将来访者拍摄或收集的照片与投射技术相结合的方法：有时，治疗师假装来访者拍摄的照片可以释放他们的感受或信息，这些感受或信息可能无法通过单独使用他们自己的照片获得。我们拍摄的所有照片同时也是个人投射和自画像，为每种"起作用的"方法所建议的技巧都可以很好地与任何其他类型的方法结合使用。

来访者为响应一个吸引人的主题而拍摄的照片可以也应该被询问，以探索其计划拍摄和自发拍摄的照片的各种可能性。来访者计划拍摄照片的原因、相关背景，以及与预先的期望有关的结果如何，都需要考虑。关于后者，问题应该集中在那个时刻是什么样的视觉和情感内容如此强烈地吸引了来访者的注意力，让他（她）觉得自己必须拍摄它，而不需要事先考虑。在任何情况下，当来访者描述一张照片及其对他（她）的意义时，治疗师可能会有不同的感受或反应。如果治疗师不带评判地分享其对这些照片的感受，作为对该照片备选的、可能性的解释，它们将有助于探索人们如何及为什么会对相同的视觉刺激产生不同的看法。

投射技术：使用现有照片

如果来访者能分享其拍摄或拥有的照片的特别之处，治疗师可能会了解到来访者在生活中所看重的东西。首先，治疗师要求看来访者钱包里、书桌、饭桌或冰箱上的照片，并要求他们把自己感兴趣的照片剪贴簿或图片集带来，即使这些照片是别人拍摄的也可以。你们一起看着这些照片，治疗师问一些问题，并让来访者说一说更多有关照片的信息是很自然且没有威胁的：为什么拍摄每一张照片？与照片的主题内容相比，照片的每一部分是什么？与拍摄那天或第一次看到照片那天相比，现在你看到它感觉有什么不同？有哪些与此相关的记忆？当你看着它们时，你会有什么感觉？你正在看的这张照片与你的其他照片有什么相似与不同之处？它与你的家庭相册里的照片相比怎样？

我们所探究的是来访者拍摄了什么照片，以及他（她）为什么在特定的时间和地点拍摄每一张照片。还有，是什么让他们做出了拍摄的决定？也可以引导来访者思考他们对拍摄者的影响。也就是说，他们把什么归因于照片可能传递的或使自己精神振奋的东西？一个非常有用的问题是，如果来访者只能从这些照片中选择一张最能代表自己的照片，那他（她）会选哪一张？为什么？

每当我看到来访者的大量照片时，我都试图注意其中是否有重复的图像、符号或主题。当我开始觉察到来访者视觉兴趣的节奏或规律时，我经常会表达自己的看法，并询问他们是否同意。如果我们注意到类似的东西，那么我可能会将上述规律性评估为个人符号的可能模式，或者更深入地探索其原型意义。我可能会使用直接的互动技术。例如，请来访者向照片提出以下问题："你是如何对等地展示我的肖像的？""你代表我的哪些部分？""你想和我的哪一部分交流？""你觉得我的生活怎么样？""你想让我注意什么、谈论什么、讲述什么、询问什么？""你想告诉我什么（关于我或我的生活）？"来访者可以回答照片的问题（甚至与照片对话），不论直接说出来还是在内心对话。

当来访者开始解释自己为什么拍摄或保存一张特别的照片时，许多以前从未想过的事情开始变得有意识。在这个阶段需要处理的问题是，来访者为什么在那个时候以那种方式拍摄那张照片的信息和感受："你为什么选择那个时刻？为什么那是'合适'的时机？你是怎么知道的？你是如何决定拍摄什么物体、什么人，或者把多少内容纳入拍摄范围的？你得到了自己希望或期待的结果了吗（这并不总是同一件事）？你是出于直觉还是有计划地拍摄的？如果是凭直觉拍摄，你的直觉是否让你获得了你想要的照片或你认为会看到的照片？如果是按你的计划拍摄，它是否符合你之前的预期？你怎么知道的？照片中的什么东西肯定了这一点或者让你失望了？"

"下次你会用不同的方式来做吗？如果会，为什么？如何做（或者为什么不做）？你希望这张照片从概念（或情感）上捕捉到什么？你希望以后看到它时会带给你什么？当他人看到它时，你希望它能在他们的精神上或情感上唤起什么？他人看到它时是什么反应？这与你认为其他观看者会看到或感受到的相似吗？如果相似（或不相似），你认为为什么会发生这样的情况？（也许来访者会问这些人为什么不一样。）是否有人对某张照片的反应始终与你的不一致，但所有其他人是一致的？你认为为什么会这样，造成这种不一致的原因是什么？他人告诉你，他们认为你的照片反映了你的哪些方面？你对此有什么看法？你对此有什么感觉？"

人们拍摄的东西当然很重要，但他们没有拍摄或没有注意到的东西也很重要。针对这个方向的探索也非常有用。询问来访者通常情况下的拍摄规则可以揭示他们的价值观。他们无意识或有意识地排除（或虽包含但没有注意到产生任何视觉差异）的东西，至少与他们有意识地包含或关注的东西一样重要。因此，我有时会怀疑，他们是否会回避拍摄什么类型的照片，或者他们是否在自己的照片中突然惊讶地发现了他们之前未意识到的东西。有时，他们可以带着"找到"的照片来代表某些主题或感受，而他们自己根本不会拍摄这些照片。对来访者而言，如果直接面对事物（包括自己的自我形象）具有威胁性，那么收集或拼贴以前的照片可以作为一个很好的过渡性对象，帮助来访者开始探索这些内容。

就像前面提到的使用记忆中或想象中的照片一样，治疗师可以要求来访者思考他们可能拍摄或发现的照片，并谈论这些照片。他们将能够非常清楚地看到"照片"，即使治疗师不能看见。在这种模式下，这可能是一种开始询问的安全方式，因为与针对来访者负责拍摄或带来的照片进行工作相比，这种模式的威胁性更小。非正式的语气是最令人舒适的："在你的生活中，有没有什么时刻是你希望用照相机记录下来的？""如果有，它们会是什么样子？""现在你住在这个新的寄养家庭，如果可以的话，你会拍摄一些什么照片，以让你的父母看到你的新生活是什么样的？这种生活与和父母住在一起有什么不同？你感觉更好还是更糟？""回想一下你上次度假旅行时拍摄的所有照片——现在你最珍惜的是哪一张？""如果你能在工作中做出五个改变，然后用照片把这些变化展示给我看，我会看到什么？""在我的办公室看到过的照片中，有你想要复制的（或你希望自己拥有的）吗？""是什么样的照片？你为什么想拥有它们？""如果我让你拍摄照片，你会拍摄什么样的照片？"。

积极技术：让来访者拍照

在请来访者出去拍照之前，我们需要确定他（她）是否愿意这样做。有些人喜欢拍摄风景或物体，而不是人。如果一个人请求他人允许他（她）拍摄他们，他（她）可能会感到尴尬或害怕被拒绝。那些不喜欢被拍摄或觉得被拍摄侵犯了个人隐私的来访者可能会认为其他人也有同样的感觉。然而，如果与人们的社交接触是治疗目标的一部分，那么这种困境可以通过各种减少焦虑的方法来解决。例如，排练，在大型公共集会上或从远处拍摄，只在脑海中拍摄（不需要照相机，只是可视化想象），等等。

如果来访者害羞或不自信，拍摄练习可以这样设计。首先，用广角镜头远距离拍摄地点或人物。然后，使用长焦镜头在视觉上（但不是物理上）开始靠近拍摄对象。最后，当感到更舒适时，来访者使用普通镜头在物理距离上更接近拍摄对象。或者，从在公共场合拍摄人群开始，然后慢慢地（在数周内）让来访者缩短物理距离和人际距离，在更私密的环境中拍摄一个人的特写。

当来访者与被拍摄者、观察者及后来观看他们照片的人互动时，其社交技能同时也在发挥作用。由于大多数被拍摄者都希望看到他们的照片，因此来访者与被拍摄者分享这些照片的经历成为他们后来建立友谊的基础。来访者不需要告诉陌生人他们的治疗师要求进行此类活动，他们可以简单地说这是一个"摄影练习"，这并非歪曲事实！

完成练习有时是来访者的第一个标志，表明他们可以创造出令自己或他人满意的东西，或者他们可以引以为傲的东西。如果他们也喜欢这张照片，也就无法反驳这一点。当他们意识到他人对他们创造的东西印象深刻时，尤其当他们知道自己在没有被告知要做什么或如何做的情况下完成时，他们的自尊和自信会得到提升。这是他们能够以非言语方式创造出他人欣赏的东西的有形体现。通常，言语交流有困难的来访者，如孤独症患者或智力有限的人，会发现自己很喜欢拍照，即使他们带来的是对其他人来说没有意义的照片，如模糊的树梢、死胡同或垃圾桶（Hopper，1990）。

当我与起初可能会犹豫要不要拍照的来访者开始工作时，我通常会以非常开放式的练习开始。例如，"把镜头对准任何能吸引你注意力的东西上。""去公园拍照，或者去看小联盟球赛。""在派对或家庭聚会上拍摄几张照片。"我强调我只是想通过"亲眼目睹"而不是仅仅听说来更好地了解他们的生活。我强调这没有什么不可告人的目的，也没有什么不可告人的动机，当我查看他们带来的照片时，我也不会调查任何特别的东西。我只是想更好地了解他们对什么感兴趣，他们生活中都有哪些人。

让来访者拍摄的照片可以是捕捉构成他们日常生活的特定事件、地点、物体等，也可以专注于捕捉更抽象的概念，如感觉或记忆。要求来访者拍摄他们的抽象感受，无论作为一项开放式的任务，还是要求他们捕捉他人表达的特定情绪（如恐惧、愤怒、悲伤、沮丧等），都可以起到治疗作用。来访者不仅有机会了解他人的这些感受，还会发现他人能够恰当地表达这些感受。他们确实能很好地了解这些情绪是什么样子，也可以隔着"一臂远"观察它们，看看它们是否适合自己。人们必须先面对让自己害怕的感觉，然后才能去冒险；必须先面对人们憎恨的事情，然后才能发生任何改变。

治疗师可以创造性地设计练习，以便让来访者探索他们的感受。我可能会让来访者拍摄任何让他们感到悲伤、快乐、愤怒、担心、安全、害怕或沮丧的东西，或者直接拍摄任何引发他们强烈感受的东西。这些练习验证了来访者的感受，并向来访者表明我确信其他人也有这种感受（自己没有发疯）。在寻找、发现和记录这些感受时，来访者必须在认知上描绘和定义它们，以便有意识地检查它们。

同样，我也会让他们拍摄自己的问题，这样我就能更好地理解他们，或者拍摄他们的希望、梦想及向世人展示其不为人知的真实的自己，等等。

我可能会使用一般的宽泛性焦点的练习，如"每天至少拍摄一张照片，然后写写相关感受或对着录音机说说照片的相关内容，当你下周来的时候，给我讲一下这一周的收获"。或者更聚焦的主题，如"拍摄那些和你有相同感受的人"。我特别喜欢让来访者做的拍摄练习有以下几个："在 20 张或更少的照片中呈现我的生活""在我的生活中有什么问题""在我们的关系中让我生气和沮丧的事情""我想对我的重要他人做出什么改变""我真正想从生活中得到什么""让我烦恼的事情"。或者自我反思话题，如"没有人真正了解的我"。当然，这些照片本质上是自画像，但它们也是来访者有意识构建的照片，通常不是他们直接拍摄自己的照片。无论如何，这些照片将表明什么对他们来说是重要的，什么在他们的生活中是重要的，以及他们潜在的价值观、态度、信仰体系是什么，等等。

我的操作程序包括：从把我的照相机借给来访者使用（下次治疗时还回来），到要求他们使用自己的照相机，再到要求他们复制个人收藏的照片并回答指定的问题。我甚至会让他们画出照片的样子，如果他们有机会拍摄这些照片，它们就会存在。我布置的练习可能是请来访者从可能的主题列表中选择一个或所有的主题。拍摄特定数量的照片。有时，我没有给出具体的主题，而是让他们拍摄自己想要的主题。（很多来访者自己想出了非常好的主题，如"我爱你，你似乎不知道""这个家庭对我意味着什么""等放学了，我会＿＿＿＿＿＿＿＿＿＿＿＿"等）。

除了这些可能性外，来访者还可以拍摄照片、收集照片或找到能够帮助他们总结日常生活或反思个人经历的照片。这可以是表达当下的感觉，如"请创建一个关于你自己的剪贴簿，你可能会把它寄到另一个国家，告诉你的笔友（或远房亲戚）更多关于你和你的生活"。或者它可以是一种生命意义的回顾与总结。例如，当我让来访者考虑当他们的生命只剩下一个月（三个月、六个月，随便多少个月）时，他们必须努力收集代表他们人生旅程或价值的照片，并且创建视觉遗嘱或构建他们的视觉遗产。这种情况下的练习事例可能包括："我生命中尚未完成的事情""我死前想做的事情""如果这是我能拍摄的最后一张照片""向未来的人展示我是谁和我的生活是什么样子的（给一百年后出生的人）""我想留给我的孙辈的视觉遗产""一份展示我生活中所做事情的文件，以便人们能看到我的生活是有目的的""一份显示我是过去和未来几代人之间的关键桥梁的文档""我的生活是如何走到今天的（我自己生命故事的标志）""我的成就（尽管对他人来说可能并不重要）""我所做的让世界变得更美好（或帮助人们）的事情"，等等。

这些练习产生的照片可以作为治疗性的图像，或者正如下面所讨论的，它们可以作为进一步的照片或艺术治疗组合探索过程中的基本组成部分，如创建个人生命线或其他拼贴工作。

在与治疗师会谈的过程中，可以使用照相机为来访者刚刚说过或试图表达的内容提供即时的视觉表达。例如，当来访者需要即时的额外视觉反馈因素时，这种即时性照片常有极大的治疗优势。使用"隐形"照相机也会很有帮助，如让来访者在脑海中"拍摄"（或记住）照片，并勾画或描述图像。我的一位同事（McDougall-Treacy，1979）根据这些原则开发了一个有用的练习，参与她的"人即照相机"获得的体验，既有启发性又令人愉快。

在后期复杂应用程序中使用照片

来访者可以利用他们拍摄或收集的照片制作拼贴画、生命线、视觉故事和其他创作。然后可以使用与前面各章相同的程序开展工作。然而，在这种环境下，在整个拼贴过程中，治疗师都可以与来访者"交谈"、交换问题、表达感受。对更小的来访者来说，可以请他们用这些照片创作一本漫画书，并在下面写脚本或对话，或者在完成的照片或复制照片的本子上创编故事，这也是有帮助的。

我的指导可能会产生一种有用的材料。例如，"把你带来的所有照片以你能理解的方式把它们放在桌面上（或一大张报纸上）；现在它们都在那里了，或许你可以和我分享一下，当一下子同时看到它们时（这可能与单独一张一张地看到它们时不同），你会有什么感受或想法。"或者"现在，它们已经以最合理的排列方式被固定下来，试着用线条、形状、颜色、文字甚至其他图片将它们联系起来，以支持或解释最初的布局。"让来访者使用艺术材料和杂志图片或文字，或者建构视觉／语言叙事来填补空白或进一步详细描述他们对整个拼贴画的整体反应，治疗师可以从中获悉可能无法在讨论单张照片时得到的非常有用的信息和情感细节。

例如，一名来访者摆放了一幅拼贴画，其中中间的 5 张照片光线明亮、色彩丰富，而与这 5 张照片相邻的紧挨着四个角的照片则呈现阴郁的暗色调，两类照片形成鲜明的对比。她在这些角之间画了暗线，形成一个包围明亮的角的边界。她只出现在角落里，中间都是她的亲人。无论照片治疗还是艺术治疗，都能在这方面有所帮助，而如果将它们结合起来，对任何接受过这两种治疗训练的治疗师来说，都能提供更多的建议。

在来访者面前展开大量的照片（不固定在纸上），可用于需要移动照片或给照片排序的练习。我甚至会请来访者从杂志、家庭相册甚至我自己随时准备的供投射使用的照片集中寻找其他照片。照片互动练习（如本章末尾详细描述的空间站练习和下一章讨论的环形练习）通常是一步一步地完成的，这样来访者就会在结构化的背景中面对照片及其含义，并衡量它们对个人的重要性或价值。唯一的要求是照片对来访者个人有意义，而且在选择活动过程中使用的照片时，来访者要考虑自己的选择标准。

一旦把照片摆出来，所有的照片就一览无余，我可能会暂停一下，谈谈整个成品或选择的过程（如来访者在选择或摆放过程中是否遇到了任何情绪反应或惊喜）。但我更常用的是直接进入感受中的积极部分，因为谈话可能是一种强烈的干扰。

例如，在空间站练习中，我请来访者从更大的相册中选择 6 张照片（详细信息见本章末尾的练习示例），然后把其余的照片收起来。最终来访者必须从一系列照片中选择 1 张最有意义的照片。这些照片实际上是按照它们对来访者的价值被排序的（从1 到 6，1 是整个照片集中最重要的一张）。练习开始时的照片数量是任意的。如果时间不多，你可以从 4 张或 5 张开始，如果有几个小时的空闲时间，你可能更喜欢从10 张或 12 张开始。无论优先排序过程持续多长时间，来访者应该保持沉默。这是一个非言语的过程，如果做得好，来访者在集中精力看照片时，可能会处于一种类似出神的状态（见图 6-4 和图 6-5）。

完成这部分练习后（见本章末尾的练习示例，以获得确切的说明），请来访者谈论过程本身及每个图像。通过前四章中提出的互动问题，现在治疗师应该非常了解对来访者拍摄（或发现）的每一张照片开展治疗的可能性，以及在来访者观察时让它们相互对话或互动的方法。

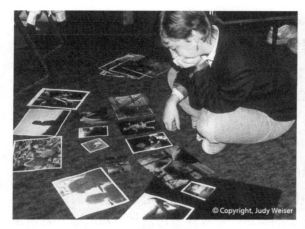 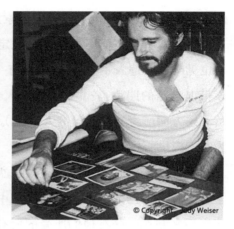

图 6-4   图 6-5

空间站练习可以促成一些我所遇到过的最强的治疗效果。在练习中，请来访者想象他们已经实现了自己的终极愿望，即独自一人在太空旅行，并愉快地占据一个空间站，在他们的余生中不会再与人类接触。他们必须快速打包，只能带几件个人物品，以及不超过 6 张照片，尤其是他们再也不会回来，也不会再看到地球或地球上的任何人。这种准备会让人认真思考其人生中什么是重要的，这个练习也是对死亡过程和悲伤的清晰隐喻，尽管常是无意识的。

突然之间，这些薄薄的纸片变成了来访者生活中那些重要的人和事的珍贵替代品。知道再也见不到这些会激起来访者强烈的情绪和内心的骚动，因为他们没想到会以如此原始的方式面对它们。正如一名来访者所表达的："我觉得最终的筛选过程就像我在分诊工作中的急救训练。在淘汰的过程中，我开始觉得自己有能力决定让谁活着，让谁死去。这就像战争，让人感觉很糟糕！"另一名来访者告诉我，考虑自愿离开实在是太痛苦了，他宁愿自杀，也不愿让所有他爱的人永远消失。

来访者单独和治疗师一起做这个练习很有用；然而，与重要他人或家庭成员分享结果可以增进沟通和反省。有时，我会请来访者向其他人展示全部的原始相册（在缩小选择范围之前多达 50 张照片），然后让其他人告诉来访者，他们认为来访者在实际练习中会选择哪 6 张照片。根据最终的选择检查他们的期望也可能非常富有成效和充满情感。同样，也可以请来访者猜测，如果他们的重要他人做这个练习，那么他们最初可能会选择哪 50 张（或最后 6 张）照片，然后让他们做选择（单独或与来访者一起，取决于实际情况）。这也可以是一种宣泄和信息交流的方式。无论如何，这种类型的练习允许参与者探索意义、分离、丧失、悲伤和死亡的议题。

我经常听到类似下面这样的限定性问题："在那里会有人拜访我吗？""我真的再也见不到其他人了吗？""我会有一面镜子来帮助我记住我的样子吗？或者我也应该带上自己的照片吗？""留下的人会发现我是否带了他们的照片？"（对那些会在负罪感方面产生显著差异的人来说）。我通常把选择权留给学员，他们如何决定可以为我们提供一些治疗性的材料。

通常，选择的最后部分是最强烈的，人们发现他们必须在诸如他们的母亲和妻子的照片或自己的两个孩子的照片中做出选择，遇到这种被迫选项，有时会导致来访者后来制作一张有他们所爱的所有人的照片。在寻找哪些照片对他们来说最重要时，来访者可能还会意识到，如果这些照片因火灾或偷窃而丢失是多么可怕的事情，因此决定将最重要的照片复制一份。

很多来访者回家后会告诉某个人，他（她）对他们的生活有多重要，这是他们以前没有这样想过或说过的。有些人选择一些地点的照片，是因为他们知道自己会记住所爱之人的面孔；有些人发现他们只想拍摄人物照片，因为风景对他们来说并不重要。有些人发现，在最后的选择中（在 2 号照片和 1 号照片之间），自己必须在一个过去交往多年的已故恋人和一个自己非常爱但刚刚开始建立正式关系的人之间做出选择。他说他总是碰到自己"应该做的事"。

有一名来访者发现，她没有根据自己的需求对 6 张照片进行排序，而是根据他人对她的需要程度进行了排序：排在第一位的是她的孙子、孙女，而不是她的丈夫或孩子。一位女士说，在决定是拿父亲的照片还是丈夫的照片（最后的选择）时，"我了解了很多关于父亲的事情，以及我在他身边未完成的事情。我找到了我能放弃和不能放弃的东西。我终于发现我可以放弃我的过去，当我发现自己正在这么做时，这是一个大大的惊喜！"

另一个人发现，虽然最终选择的 6 张照片包含了家人的照片，而当他把范围缩小到最后一张照片时，保留下来的却是他拍摄的一张彩色玻璃艺术品照片，因为这张照片表达了他内心深处的某种东西，他无法用言语解释，但他知道，如果他只能带 1 张照片，那一定是这一张。

一位女士最后选出的 6 张照片都是她的狗和猫，而不是家人或朋友。她在解释这些选择时说："它们是我真正忠诚的家人。在我的工作室里，这只狗总是坐在我的旁边（除非有另一只吸引它的狗经过）。这只猫很可爱（除非它嘴里叼着一只鸟，我讨厌它这样）。"这位女士之前做过一个自画像练习，在讨论她的自画像结果时，她评论说自己是动物的母亲，并提到她不会把她的照片给丈夫或女儿（和她住在一起的人）。我对她的这种表述感到十分好奇，即动物在不表现得像动物（它们的本性）时非常棒，然后我开始探究她与周围人的关系，想知道在生活中是否也有人对她抱有类似不切实际的期望。

虽然每个人做这个练习的方式不一样，但几乎所有来访者或工作坊学员都觉得它具有强大的力量，会激起复杂的情感。许多人表达了深深的悲伤，经历了结束和离开、放弃并继续前进，同时留下来自己的一部分，以及放弃对一些事情的控制。"这就像我在一个充满死亡的集中营里把他们一个一个地'杀掉'，里面充满了离别的话语。"一位女士曾这样描述。

在最极端的情况下，空间站练习会引发人们对死亡和丧亲、失去和悲伤的感受，以及一系列其他关系终止的问题。如果这些强烈的感觉目前对你的来访者来说太过极端，你可以使用不同的指导语，以便减轻这些感受："你刚刚走进自己的家，发现它着火了；你有两分钟的时间从家中选择 6 张照片，你可以带着它们安全逃离。"或者"你发现你必须搬到一个小很多的公寓。因为它太小了，你搬到那里的时候只能带 6 张照片。"

案例

到目前为止，读者应该已经对通过提出特别集中的问题来获取特定的自我意象的信息这一过程非常熟悉了，所以我不会在这一部分重复阐释针对单张照片开展治疗的方法。本部分将更全面地演示使用这种特别的技术可能产生（和处理）的各种结果，以及介绍体验过它们的人的一些反馈。

来访者独立拍摄的照片

本章中的许多案例解释了来访者自发拍摄的照片；因此，这一部分主要针对人们在布置好场景、道具等之后有意识地拍摄的照片。拍摄者的影像可能出现在这种有意拍摄的照片中，也可能不会出现，但当它出现时，更多地被作为一种道具且被有意识地放置，以便帮助形成照片的故事，而不是作为一幅自画像。当然，这些界限是模糊的，因为许多这种类型的照片可能既是道具又是自画像。

图 6-6 是由一位女士拍摄的，她试图对性别压迫进行心理陈述。她向我解释，她使用人体模型是因为它们易于操作，同时还因为它们标志着在传统的拍摄实践（和生活）中，对女性身体和声音的物化和剥夺（Newberry，1990）。

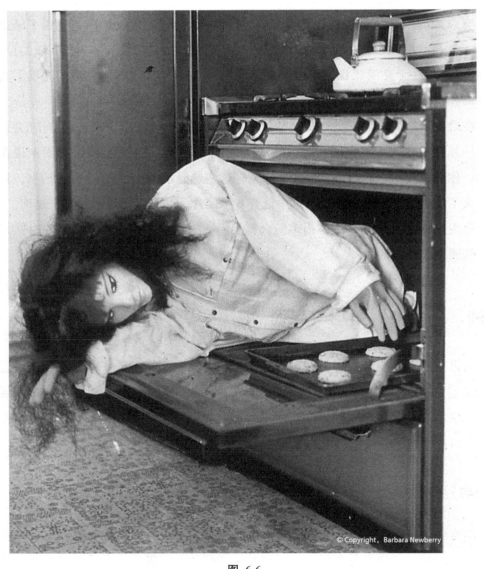

© Copyright, Barbara Newberry

图 6-6

下一张照片（见图6-7）是为了不同但又相关的目的拍摄的：在视觉上呈现压迫和愤怒的无力感。然而，这两位拍摄者都向我报告，策划和拍摄照片本身就提供了一定程度的自我赋能，并帮助表达内心的信息和感受。这张照片的视觉呈现（对我来说）也明显与性别有关，结果也帮助拍摄者找回了自我。

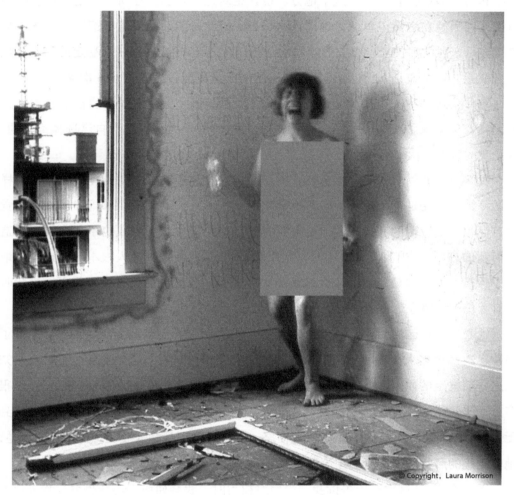

图 6-7

注：由于法律原因，在本书作者朱迪·韦泽的许可下，这张图片的一部分被遮盖住了。

这张照片是由一位女士拍摄的，她住在一栋老建筑里，但后来这栋建筑要被拆除以腾出地方建造公寓，她把自己放进照片里不是为了做自画像，而是为了表达她被赶出自己住的地方的感受。她对不得不搬家的感觉集中在强迫性的愤怒和未解决的冲突上。她与驱逐令作斗争，并赢得了四个月的延期，但最终她不得不离开她住了两年的家。她意识到这段经历对自己的生活产生了很大的影响，于是用拍照的方式探讨这些问题，并记录下那些很快就会成为记忆的东西。

我从心理学的角度思考为什么这件事对她来说如此重要。碰巧的是，"她"的房子还在那里，空无一人，残破不堪。其他居住者拒绝搬出去，仍然"蹲守"在这里，但她和另一些居住者离开了这个地方。也许她对抛弃自己的住所而不是保护它感到内疚，因为她在潜意识里认为她应该这样做（因此可能会触及童年遗留的问题或与养育或母亲般的呵护需求有关的问题）。她形容在童年时期想要一个稳定的家庭环境简直就是"一个笑话"。在她 8 岁之前，她的父母离异，全家搬了 6 次家。"家"是从一个住所搬到另一个住所。作为一名成年女性，她坚定地维护着自己的自由，并继续频繁地搬家。正如她所说："我以前住过的其他地方，都是我自己选择离开的。这是我的家第一次拒绝我。"

我问她，如果房子立即被拆除，而不是还立在那里，并且仿佛在责怪她，那样的话，她的感受是否会有所不同。她模棱两可地回答："我对整件事非常困惑，我觉得自己很矛盾，因为我想把这个地方拆掉，让它不复存在，但我也不想在那里建造任何新的东西。"当我问她原因时，她回答："会买那些公寓的人根本不知道他们取代了什么，而那些建筑将会永久地从历史中抹去。我很后悔自己没有留下，当我听说有人仍然'蹲守'在那里时，我真的很生气。"

她表达了自己的无力感："我该怎么发泄我的愤怒？到目前为止，我已经拍摄了照片，也和很多人交谈了，但这还不够。现在我正在组织一个住房展。我一直想知道这一切发生的原因，但似乎没有任何理由，也许我应该学会面对一些事情。"从很多方面来说，那个住所都曾是这名来访者理想的家，当她发现它不得不被让她感到无力对抗的"敌人"夺走时，她感到愤怒。所有这些都是她需要和想要探索的议题，她希望她的照片能帮助自己在治疗中做到这一点。

她补充道："这次经历告诉我，当面对权力时，我会屈服，还会恐惧。我太执着于诸如我的那些被扔到大街上的物质方面的东西。我争取留在那里的努力并没有得到其他人太多的支持。我的朋友们听腻了我的抱怨，但这一切对我来说开始像世界末日般疯狂。"

她最初拍摄这些照片是为了表达自己的沮丧，但这些照片促使她交流更深层次的潜在议题和更广泛的担忧。我们一致认为她应该围绕这些议题做一些治疗，以防止它们成为她生活中的永久模式，并保护她不要把爱、投入与失去的恐惧联系起来。

根据治疗师的要求拍摄的照片

我安排来访者拍摄照片有几个原因。除了收集关于来访者生活中重要的人或事的额外事实信息，以及实际拍摄照片的过程为他们带来的益处外，还有一个原因是来访者拍摄照片，可以帮助我澄清他们认为已经向我解释清楚但我仍然隐隐地感到困惑的事情。如在下面的示例中，我确实没有"完全理解"罗莎所说的"适当的、母亲般的呵护"是什么意思。看着她的照片，我开始明白她到底在说什么。

罗莎是一个九岁的女孩。她一直受到生父的躯体虐待、性虐待及情感上的折磨。由于这些和另一些原因，她在过去的五年里一直住在一个寄养家庭。我发现她很合作、很健谈，但她的情感关系和情感表达在我看来非常有限和闭塞。她的养母很担心她，几个月前，她刚回到工作岗位，那时她最小的孩子已经到了可以被安置在日托所的年龄。她说她想让罗莎和我谈谈，因为罗莎在过去的几个月里对她越来越疏远了。无论我问罗莎什么，都无法从口头上得到任何有用的信息。她友好而中立地回答了我的问题，我无法找出她情感退缩的原因。可能罗莎自己也没有意识到这一点。

碰巧罗莎喜欢拍照，所以我给她布置了几个练习，因为我们在处理感情和情感关系，尤其是她与养母之间的关系，我布置的众多主题之一就是去公园和动物园给各个年龄段的人拍摄照片。另一个主题是只要她带着照相机，看到类似母亲的女性就给她们拍摄照片。我想知道她是如何看待"好"母亲和"坏"母亲的，她喜欢或害怕哪种关系，以及可能出现的其他任何信息。在下一次会谈中，罗莎带来的照片主要是女性。大多数照片是孩子和母亲在玩耍，或者母亲推着婴儿车或抱着蹒跚学步的孩子，或者母亲与学龄儿童聊天。在没有成年女性在场的情况下，没有一个孩子或一群孩子单独出现。

我浏览了她带来的所有照片，并指出了一些出现在照片中的其他女性，但她们要么独自一人，要么与男性或其他女性在一起。接着，我向罗莎询问她们的"母亲身份"。罗莎的回答清楚地揭示了她内心的一些想法，甚至很可能超出了她的意识："那些根本不是母亲，否则他们就是'坏'母亲，因为他们的孩子没有和他们在一起！"回想起来，我理解了这个童年遭受过虐待的女孩，当她的母亲没有在她身边保护她时，明显她会感到脆弱和不安全，她可能会内化这一点，因为养母最近"抛弃"了她自己的孩子，而不是一直把孩子带在自己身边。母亲重返工作岗位的行为向罗莎发出了强烈的信号。而且，由于工作时间更长，回家后还要照顾更小的孩子，这位母亲没有那么多时间照顾罗莎，罗莎与"不在身边"的母亲有很多遗留问题。罗莎的照片指明了通往隐藏信息的道路，帮助她和她的养母展开对话和达成和解。

用指定的照片制作拼贴画

如果我拍摄某物或某个人的照片，那么那个物品或那个人的一部分在某种程度上其实就成了"我的"。基于我"拍摄它"的动机，通过拥有它的视觉形式使它成为"我的"。如果我在照片中看到了什么（不管其他观看者有没有看到），它就是为我而存在；我能看到它，所以我知道它在那里。如果它的视觉表象在我面前，那么我就拥有了对它的某种程度的控制，即使在隐喻意义上。这种看见 - 知道 - 拥有的概念有助于证明被检验之物的存在。如果我能看到，就会知道它在那里。如果其他人也能看到它，即使只是通过我的照片，证据就会更加有力。

来访者用那些没有向他人透露或未经他们证实的记忆或秘密来制作照片时尤其有用。让来访者拍摄一些描述抽象概念的照片，如"我的虐待经历""我对忠诚的恐惧""我酗酒"或其自身的其他方面，可以帮助他们获得对这些抽象概念的充分外化的画面，从而开始对抗、宣泄和解脱。简而言之，来访者拍摄一些东西有助于让它们变得更加真实，不仅对他人，对自己也是如此。

下面这幅拼贴画是希拉为完成一个包含两个部分的练习而创作的。首先，她选择了"不太明显的我"作为拍摄的主题（选自提供的列表，类似的列表见本章末尾）。接下来，她拍摄了十多张照片来直观地说明这个主题。当照片出来后，她将它们以自己觉得有意义的方式排列在一张大海报纸上，并使用艺术材料进一步强化拼贴效果（见图 6-8）。

希拉告诉我，当她看到这个主题列表时，她立刻想到了她从 9 岁到 17 岁期间遭受继父和另一个男人的可怕的性侵害。她意识到她已经准备好从自己之外的角度看待这个创伤，所以她特意出去拍摄代表她被性侵害的照片。

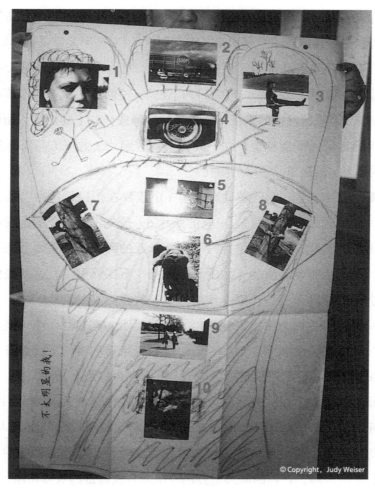

图 6-8

　　希拉在她的拼贴画里用了 10 张照片（为了便于讨论，在复制的作品中我们对它们进行了编号）。她把它们粘在海报纸上，然后画了一个边界，在视觉上把它们围起来。后来她将这种形状描述为拳头形状（顶部三条边缘曲线看起来像手指关节）和一张脸（一只孤零零的眼睛和一张闭着但微笑的嘴）。

　　它的整体形状是如此结实、有力，在我看来很像阴茎，但我没有这么说，因为我不想把这个想法植入希拉的脑海中。（事实上，当我第一次看到她的拼贴画时，我并不知道她过去遭受过性侵害。后来，在讨论摩托车的照片时，她陈述了这个事实。）嘴用红色勾勒，用黄色斜线填充。"躯干"也是用红色勾勒出来的，上面有红色的斜线。嘴的上方和眼睛周围都用蓝色画了一个轮廓。瞳孔是绿色的。垂直放置在左下角的标题与围绕左上角的照片添加的简笔画都是黑色的。那幅简笔画是一个人，它的胳膊和腿直接从脖子上伸出来（没有躯干），它的手是拳头的形状。

最上面的三张照片各在一个"手指关节"内。左上方的照片 1 是希拉的脸，但没有嘴（尽管她在周围添加了缺失的嘴唇和下巴）。中间的照片 2 为停车标志。右上角的照片（画作）3 是她自己侧坐在一个水平的屏障或栏杆上的侧影，面朝前面，腿放在离照相机最近的水平支柱上。在中间，紧挨着照片 2 的下方是有金属辐条边缘的汽车车轮的照片 4，这形成了眼的瞳孔。

车轮下面的照片 5 是一辆停着的摩托车（由于我在拍摄希拉拿着的拼贴画时使用了闪光灯，因此图像有些模糊）。中间的照片 6，最先进入视线的是希拉仰卧在长凳上时朝前露出的双脚，她的头垂在另一端；最近的两个凸起是她的膝盖，接下来是她的胸部，最远的是她的肩膀（她的脖子和头"不在那里"）。这两张照片横跨在希拉的唇线上，另外两张姿势几乎一致的照片被放在微笑的唇线两端。这两张照片都是她站在一棵树的后面，树干完全遮挡了她的躯干。在照片 7 中，她的一部分脸从树"后面"露出来，而在照片 8 中，她伸出两只胳膊抱着树干。此外，她的身体被挡住了，在我看来，俯瞰这张照片就像一个巨人压在她身上。

照片 9 显示两个人正在向前走，而最后一张照片 10 是在照片 6 之后拍摄的；但是从长凳的前面拍摄的，只露出希拉的头和脖子。隐约可以看到一个人的胳膊肘，那个人在远远地观看，但对眼前发生的事完全无动于衷。在这张照片中，希拉用黑色画了一条长凳的末端，在她的胸部上方用一条垂直线将她的身体切断。

当我们一步一步地讨论这幅拼贴画时，希拉自发地对每一张照片做出回应，讲述它与其他照片及整个拼贴画的关系。她解释说："我想出去拍摄这些照片，然后把它们整理好，因为整理它们是其中的一部分，然后解释它们，而且我想把它们放在那里，看看这对我有什么影响。当我拍照时，我知道自己在拍什么。这并非只是出去拍照的事。我想挑战一下自己——因为我以前从来没有做过这样的事情。我没有做过任何自己可以看的东西。我遭受的性侵害，对我来说，总是非常遥远。我想离它更近一点。你怎么治疗都行，但除非我能解决，否则别想了！对吧？这就是我让自己的遭遇变得有形的方式。这种方式创造了奇迹，因为我能够看着它并说'是的，是的，是的，是的'。对我来说，这是一种把遭受的性侵害带到我面前的方式，这样我就可以看到它。不那么明显的我就是作为受害者的我。"

　　接着她分别描述了每一张照片。她开始把照片 7 和照片 8 描述为"我躲在树后面"，然后又把它改为"不，树是力量，但它们也是生殖器的象征，对一个受害者来说，这也不是她的力量，而是施暴者的力量。所以在这种情况下，它们会出现并压倒我，因为我知道我在环顾四周并试图绕过它。"仔细看看照片 1 周围的画，她惊呼道："看我的手——它们像爪子的形状！我残疾了！我就像个残疾人！我没有手，所以我不能推开他。"关于摩托车的照片 5，她起初很消极地解释说："我的继父骑摩托车。摩托车就是从那里来的。"但过了一会儿，她又开始了更加激动人心的论述："摩托车完全是意外。我看到了这辆摩托车，'我想我记得很清楚'，这对整幅拼贴画来说是必不可少的，因为那是他的象征。那是我给他的象征。我清楚地记得把它放在那幅拼贴画的中央。看，它在我的嘴里！"

　　我问她："现在，如果你知道你要去拍摄这一切，知道你被性侵了，知道你要去拍摄作为受害者的你、不太显眼的你，知道你要找的是树木和象征这一切的东西，如果你提前知道所有这些，为什么你还要拍摄呢？"她马上回答："因为这样我就可以立刻把它想象出来——我就可以把它带回家了。我要留着它。为什么？因为我认为，人们不能总是用此时此地来衡量他们的成功，还应审视来自他们过去所经历的一切。我想这就是为什么我不再被这个人压倒了。我可以看着它然后说，是的，这就是发生的事情。但现在，这是一个不同的希拉，一个完全不同的希拉。"

　　再次看照片 9，希拉突然意识到："这两个老太太走开了，她们让我想起了我的姑姑和奶奶，她们同流合污，对发生在我身上的性侵害完全视而不见。谁也没有告诉我，在我们搬来和他住在一起之前，他曾被捕并坐了七年的牢。她们从来没跟我说过这些，尽管她们对他非常了解！"再看照片 10，她描述："那张照片就像在一张桌子上，下面是一具尸体，我会那样死去。很多次，我都觉得自己快要死了。真的。好像我要因此而死去似的。照片 9 里的人是我的奶奶，而我刚刚死于性侵。"然后她指出，那张"桌子"的突然结束让她想起了被困在棺材里的感觉。停止标志"是一个明确的信息。我知道那是什么意思。就像'住手'，就是这样。我需要它。"

　　从一张照片到另一张照片的讨论过程中，我们收集她的信息碎片和反应，然后我们在接下来一小时的会谈里整合这些信息。在对拼贴画进行了最初的探索之后，她重新审视它，与她第一次接触它时注意到的内容相比，她开始发现更多的东西。

　　她指着紧紧闭着的红唇，指了指摩托车和周围三张照片的位置，这三张照片直接象征着性侵害行为，她意识到自己在和我说话时感到呼吸困难，她说："我必须屏住呼吸。这太奇怪了，因为这上面只有一只眼睛和嘴巴，天知道下面的红色部分是什么。所有性侵害的东西都在我的嘴里。你知道吗？我这么做的时候还没意识到这一点。我知道我在画这个的时候并没有得出那个结论。当他抚摸我或做其他事情时，会把袜子或内衣塞进我嘴里让我安静下来，有一次他把刀片放在我的舌头上。他只是把它放在那里。他是个可怕的人。也许这就是为什么画中的人闭着嘴微笑的原因。现在是我第一次想到这些事。之前我并没有注意这幅拼贴画周围的艺术作品，直到现在看着它，我才想到，我的天啊！但我告诉你，朱迪，我不记得他把这些东西都放进我的嘴里。我真的不知道，直到今天坐在这里我才注意到这一点。"

过了一会儿，"闭着的嘴"又有了更深的含义。"这张嘴，我一直看着它。'不再有了！它会说不再有了！'这可能就是为什么我有那些小拳头（在照片1上画的）。我刚刚死了。不再有了。我想，当我在做这件事的时候，很多时候都是整件事的结局。这一切的终结。这一切的最终结果。一切都结束了，一切都做完了，一切都公开了。他进了监狱，他又出狱了。一切都完成了。一切都过去了。已经没有任何秘密了。每个人都知道。我们都可以带着它继续生活。我知道这可能就是为什么嘴巴是闭着的。"

我又问："如果这一切都完成了，这一切都结束了，他已经进了监狱，又出狱了，如果完成了，你为什么还要这样做（创作拼贴画）？"她回答道："我不知道。我需要这样做。"我问她："如果你知道，你觉得自己为什么要这么做？"她回答道："因为我想在那里看到它。我想在那里看到它。我认为受害者会用自己的方式来处理它。我认为由于我们是不同的，它对我们的影响也不一样，我们会以自己的方式摆脱困境。（现在）呈现在海报纸上。这个区别就是验证——把它们都放在那里，看到它们，通过我的照片来验证它。以前，就像这个发生了、那个发生了，对我来说都是杂乱无章的。现在我把它们连在了一起。不知怎么了，所有这些小图片都变成了（拍了几次手）'好了！停！完成了！结束了！你知道，完了'。以前，我不能对别人说'嗯，这就是我的感受'，但是这些照片有助于解释这一点。它帮助我解释了这一点。它做到了。我把它们都放在那里，然后连在一起。"

关于拍摄这个主题和制作拼贴画的最初决定，她反思道："我想看看那会是什么样子。"我问："那是什么感觉？"她回答："太令人震惊了。我的意思是，特别是因为我已经开始这么做了，我认为我真的很酷，走路生风，诸如此类的感觉，而且还能控制这一切。当我把这一切都写在纸上时，我记得我说，'哦，我的天哪'，因为我在照片上看到了其他我预想之外的东西，以前没有见过的东西，我当时在照片上的面部表情不是我想象中的样子。那是小时候的我、还是成年后的我？在拍摄这些照片时我很开心。我能控制发生的事情，当我能控制的时候，我通常会玩得很开心。回到这里，看着这一切，我的情绪变了。它变成了'哦！哦，你确实做到了，而且做得很好、很好。这是你想要呈现的。是的'。但后来我开始观察画中的面部表情。不知何故，我不认为它们是我所预期的。"她总结自己的感受时说，单独看每一张照片时都没有问题，但当她把拼贴画看成一个整体时，这个过程的力量突然袭来。

当我问她在画轮廓或边框时，她认为整个拼贴画的整体形状是什么时，她一开始根本无法将其视为任何形象："也许我只是想为它找到一个框架。"过了一会儿，她说："它有点像一棵树，就像这样（向我展示一个拳头），你知道——就像一个拳头之类的东西——阴茎！阴茎一样！是的！"

当后来回顾这个过程时，她说："当遇到消极的事情时，我从过去的经历中得到了很多力量。不知道为什么，我在这些经历中找到了力量。这些经历很可怕，但其中有力量，如果我能处理好这些，就能处理好任何事情。我再也不想处理类似的事情了，但是如果它来了，这次我准备好了，再也不怕了。我知道我能处理好。"她拍摄自己遭受性侵害的经历，这样她就能最终看到自己以外的世界。她把那张拼贴画保留了一段时间，以提醒自己一切都结束了，自己不会再受到伤害了，然后她就把它扔掉了——"因为它现在已经结束了"。

很久以后，希拉在她喜欢的地方拍摄了一张自画像，她站在一辆停着的汽车旁边，车的附近是一堵涂鸦墙。非常有趣的是，我发现在这张照片中，她"碰巧"站在"仅限授权停车，违者将被拖走"的牌子下。

来访者对使用私人照片的回应

最后一个例子涉及在前面讨论过的威廉进行空间站练习的经历。他的经历很典型：他从小就没有接触过照相机，多年来，他在储物箱和抽屉里随意收集一些人物和地点的照片。他请我和他一起开展治疗工作，因为关于他的童年似乎有许多未解的议题，他想探索他在亲密关系中遇到的一些困难。

当被要求携带 20～40 张照片用于空间站练习时，威廉想方设法将他收集的大量照片缩小到一个选定的小范围内——将 63 张照片塞进了一个手提箱里。整个练习进程按照练习示例中的规范进行。在我的记忆中，威廉非常紧张，在挑选前十张照片的时候更紧张。当我请他只保留一张照片时，他的眼里充满泪水，几乎听不见他的声音了。在不断缩小范围的过程中，他每一步都花了大量的时间，坐在照片旁边出神，偶尔扩大视线范围，把我也包括进去（每次发生这种情况时，他都会"清醒"一点）。其他时候，我很清楚，除了照片，对他来说什么都不存在了（事实上，后来当我告诉他房间里的电话响过时，他表示很惊讶，因为他根本没有注意到）。遗憾的是，我们没有录下这个过程（现在我们都对此感到非常遗憾，因为很多细节都被遗忘了），但他提出，为了写这本书，他愿意写下和我一起做这项工作时的感受，因为他说："人们只有从亲身经历的人那里听到，才知道这个过程对一个人的内心是多么的震撼。"

后来我让他想想，如果我说从 15 张开始分组，而不是从 10 张开始，那会是什么样子。对现在谁将被包括在内及他们对此有何感受，他有明确的答案。我还问他，如果我们再做一次练习，他是否会改变原先选择的分组中的任何一个，他说他真的不这么认为。然而，最近他开始和别人约会，如果他们变得亲近，在某种程度上他可能愿意考虑把那个人的形象包括进去，这样他就会知道自己象征性地让他们进入他的内心。这是一个很重要的非言语信号，让他人再次接近他。

我和威廉做这个练习时有一个特别的细节证实了照片治疗技术可以为来访者和治疗师提供的灵活性。他发现在最后 6 张照片中，他没有最重要人物的照片，在这种情况下，我从旁边的盒子里拿了一张纸巾，折叠成照片大小并递给他，说："好了，现在你有他的照片了。我看不见它，但假设它的'背部'对着我，而你仍然可以看到那里有什么，所以现在你可以像用其他真实照片一样使用它。"在这个过程中，这块纸巾多次成为威廉注意力的焦点，有一次，他甚至把它举到离自己的眼睛 30cm 的地方，怒视它，对它大喊大叫，发出痛苦的尖叫；对他来说，它已经成为他心中的那个人，并被赋予了它当时所需要的现实。

威廉形容发生在自己身上的事情时说"比我想象的要有趣得多。收集 20～40 多张对我有意义的照片是一项很艰巨的任务！对话的'过程'就是从这种探索开始的。为什么 6 岁的'我'和邻居家的狗会给我带来那种温暖的感觉？为什么那张万圣节的照片会让我笑着回忆往事？为什么我会找到那些我以为愤怒时扔掉的照片？我来到会谈现场时，感觉自己的皮箱里装着一件非常特别的东西，那就是'我'系列。这也很有趣，因为照片对我来说似乎从来没有真正拥有过那种力量。把这些照片放在地板上很有趣，因为我内心的'治疗师'开始想知道这组照片在说什么。我记得我很快就说，我不是大部分照片的拍摄者，试图减轻责任或影响。哈！"

"选择 10 张照片'和我一起去外太空'很简单。把 10 张减少到 5 张就困难得多了。我可以没有谁（不是东西）？从 5 张开始继续减少变成一件非常令人焦虑的事情。我的父母离婚了，在我收集的 40 张照片中，没有一张是他们俩在一起的（有趣……）。所以，因为他们俩在我的生活中都很重要，我各带了一张他们的照片到外太空。我想放一张前男友的照片——我的初恋。这张照片一直提醒着我对生活的热情（其中包括其他事情）。我本想带上另一个男朋友的照片（这段关系刚刚结束，很艰难），但我没有他的照片。所以你把一张纸巾折叠成照片大小。借助想象力，我可以清楚地想象他在白白的纸巾上的样子。我好像完全忘记第五张照片是什么了。"

"逐渐减少照片数量简直就是炼狱。没有人能让我相信，一张照片可以是信息、感受和记忆的'钥匙'。但它们是一条通向清晰记忆（但被深埋）的'道路'。在会谈中，我花了很多时间谈论我的父母。我的治疗师会第一个抱怨说，当我说话时，我在一定程度上疏离了情绪。然而在这里，我母亲的照片离我的脸很近，我感到愤怒、不被爱、孤独，我感觉自己仿佛只有四岁。你的探索性问题让我在大部分时间里都在正轨上，但也让我感觉自己在掌控之中。"

"回到折叠的纸巾，愤怒、失望、不被爱、孤独，这就是上一段感情给我留下的感觉。在这段关系的大部分时间里，我都是一个稳定而善解人意的人。这时，我又感到孤单了，并把它和我生活中的其他关系联系起来。这一刻温暖的泪水涌进了我的眼睛，使我看不到纸巾。悲伤和愤怒以剧烈的抽泣的形式出现，这是一种来自我身体内部的、我所不习惯的哭泣。我已经能够在传统的谈话治疗中与这种感觉联系起来，但不是那么容易！"

"在某个特定的时刻，我不愿意接近与上一个恋人有关的情感。你让我拿着折叠起来的纸巾说我对它的感觉，就好像那是他一样。我无法向自己承认这些感觉，更不用说对他了！但你更用力了一点，把纸巾推到我的面前（面对它）。我不希望它（他）离我更近。你用力地推了推我的手；我拒绝了——我不可能让这个男人站在我面前。推搡，抵制，鼓励，对抗，最后我哭了，我哭是因为一张愚蠢的纸巾！我感觉到了当初决定结束这段关系时的所有感受，我很伤心、很失望、很生气，因为我希望这段关系继续下去。真该死，他让我失望了。"

练习示例

我建议读者考虑来访者拍摄或收集的所有形式的照片，以便将下面给出的探索与其他基于来访者的自画像或照片（包括出现在家庭相册中的照片）开展的干预相结合。

初步考虑事项

针对来访者的照片，治疗师可以从多个层面进行治疗性的评估和探索。来访者可以和治疗师一起观看自己拍摄的照片，或者多年来从杂志、贺卡、日历等其他来源收集的图片（及他人作为礼物赠送的卡片）。我把这些针对现有照片开展工作的方法称为投射技术，并与我所谓的积极技术形成对比，积极技术包括让来访者拍摄新照片。此外，这些照片在后面更复杂的应用或与其他各章中讨论的技术融合运用中也会有帮助。

本章前面已经介绍了单独或整体使用来访者照片的治疗方法。下面列出的参考问题和练习与本章正文中使用的框架相似，并为前面提到的几个练习提供了一套更完整、更全面的指导（如空间站练习的完整说明）。由于前几章已经对与来访者一起探索拍摄照片的许多不同方法做了详尽的阐述，因此我在本章中不再单独介绍这些方法。相反，这些内容现在被融入每个部分的讨论，也会将相关的练习与我建议的问题结合起来。

来访者拍摄或收集的照片

治疗师可以请来访者把他们拍摄或收集的照片带来，共同浏览他们个人收藏的照片，并请他们回答如下问题：你通常拍摄什么类型（和关于什么类型）的事件？为什么？它们通常的情绪或语气是什么样的？通常你是什么时候（在什么情况下）

拍摄它们？通常你如何判断什么时候是该用镜头捕捉和保留的时刻？你如何决定照片中包含什么、包含谁，以及包含多少内容？你主要是凭直觉拍摄还是有计划地拍摄？如果出于本能，你的直觉通常能够让你得到你想要的照片吗？你通常会得到你期望的结果吗？如果不会，它们看上去有什么问题吗？什么样的视觉或情感内容如此强烈地吸引你，让你不由自主地开始拍摄照片？你通常喜欢自己拍摄的照片吗（如果喜欢，为什么）？当你看到自己拍摄的照片时，通常的反应是什么？你通常给谁看这些照片，他们有什么反应？你发现自己会有意识地回避拍摄什么样的照片？你在后来拍摄的照片中发现了什么惊喜？

当你审视摆放在眼前的所有照片时，有什么样的主题或模式出现在照片中吗？在这些照片中似乎有什么样的话题、主题或符号反复出现吗？它们似乎表达了什么特别的情绪或感觉吗？它们似乎有什么样的信息或秘密吗？这些照片记忆似乎构建了你生活的什么故事？这些照片如何描述你自己？你现在看到这些照片有什么反应？如果可以，你现在想对这些照片提出什么问题或说些什么？当你看着这些照片时，你有什么想法或记忆？除了具体的内容，它们还象征着什么？这些照片让你想起别的照片了吗？如果有，是谁的？为什么？这些照片和你的家庭相册里的照片有什么不同？这些照片能告诉治疗师（或陌生人）关于你的什么信息？他们是怎么做到的？

你可以特意看一张（或几张）照片，重复上述所有问题，为了适用于使用的照片，你可以将一些问题重新表述。为什么是这张照片？为什么在那个时候？它为什么被拿走？它是拍摄给谁的？结果是什么？这张照片和你平时拍摄的照片比起来怎么样？它和其他照片有什么相似和不同之处？它和从他人那里得到的照片有什么相似和不同之处？它有什么秘密或让你惊讶的地方吗？如果可以，你现在会用不同的方式拍摄它吗？怎么做？你希望它能在后来的观看者中唤起什么？

直接与任何给定的照片对话（并让它们与你对话）：你怎么会是我的肖像？你代表了我的哪一部分？你想和我的哪一部分交流？你对我的生活有什么看法？你想让我注意到什么？你想说什么，告诉我什么，或者问我什么？

看看你的相册里其他人拍摄的你特意收集并保存起来的照片，选择一些照片并询问上述问题，你可以稍微修改一下问题的措辞以适合每张照片。

现在想想拍摄者在创作照片中所扮演的角色。是谁最初捕捉了那些强烈吸引你的瞬间，以至于你想要保留那张照片（或它的副本）？你认为拍摄者拍摄这张照片的原因、感受和期望是什么？在你个人收藏的照片中，哪些共同的主题或模式隐喻地反映了你内隐的一面？

来访者按要求拍摄或收集的照片

来访者拍摄或收集的照片可以通过前面的问题进行回顾和探讨。因此，本部分只关注那些让来访者拍摄或寻找的照片，从基本的简单练习到复杂的或多阶段的练习。以下建议仅为一般性的参考做法，希望治疗师根据每名来访者的独特需求和目标灵活运用。

简单练习。治疗师可以请来访者按照特定指示拍照，如按以下主题拍摄照片：

1. 你最喜欢的地方，对你来说最特别的地方；

2. 你最喜欢的活动，你最喜欢做什么；

3. 你最喜欢的人，对你来说最特别的人或物；

4. 你的家和家庭环境，你的工作或爱好；

5. 你的家庭成员（无论你如何定义"家庭"）；

6. 可以作为你（或者你自己、个性的某些方面）的替身（或等价物）的无生命的物体或人工制品；

7. 让你有强烈感觉或想法的事物、事件或人。

复杂练习。治疗师可以请来访者根据特定指示拍照，如选择以下主题拍摄照片。

聚焦日常生活

1. 连续一周每天（或连续几天每小时一次）为事物、人、事件、时刻拍照，以创建一个日常生活模式（或生活中典型的一天或一周）的视觉日记。

2. 拍摄一些与你日常生活无关的事物、人、事件等的照片。

3. 拍摄那些展示你是谁（照片描述你的不同角色，如母亲、律师、园丁等）的照片。

4. 拍摄一些你和你的生活中重要的、美好的或有趣的照片。

5. 拍摄一些照片传达你生活中缺失的东西，或者你需要变得更好的东西。

6. 拍摄一些关于你的问题的照片，让治疗师能更好地理解它们；假装你在拍摄你生活中的问题的照片。

7. 拍摄一些可以传达你人生目标和梦想的照片。

8. 拍摄几十张可以用非言语的方式描述你生活的照片，让重要的陌生人（如远房亲戚、相亲对象等）了解你。

聚焦幻想和想象力

1. 拍摄照片，好像这是你能拍摄的最后一张照片。

2. 拍摄你平时不会拍摄的东西的照片。

3. 拍摄几十张照片，作为将在 2100 年打开的时间胶囊内的作品。

4. 拍摄你无法用言语表达或你的大脑不想记住的内容的照片。

5. 拍摄你想要的生活方式或你想看到的生活变化的照片。

6. 拍摄你死前想做或想完成的事情的照片。

7. 拍摄照片用于展示这些日子对成年人或孩子意味着什么，"女人"和"男人"对你意味着什么，成熟意味着什么，成功是什么样子的。

8. 拍摄照片用于展示你认为自己的生活在两年、十年、二十年、四十年或你选择的任何时间段后会是什么样子的，然后，如果你能控制未来，拍摄一些照片用于展示如你所愿的理想结果。

9. 拍摄照片用于体现你生活中那些没人知道的部分，或者你觉得他人不重视或不了解你的部分，或者那些不太明显或隐秘的部分。

10. 拍摄你的记忆的照片。

11. 拍摄制作家庭相册时似乎被跳过或忽略的照片，拍摄你希望实际上已经拍摄或包括在内的照片，或者你认为已经拍摄但有意识地遗漏的照片。

12. 拍摄一些抽象的照片，如"安全"和"不安全"之间的区别，或者你可以信任的人和你不信任的人之间的区别。

聚焦情绪和感觉

1. 拍摄照片用于展示你对这个世界、生活、工作、家庭、朋友的感受。

2. 拍摄似乎和你有同样感受的人的照片。

3. 拍摄让你有强烈感觉的东西，包括你的问题的照片。

4. 拍摄你和你的生活中不向他人展现的部分的照片。

5. 拍摄你以前不能告诉他人的秘密的照片。

6. 拍摄你内心更抽象的部分或你的各种问题或担忧的照片，如"我的虐待""我对承诺的恐惧""我酗酒"，或者你内在自我的其他方面的照片。

聚焦人际关系

1. 拍摄一些能表达你的"根"和家庭背景的照片。

2. 拍摄你的每一位直系亲属的照片，拍摄你希望看到的他们的样子，或者你认为他们真实的样子，或者你希望看到的他们真实的样子。（每一张照片都应该反映你的想法，而不是受被拍摄的亲属影响。）

3. 拍摄家庭事件的照片：你的家人在一起的日常时刻（例如，你的家庭生活的一天，包括作为一个集体的家庭共同时光，也包括每个家人的特别时光）。

4. 拍摄和你关系密切的人的照片，如朋友或同事，尤其是你的另一半，如配偶、恋人等，展示他们在典型场景下做的典型事情。

5. 拍摄照片表现家庭或其他关系中出现问题的地方，或者这些关系中让你生气或沮丧的地方。

6. 拍摄威胁你的稳定或幸福的人、帮助你增进稳定或幸福的人、在紧急情况下帮助你的人、找借口不帮助你的人的照片。

聚焦生命故事

1. 拍摄或寻找一些为你的生活创造自传式时间线或个人叙事的照片。例如，可以代表你出生前的岁月、你的婴儿期、童年期、青春期、成年期和老年期（即使只是作为预期的照片），甚至可能是你在临近死亡或死亡之后的生活的照片。

2. 拍摄或寻找说明你的重要成就的照片，即使他人不知道或对他人来说微不足道。例如，你为了让世界变得更美好而帮助他人做的事情，或者通过改变他人的生活而帮助他人做的事情。

3. 拍摄或寻找照片，它们可以帮助你总结或回顾你的生活，展示你的生活对你和他人是如何有意义的及你的生活是如何有目标的及其他相关内容。

4. 拍摄或寻找照片，它们可以用来作为你给孙辈和后代的视觉遗嘱或视觉遗产，向他们解释你、你的生活及其重要之处，这样在你死后出生的人就能了解你和你生活的意义。

5. 想象这是你生命中的最后一天（一周、一个月、一年）。拍摄你想拍摄的东西，也试着收集一些能代表你人生旅程或价值的照片。与此同时，拍摄一些照片说明你还没有完成但你认为你会完成的事情，遗留下来的未完成的事件（和谁一起），以及你希望可以一起带走的人（或留下来的人）。

使用来访者的照片制作手工作品的练习

上文集中于来访者拍摄或收集的照片。本部分针对使用这些照片作为更复杂活动的桥梁时可以完成的其他工作提供了一些建议。下面介绍的大多数练习可以从个人和家庭作为单位的角度进行。让来访者的重要他人做同样的练习并进行比较也很有趣，即使这只是来访者脑海中想象的过程。治疗师应要求来访者遵循以下任何一个练习给出的指令。

练习 1：互动。 把以前练习中拍摄或找到的许多照片排列在你面前，创作一张整体且有意义的拼贴画。或者像漫画书一样把它们一张接一张地摆出来，还可以添加脚本和对话。让每一张照片大声地谈论自己。让它们与你交谈或向你提问，然后你对它们做同样的事情。让它们向你介绍你自己和它们的拍摄者。询问每张照片，它代表了你的哪一部分或试图交流什么，每张照片试图对你的生活说什么或告诉你（问你）什么，然后依次回答。询问每一张照片为什么被拍摄；它对你意味着什么；如果它没有成功，它会失去什么；它是不是你想要的；如果不是，为什么；它在你收藏的照片中是什么角色或目的；以及其他诸如此类的问题。

练习 2：阐述。 从之前创作的自传时间线或个人叙事开始。拍摄或寻找其他照片，这些照片将有助于说明你对这个生命故事的感受，或者可以提供更多的信息、更全面的细节。如果你愿意，可以随意使用任何你想要的图画、图片、附加的拼贴材料等艺术材料或你喜欢的文字来强化故事。我们的目标是阐述这个故事的情感背景。

练习 3：镜子。 从你拍摄或收藏的照片中，选择你认为最有趣和最令人向往的照片，或者奇怪和不受欢迎的照片，并把它们放在一张纸的顶部。给每张照片加上标题，然后在照片下方的空白处写一段话。接下来，看看描述每张照片的故事，并思考这个故事如何描述你。把这个发现写在同一张纸上，从你收藏的照片或家庭相册中找到其他似乎与这些照片相匹配的照片，想想为什么它们相匹配。然后，你可能想要创建一幅自画像，以直观地表达你在写作中所描述的自己的品质。

练习4：**新增内容**。把你拍摄或收藏的照片按照有意义的方式排列好后，给自己拍摄一张照片，把这张自画像放在代表你（今天的你）的照片中最适合的位置，这样它就成了拼贴画的一部分。这在哪些方面影响或左右了拼贴画给人的整体感觉？把你的照片加入拼贴画后有什么变化？

练习5：**重新解释**。收集一些你最喜欢的照片，让一个没见过这些照片的朋友看一看，并告诉朋友它们是什么、关于什么的。让那个朋友假装你不在那里，假装他（她）在某个杂志上偶然看到了这些照片，把这些照片当作某个陌生人收集的特殊照片的一部分。让你的朋友试着根据照片创作一个有意义的故事。请你的朋友试着弄清楚为什么要拍摄每张照片，为什么要保存它，它对拍摄者来说有什么意义，等等。你可以停在这里，或者请你的朋友告诉你，他（她）如何知道这是"真实的"，他（她）是如何从那张照片中获得这些信息的，这些信息在照片中的哪个位置有视觉呈现。听了朋友对你的照片的看法后，将其与你自己的看法进行比较，这可能会非常有趣（不管你是否与你的朋友讨论这个问题）。

练习6：**快速选择（两个选项）**。如果做练习的时间有限，可以考虑做下面的快速练习。

A：你刚从前门进来，发现你家着火了，你有一分钟的时间从自己收藏的全部照片中选择6张并带着它们跑出去，抓起这6张照片，把其他的放一边。

B：你发现自己必须搬到一个新家，但这个新家太小了，所以搬到那里时，你只能带6张照片，而且你必须马上收拾行李离开，选择这6张照片，把其他的放一边。你有一分钟时间做出选择。

练习7：**空间站**[①]。这个练习与根据你的照片对你的意义做出选择有关。首先，把20～40张对你来说最有意义的照片带到治疗师的办公室。这些照片可能包括家庭成员，但不必须包含家庭成员。它们也不一定是真实的照片。你可以使用杂志图片、

---

① 正如前面提到的，这个练习是基于其他同事设计的类似版本和改编版本，特别是哈伯特（Harbut，1975）的火星之旅和斯图尔特（Stewart，1980）对火星之旅的修订版。

贺卡、明信片及其他任何图片，只要这些图片对你来说是特别的就可以。当你在收集这些图片时，你可能希望反思一下选择过程是什么样的，以及你是如何做出决定的。然而，尽管这可能有治疗作用，但它不是练习的重点。如果你希望带一张照片，但是你找不到它，或者它不存在，或者它属于其他人，如果画画对你来说很困难，你可以随意画一张简单的画，只用简笔画或符号，尽量使这个替代品接近照片大小。

非常重要的一点是，这个练习要在完全安静的环境中进行，除了治疗师的温和指导外，不要有干扰或中断。在整个过程完成之前，没有其他的谈话。除非你真的感到困惑、不能继续、要求澄清；否则就不应该有对话，因为进一步的指示会限制体验并打断你的注意力。

每一步都要按顺序单独完成。重要的是，在阅读第二步的说明之前，完全完成第一步的所有内容，以此类推。（如果你在没有指导的情况下独自做这件事，必须试着在完成前一步之前不要提前看下一步怎么做，因为提前看指令会改变你对经验的处理。我知道在阅读本书的时候很难做到这一点，但是一旦你开始和来访者一起使用这个练习，请按顺序执行这些步骤，因为这对取得好的结果是必不可少的。）如果来访者提前预知要被迫选择减少照片，那么这个练习在实际活动时产生的效果就不会那么强大。

第一步。把所有照片放在你面前，以便从你坐的地方都能看到。放在桌子上或放在地板上都可以。不需要特别的顺序或安排；把它们都放在那里，这样你就能一下子都看到它们了。

第二步。想象你刚刚被告知："恭喜！你刚刚实现了你的终极梦想！你一直想去太空旅行，现在，你从成千上万的申请者中脱颖而出，成为第一个住在火星上的单人太空站的人。"这是一个新的领域，你对此感到非常开心、非常快乐、非常兴奋，你非常期待这次旅程。即使你将独自居住在这个空间站，并且在你的余生中都不会再与人类接触，甚至没有卫星电话、计算机和手机，这对你来说仍然是一种积极的经验，你很高兴地同意前往。现在，你得立刻收拾行李，因为你今晚就要离开了，而且飞船很小，你只能带一小箱个人物品。你只能带几样东西，如换洗的袜子和内衣、一把牙刷及最多只能带 6 张照片。

"所以现在，在接下来的 10～15 分钟内，你需要迅速做出选择，把所有其他照片都收起来，只留下你要带走的 6 张照片。哦，别忘了，这次旅行是单程的，你的余生都要在那里度过。你永远不会回到地球，也永远不会再和地球上的居民有任何联系。你永远不会回来了，永远不会了，但你申请的时候就知道这一点，所以没关系。现在选择你的 6 张照片。"

第三步。一旦你面前有了选定的 6 张照片，想象你接下来会听到："哦！我说了 6 张照片吗？哦，对不起，航班经理现在告诉我应该是 5 张，而不是 6 张。所以最终你需要选择 5 张照片，而不是 6 张。现在你需要做的是，如果只能带 5 张照片去空间站，会是这 6 张照片中的哪 5 张？你要做的是把选出来的 5 张照片放在你的前面，把第 6 张放在最左边（把它想象成 6 号）。"

第四步。现在你的面前只剩下 5 张照片，想象你接下来会听到："哦，不！我说了 5 张照片吗？我很抱歉，我是说 4 张照片。所以最终你的面前只需要 4 张照片，而不是 5 张照片。如果你只能带 4 张照片，你会选择这 5 张照片中的哪 4 张？你应该做的是让这 4 张照片在你前面，把第 5 张放在你的左边（把它想象成 5 号），但要比 6 号离你近一点。"

第五步。接下来你会听到："到现在为止，我相信你已经对这个练习的内容有了大致的了解。我们所做的是一张一张地减少这些照片，从'只有 4 张'到'只有 3 张'再到'只有 2 张'，直到只剩下 1 张照片。换句话说，在这些步骤结束的时候，会有一系列照片从你放在最左边的第 1 张——6 号——开始，离它最近的是刚刚放的 5 号，然后是 4 号、3 号、2 号，最后，最右边是 1 号。如果你只能带 1 张照片去空间站，这最后剩下的 1 张将是最初选择的 6 张照片中唯一的 1 张。如果只允许带 2 张，就是 1 号加上它左边的 2 号。因此，你最终看到的是一排 6 张照片，这些照片在情感上是按照从 6 到 1 的顺序排列的。"

治疗师注意：虽然这些说明看起来很简单，但这个练习可能是一种非常强有力的体验。这可能是本书中最强有力的练习。它不可避免地唤起的强烈情绪会以惊人的速度和力量沸腾和爆发。如果来访者希望谈论发生在他们身上的事情，治疗师必须决定是允许他们打断练习，还是让他们等练习结束后再充分讨论。治疗师不应该参与步骤之间的讨论，除非来访者主动提出，并且治疗师认为练习中断是可以接受的。

练习结束时的讨论：首先，想想你是如何选择你带来的前 20 ~ 40 张照片的（如果你确实遵守了这个最初的限制）。然后考虑一下你是如何选择最后 6 张照片的，从而开始这个练习的减少照片数量部分。在那之后的每一次选择中，你都经历了什么？思考你对以下问题的回答，并与你的治疗师讨论你的想法、感受和发现（或者如果是团体治疗，与一个伙伴结对并与其分享你的想法）。

你选择照片的理由是什么？你用什么标准选择或筛选？这样做的时候你是什么感觉？你这样做更多是出于你的想法还是你的感觉？这些决定是你的大脑做出的，还是更多基于你内心的选择？是否做出一些选择比做出另一些选择更容易？哪些选择更容易？为什么？你最初的那组照片更多的是过去的、童年的、亲人的或家庭事件的照片，还是更多是现在或近期与朋友、爱人、当下事件和某个时刻的照片？那最后 6 张照片是关于什么的？

你是否发现在最后选择的照片中的特定位置你"需要"某张照片，而你没有把它带来，或者它不存在？缺失的部分是什么样子的？他们会对你的选择产生什么影响？你是否希望你能"作弊"——你有一张照片并且照片中包含几个对你而言特殊的人，这样你就可以在每个位置上容纳更多的内容，或者你可以将两张照片剪切和粘贴在一起，这样它们就可以算作一张？在你做决策的过程中，或者在你翻看照片的具体内容时，是否有任何惊喜、失望、挫折？你是加入了更多的风景、宠物或物品照片，还是大多是人物照片？你有没有出现在选出的 6 张照片中？

关于你在练习的第一步中得到的 6 张照片，你会如何给这一组照片命名？如果一个完全陌生的人看到排成一行的 6 张照片，他（她）能从这些照片中了解到你的什么信息？这个人可能会创造什么故事来解释在这个世界上拥有这最重要的 6 张照片的人？

在这最后的 6 次选择中，哪一次最难做出选择，为什么？如果你带了一些地点的照片，为什么这些地点如此特别？如果你带了一些人的照片，这些人是你想要的还是你认为你"应该"带的？如果你选择或排除的照片中的人知道你决定带什么东西或谁一起去，你最终的选择会有任何改变吗？人物照片主要是因为人物本身，还是因为你和他们的关系？在最后 6 张照片中，每一张分别反映了你和你生活的哪一个方面？在处理这些照片的过程中，是否唤起你的一些记忆？这些记忆是出乎意料的，还是与特别强烈的情感有关？在做这个练习的过程中，你有什么问题吗？

试着直接和你选出的 6 张照片中的每一张说话，分享你的想法和感受，它是如何及为什么被放在这里的。想象一段对话，你可以问或告诉这些照片（或它们问或告诉你）任何事情。当它们发现自己最终处于（或没有处于）这样的位置，你认为它们会有何感想。想象一段对话，发生在 1 号和 2 号照片之间，或者其他任意两张照片之间，这会是什么样的？

回忆一个你生命中的重要他人，不管这个人是否在你的生命中位列前 5 名。如果这个人可以看到你一开始带来的照片，你认为他（她）会期望你如何选择你的照片？你认为这个人会期望你把最后 6 张照片按你选择的顺序排列吗？想象这个重要他人用他（她）自己的 20 ~ 40 张照片开始做同样的练习。你觉得他（她）会选择哪 6 张照片？你相信你会在他（她）最后选出的 6 张照片中的某个位置吗？在哪里？为什么？感觉如何？

想象一下，你的全家必须作为一个整体而不是作为个体来做这个练习，从开始选择 20 ~ 40 张照片带入治疗室开始。你认为这会产生什么结果？共识和分歧在哪里？如何解决这些问题？最终选出的 6 张照片会是什么样的？你认为照片的选择最能代表谁的意见？（关于这个练习在家庭应用的更多讨论，参见第七章。）

第七章

*

照片系统：

家庭相册和自传式照片集

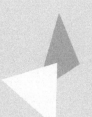

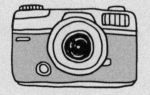

我的来访者的钱包被偷了，她感到非常难过——不是因为钱和身份证件丢了，而是因为钱包里有她的孩子、丈夫、父母和狗的照片。尽管有些照片可以补拍，但狗早已不是当初的小狗了，孩子们现在也长大了很多。她感到悲伤并有一种被侵犯的感觉。用她自己的话讲："当我意识到照片不见了，感觉就像有人去世了一样。"

这位女士钱包里的照片构成了一本小型相册，正如冰箱门、壁炉架、卧室梳妆台和房间墙壁上的照片一样（还有家庭录像或居家影片）。就本章而言，每组照片能够成为"相册"的原因在于，它们对将其放在一起的人来说都具有特殊的意义，事实上它们至少构成了他（她）生活中的一部分自传式照片叙事。

家庭相册中的照片是家庭成员了解其家庭传统和根源的有用资料。人们在一起看相册时，经常会回忆往事并讲述其中的故事。这通常会令人感到愉悦，对其他成员来讲，也颇具有教育意义。翻看相册的过程是了解家族历史和当前社会网络文化的一种间接方式。在回顾相册时，反复聆听这些故事，可以为孩子和新加入家庭圈子的人提供有关亲属的有效信息，而直接询问事实是永远不会得到这些信息的。

人们会选择他们记忆中希望永久保存的照片。那些从未被选中作为永久保存的照片则会在记忆中慢慢消失，不为人知。如果一个人在一段关系中不开心，或者在某些情况下不希望被人看到，那么他们就不太可能想保留对那些特殊情境的永久性视觉提醒，如照片。

无论身体上还是情感上，你可能都不会想把与你不太亲近的人的照片保存在自己的个人相册中。正在经历痛苦或不愉快时期的人可能也不希望永久记录这些时刻。例如，如果一段婚姻正处于比较糟糕的阶段，那么这个家庭可能就不想摆出幸福的姿势来拍合照。而如果此时他们选择这样做，则是为了向他人传达一种虚假的幸福形象。一名来访者曾告诉我，她强迫丈夫和孩子们为她和丈夫拍摄了一张圣诞合影，虽然离婚迫在眉睫，但她无法在节日期间面对这些问题，她想在亲朋好友面前展示一个良好的形象。

即兴拍摄的照片可能是观察家庭关系和成员互动的最佳线索。如果我们将这些照片与更正式的摆拍照片结合起来看，就能深入了解人们希望他人如何看待他们。如果我们再看看某个家庭成员是如何有选择性地安排照片来反映和展示家庭的，就能了解到他们希望让他人了解家庭哪<u>些</u>方面的重要意义。这里的基本假设是，每位家庭成员亲自建构的记录自己家庭的相册很可能是家庭故事的不同版本。正如一本相册不仅仅是所有照片和页面的总和一样，一个家庭也不仅单指其中的某个人。

自画像技术关注来访者的个性化特征，即他们是独一无二的，而家庭相册则表达了来访者个性化和差异化所产生的关联性、相互依存性和其中复杂的因果关系。

相册是保持来访者生活历史连续性的一种方式，未经整理、杂乱无章的照片集无法做到这一点。人们的照片在他们的名字被遗忘很久之后仍然存在，这也是让家庭成员永远在一起的方式。一名来访者告诉我："只要有人知道照片中的我是谁，我就会一直活在他的心里。"家庭相册将个人置于家庭背景中，并将其私人和公开的身份定义联系在一起，它既不完全是事实，也不完全是虚构，而是相册保管者对其他家庭成员生活的主观建构——这些家庭成员自己的家庭故事版本很可能是不同的。

心理治疗非常关注个体对过去的回忆。来访者在讲述他们的家庭照片和相册时，实际上也在讲述他们自己。他们的解释揭示了他们对自己过去经历的理解。所有关于相册的探索最终也会演化为与自画像的工作；在这项工作中，来访者的最终目的是了解自己。

有些人在一生中没有多少照片。有些人并不想拥有照片，而有些人则抱怨他们没有拥有过任何照片。这可能没有治疗意义，除非它"对来访者的生活或治疗过程产生了不同的影响"。如果缺失的视觉资料对理解来访者很重要，我可能会稍加探究，或者建议来访者尝试通过拍摄新照片来重构既往缺失的东西（如果来访者不愿意这样做，我会采取另一种方法）。无论如何，在这种缺失被看作问题之前，来访者对照片缺失的感受应该被优先探讨。

工作原理

为了将家庭相册作为治疗性探究的资料来源，治疗师必须至少对适用于家庭治疗的基本系统理论有初步的了解——因为每名来访者都是家庭系统的成员，无论相隔多远，家庭系统动力都会对这个人的性格和生活方式产生重要影响。

与来访者一起观看家庭相册的基本模式如下：首先，治疗师在观看相册时汇集自身的看法和反应，然后结合来访者的看法和反应。可以按照时间顺序进行，也可以安静地一张一张翻阅，之后可以对某张照片进行讨论。上述就是该技术的操作方法，然而，治疗师所要寻找的方向始终取决于来访者当时的处境和需求。治疗师需要探索家庭成员之间的各种关系和互动模式，探究家庭联盟和权力结构如何变化，并根据构成整体的任何元素的变化进行动态调整。我们要帮助一个家庭，必须首先确定其所有成员（包括宠物、汽车等），然后描绘出他们之间的关系，这些关系决定了家庭成员的行为模式。

每本家庭相册的页面和图像之间都交织着意义。单张照片可以提供有关家庭成员身份的信息，但这些照片中夹杂的人物之间的情感和关系，以及充满"偶然"但可能具有重要意义的照片排列方式，这些是治疗师特别感兴趣的。

在大多数家庭相册中，照片似乎是一批一批地出现的：关于特殊事件或个人某个时刻的一批照片，然后会出现相对的照片空白期。相册中的这种起起伏伏表明了生活的节奏，除非这种模式被明显中断。家庭相册的保存模式是每个家庭所特有的，有时按照时间顺序排列的相册会出现空白期，这可能预示着那段空白期家庭存在压力，抑或那段时期有人"消失"。照片之所以被放入家庭相册，是因为它们能够引发回忆，而不仅仅是彰显意义。与收藏摄影艺术品大相径庭的是，这些具有个人意义的照片因其所蕴含的情感"秘密"而被保存和珍藏。家庭成员比外人更清楚相册中的照片及其排序意味着什么。家族成员拥有特殊的优势，因为他们每天都与这些家庭"秘密"生活在一起，并按照这些不成文的规定塑造着自己的生活方式。家庭成员对情感秘密的娴熟掌握使他们能够有意识地控制向一个好奇的"外人"展示或告知什么信息。有时，在复述故事时，讲述者会对故事进行修饰或删减。这种有意识或无意识的剪辑，塑造了家庭的外在形象，也反映了家庭中每位成员的思考过程。通过家庭相册和与之相关的故事，来访者可以把握自己在家庭中的位置和他（她）是谁、曾经是谁，以及被期待成为谁的想法。即使来访者希望摒弃或改变其中的部分内容，家庭相册至少可以指出这个过程的起点。

回顾家庭相册不仅有助于揭示来访者的背景信息，还有助于治疗师了解来访者的内在人际关系网络。这个天然的社会支持系统在来访者有身体或情感需要时非常重要，可以在来访者接受治疗时为其提供帮助。了解来访者社会支持系统的身份特征是治疗的重要组成部分，也是帮助来访者了解其家庭系统的必要组成部分。

回顾家庭相册

当摁下快门的那一刻，照相机捕捉到的是个体生活中的自然瞬间，那一刻将被选中并永久定格。因此，任何普通的家庭关系和代际互动都会在这些人日常生活的自发照片记录中被明显捕捉。如果一个家庭的日常生活中存在潜意识的动力，如亲子三角化、情感阻断、家庭联盟和根据家庭成员彼此感受组合成的其他情况（或他们习惯性地掩盖自身真实感受的方式），那么记录这些内容的照片将自动包含这些自然事件的真实特征。甚至可以说，存在与集体潜意识相似的概念——"家庭潜意识"！但我想澄清的是，我说的这些都是存在的、可以找到的，并不是说治疗师可以简单地翻看来访者的家庭相册，然后像读一本书一样，最终结论性地宣布他们在"书"中所发现的真正含义。

相反，在翻阅来访者的家庭相册和收集的照片后，治疗师可以根据家庭呈现出来的模式形成要向他们提出的问题。我们要牢牢记住，治疗师和其他非家庭成员观看者一样，对照片所包含的家庭秘密一无所知，治疗师可以接受训练，观察反复出现的地点、关系、联盟、非言语信息和情感表达（或缺乏情感表达），这些都提示了需要与来访者或家庭探讨的问题。

卡斯罗和弗里德曼（Kaslow and Friedman，1977）对普通家庭拍摄的照片和制作相册的模式进行了一系列观察，这对治疗师计划和实施照片治疗干预非常有帮助。他们发现，家庭成员最常通过拍摄照片记录家庭生活中的重要事件和"里程碑"时刻，如婚礼、孩子出生、生日聚会、度假、毕业典礼、周年纪念、圣诞节或感恩节晚餐等仪式性聚会等。相反，在经历压力和家庭危机时期、孩子丧失行为能力、暂时毁容或住院期间，拍摄的照片数量通常会急剧下降。不过，如果孩子很快就会好转，或者孩子的状况正处于发育阶段（如乳牙脱落），选择这些时刻拍摄照片有时也是可以接受的。例如，我十几岁时去做鼻子矫正手术，为了能看到脸和侧面，父母在镜子前给我拍摄了几张照片，这样脸部和侧面会更清晰："手术前"的照片用来强调我的大鼻子畸形，这是可以接受的，因为会有"手术后"的照片来说明鼻子的改善情况。

卡斯罗和弗里德曼发现，儿童在幼年时期似乎会有很多照片，因为此时他们的外貌变化很快，而且头胎孩子通常比那些紧随其后出生的孩子有更多的照片。如果第一个孩子有什么异常（如残疾或私生子），或者这个孩子的性别不是父母期待的，那么镜头的焦点就会转移到第二个孩子或"正确"的孩子身上。正如一个早熟的五岁女孩曾告诉我："在我弟弟出生前，这本相册里有很多我的照片，现在相册里都是他的照片。也许是我太糟糕了。"

暂时寄居在另一个家庭中的儿童，如寄养儿童，其照片可能会出现在这个家庭的相册里。一个正在"经历一个不被认可的阶段"的孩子，如 20 世纪 60 年代的长发男孩，可能会在那个阶段的家庭相册中暂时缺失。卡斯罗和弗里德曼说，家庭通常把拍摄照片作为一项家庭活动和社交活动，家庭对重要人物的态度直接反映在家中展示的人物照片的大小和显眼程度上。

虽然卡斯罗和弗里德曼的研究结果只反映了他们所研究的家庭，但似乎也反映了我的大多数来访者的生活。尽管由于文化、阶层或其他方面的差异会出现一些不同，但这些差异往往很小。大多数文化都重视家庭照片和相册的保存。

在分享对照片的不同看法时，我与来访者之间的互动可以为此提供范例，以便为大家展示关于选择性地获取关于某个人的"优势"信息是如何改变我们的看法的。有一次，我对一名来访者说，他父亲的照片似乎展现的是一个和蔼可亲的人，我的来访者对此感到非常沮丧，说他经常从家庭以外的人那里听到这样的话，他们无法相信这个男人对他的妻子和孩子究竟有多粗暴。然后，他翻开相册，找出他父亲在家里"没戴面具"时自发拍摄的照片，虽然只找到了几张，但他开始向我展示（以照片为证）只有直系亲属才知道的不同之处。他指出，这几张非公开照片是他童年真实经历的唯一证明。所有其他的照片都是从外人的角度建构的，如果他没有这几张照片，随着岁月的流逝和记忆的消退，他甚至会开始怀疑自己童年所经历的一切。

他的父亲已经去世，现在无法与他面对面问询，但来访者可以对着这些照片表达自己的愤怒，这让他有机会对父亲说出那些在他内心发酵已久的话。他对着父亲的照片说了一些从来不敢当着他的面说的话，至少这些话被大声说了出来，没有一直憋在心里。听到他说出这些话，更加证实了这些事情的真实性。我在一旁不加评判地倾听，支持他说出这些话和拥有这些感受的权利，这强化了他拥有和重新赋予自己童年记忆的权利。

老实说，当我翻看其他照片时，他父亲在我看来与他在"公开"照片中的样子并没有什么不同。如果来访者只是把所有的照片拿过来堆在一起让我分类，我很难把这两个版本的父亲区分开来。然而，他却很确定哪张照片属于哪个类别，因为他能看到一些微妙的线索。几个月后，我们的治疗取得了很大的进展，我们开始从他和父亲及他和自己儿子的照片中寻找一些相似之处。我们开始处理他身上那些他自己似乎在不知不觉中延续下来的父亲的部分特质。

这件事被揭示的一个契机是，有一天，我的来访者给十几岁的儿子看他的老相册，他的儿子不停地指出我的来访者与其父亲在同一年龄时长得多么像，他才意识到这一点。我的来访者起初对自己和父亲的外貌相似感到非常抵触，开始和儿子争论两个人有多不同；他的儿子第一次听说自己父亲的童年是多么糟糕时，沉思道："也许这就是你突然对我们发脾气的原因，因为过了很久你才发火，你还记得你父亲愤怒时是什么样子！"（对一个 14 岁的孩子来说，这可不是一个微不足道的见解！）我趁机拿出照相机，请他们两个人摆姿势，先拍摄一张他们看起来像上一代父子关系的照片，然后再拍摄一张他们看起来截然不同的照片，以向我和他们自己展示这一代人不会重蹈覆辙。我请他们把这两张照片带回家，与其他家庭成员进一步讨论。

在回顾家庭相册时，我会寻找其中的共通之处，记下我或来访者所发现的任何模式，这很可能与来访者原本的观点不同。在这一过程中，以下这些问题会很有帮助：当我看这些照片时，我需要了解这个（你的）家庭的哪些重要信息？在解释这些照片时，你肯定会记得告诉我什么？如果你不进一步解释，我可能还有哪些不明白的地方？

是否有什么规则表明，一个人必须如何其照片才能被收录在家庭相册中？内容的多样性是否表明相册中照片（及家庭成员）的差异是可以被容纳的？这个家庭的故事是持续而有规律地呈现，还是存在中断或遗漏？是否呈现出情感上的亲密关系？是否存在一致的主题、信息或情感表达，如谁经常站在谁旁边或触碰谁？家族史中的"高光"时刻、标志性事件、备受关注的事件是什么？

一名来访者在看到他所在的大家庭的众多合影后评论说，他几乎从未接触过照片中的人。"我们现在也是这样，大家之间没有什么联系。"只有那些对模式感到敏感的人，模式才是有意义的。

将系统理论应用于对家庭相册的探索

所有主要的家庭系统治疗概念，如三角关系、权力联盟、边界、反馈回路、阻断、双重束缚、索引病人（"被确诊的病人"）、去个性化角色等，都被发现悄悄潜藏在家庭相册中。几十年来，它们一直以这样的方式存在着，嵌入展示每个家庭"正常生活"片段的照片中，但以前很少有人以这样的方式对它们进行解构（用这样一张以照片为基础的路线图揭开其中隐藏的秘密）。系统理论学家认为，来访者倾向于"解决"与原生家庭成员之间悬而未决议题的一种方式是在身体（物理）或情感上与其拉开距离。当议题被确认无法解决，同时又产生很强的力量时，来访者可能会有意识或无意识地决定，这个议题本身是无法解决的，或者将与该议题有关的人从自己的生活中排除。当某些人从来访者的生活中消失时，他们往往也会从相册中消失。因此，当来访者的相册中出现缺失、空白和其他不和谐现象时，询问其中的原因可能会有所收获。

在某一事物周围加框（或至少在照片上加框）会迫使人们对其内容进行排序。通过研究和讨论在自发拍摄照片时谁似乎总是站在谁的附近，以及注意这些人在摆拍的照片中出现的差异，我们可以发现三角关系中的联盟和情感匹配问题。同样，经常被排除在照片之外或经常靠边站、无人拥抱或接触的人，或者很少出现在相册中的人，可能是"被确诊的病人"或在家庭中被孤立的人。

另一种减少情感阻断的方法是让来访者与当事人真正坐在一起，共同观看家庭相册。相册是一个相对安全的焦点，它可以将两个人的注意力从家庭三角关系聚焦到相册上，并允许他们建立比以往更紧密的联结。所以，此时的交流可能会比平时有更少的戒备，因为可以在不威胁对方立场的情况下分享关于照片的不同记忆或观点。

如果有人必须成为什么样或做些什么事情才能使自己的形象在家庭相册中被大家接受，这可能表明在这个家庭中情感上的接纳同样是有条件的，他们可能会对所面对的矛盾期待感到困惑。一名来访者解释说："我之所以会从众，是因为从小在酗酒的父母身边长大。他们的爱总是有条件的。我们这些孩子永远都不够好，和我的兄弟姐妹们在一起，我必须始终保持和他们一样，不能有任何与众不同之处，也不能成为引人注意的'避雷针'。在我们家，你不能表现得特别或引人注目，因为这样做很危险。事实上，在我们收藏的照片中，很少有我们几个孩子单独一个人的照片；我们从不敢让彼此离开我们的视线。"相册中呈现的整齐划一的家庭故事，包含了许多非言语表达的规则，以及对该相册（和该家庭）可接受性的期待。仔细研究相册中出现的照片，可以发现家庭"应该"和"必须"的准则蕴含在被选中或被放弃的照片中。

宠物，有时还有汽车、花园、业余爱好、体育活动和其他个人非常关注的主题，有时也被视为家庭不可分割的一部分。两个人和一只宠物就像三个人一样，也会产生三角关系。把注意力集中在猫或狗身上可以缓解主人之间的关系张力。例如，在照顾动物方面努力超越对方，使宠物站在"自己"这一边，等等。宠物在独居者（或感觉是独居者）的情感框架中扮演着重要角色，他们也经常像对待孩子一样看待和对待宠物。因此，宠物的照片经常成为相册、书桌或钱包中的陈列品，以及家庭录像甚至成为摆拍的正式自画像的拍摄主题也就不足为奇了。

相册可以让孩子们看到父母在童年或恋爱时期的样子，这可以增强孩子们对父母的感知，让他们觉得父母是更加生活化、接地气的人，有着丰富的情感，偶尔也会有幽默的奇思妙想。父母的生活细节影响着孩子成年后的发展，通过了解父母生活的更多细节，来访者可以看到父母多样化生活的部分，而这些可能是他们以前只考虑父母与自己的亲子关系时所不曾了解的。这可以帮助我们重新建立与过去僵化关系的联系，就像一名来访者所说的那样，"被紧紧地锁在我脑海里角落架子上一个贴了标签的盒子里"。正如一名来访者所说："当你让我成为'我父亲'，就像他出现在那张照片上一样，让我暂时假装自己是他的身份，会有和他一样的表情，然后用第一人称，就像我是他一样，讲述他的那段生活是什么样子，我突然明白了他一直在生活的泥泞中挣扎着，我开始把他作为一个完整的人来更好地理解，而不仅仅是看作我的父亲，那个我认识他的时候他已经老了的人。"

回顾家庭相册还可以让父母看到他们在来访者所处年龄阶段时的样子，这样就可以从双方的角度考虑在那个人生阶段中普遍存在的议题和可能相似的结果。正如下面的案例所示，这同样可以产生新的视角。

距离高中毕业还有两年，一名15岁的来访者对这一切感到非常厌倦，他想辍学。他知道父母不会同意（"他们只觉得我是个笨小孩"），对此，他想到了一个完美的解决办法。他提前偷偷地申请并被当地的造船学徒计划录取，他还联系了当地的夜校，希望通过在这里勤工俭学来完成学业。他为自己（自诩为）"异常周密"的计划感到非常自豪，于是他找到父母，希望得到他们的认可，但他失望地发现，父亲对他的想法非常生气，而且一反常态地表现得非常难过和沮丧。他原本预期父亲会同意，因为他们最近讨论过他在学校的问题，父母显然都希望他能采取一些补救措施。

在下一次家庭会议上，儿子再次提出了这个想法。父母的反应让他非常沮丧，他认为这是父母对他这个人的拒绝和对他能力的不信任。幸运的是，根据我之前提出的要求，这个家庭在治疗中带来了他们的相册，我决定找出父亲 15 岁时的样子。我希望探究这场特殊危机背后的原因。

父亲开始向儿子展示自己青少年时期的生活——老农场的照片、荒凉的环境、上学的长途跋涉、一间教室等——他开始分享自己对那些日子的感受。在谈到学校教育对他有多重要时，他沉默了很久，然后对儿子说："我想我是在生你的气，因为对我来说，学校是我离开那个可怕地方的唯一机会，当我的父亲去世了，我在 15 岁时被赶出了学校，我以为我的世界和我逃离那里的机会永远结束了。我当时发誓，我的孩子们永远都不用离开学校，他们永远都不用再遭受我所遭受的痛苦，因为我明白留在学校对他们来说有多重要。当我听到你说你想退学时，我想这一切都在阻碍了我。我脑子里开始响起愤怒的钟声，直到现在我才终于明白为什么。学校对你并不像我想的那样重要，这让我很伤心。再告诉我一遍你的计划及它的合理性，这次我真的会认真倾听。也许我们能一起找到解决的办法。"两个人热泪盈眶地拥抱在一起，然后开始交谈。

为了让来访者朝分离个体化的方向发展，治疗师应该让来访者将自我澄清和家庭分化技术结合起来，帮助来访者识别哪些部分是独一无二的，没有与家庭身份或家庭规则纠缠在一起，哪些家庭出身和背景仍然是来访者不可分割的，以此帮助来访者意识到并接受这种情况很正常。相册可以揭示一个家庭对不同行为、规范的容忍度，以及家庭成员自由表达自我的自由度（如正式摆拍的照片和即兴拍摄的照片）。

为了发现来访者的个人身份和家庭身份（及相关情感）之间的异同，治疗师可以让来访者讨论他们认为自己的个人照片和自己在家庭团体中的照片之间的差异。他们可以讨论全家福是如何作为整体呈现单一身份的，而不是作为不同个体的照片集合。区分的目标不仅是如何发现家庭成员的不同之处，而且还要发现并接受他们的一些相同之处，而这些相同之处并不意味着完全融合或丧失个性化。

这种分化或融合的动态也会影响父母，他们拒绝让孩子成为一个完整、独立的人，而是希望孩子是他们的延伸，可以实现他们的期待。一位女士给我看了她放在钱包里的女儿和儿子的照片，她说照片上孩子的年龄分别是 4 岁和 8 岁。我和她讨论了她的孩子们（她一直称他们为"女孩"和"男孩"，从不叫他们的名字），20 分钟后，我才发现这两个孩子的年龄分别是 10 岁和 14 岁。她解释说（没有表现出明显的尴尬），她更喜欢孩子们小时候的样子，因为"男孩现在开始像他父亲一样恶劣"，她更喜欢他小时候的样子。她说："我担心他长大后会变成什么样！"听了这套刻板的期待之后，我对这个男孩未来的个性化也有了同样的担忧！

有时，人们会在照片中发现一些一直存在但从未被注意到的东西，然后之前被隐藏起来的联结和模式就会显露出来。下面的案例很好地说明了这一过程。

来访者伊莱恩（化名）给我带来了她的家庭相册中的一张照片（见图 7-1），作为她童年生活的一个例子。"这张照片对我来说意义重大，原因有很多。"她解释道，"我很在意照片中传递的亲近感，在意三个女性（5 岁的我自己、8 岁的姐姐及母亲）的位置。这张照片是在我父母分手前一年拍摄的，它是我唯一拥有的'真正'家庭

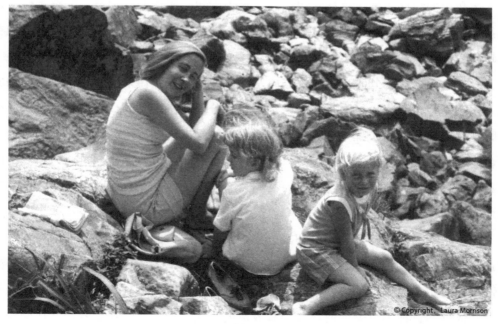

© Copyright : Laura Morrison

图 7-1

出游的记录。我还从母亲的眼神中看到了她对拍摄者——我的父亲的深情，这是我在其他照片中很少看到的。我们一家三口，或者说我们一家四口，似乎是一个非常亲密的家庭，这虽然是虚假的，但我仍然非常喜欢照片呈现出来的完美状态。"

我们探讨了画面中的人物、环境、感受和回忆等主要方面。伊莱恩突然停下脚步，愤怒地盯着画面最左侧边缘岩石上的一张报纸。我完全没有注意到这个细节，即使看到了，也无法确定其存在的意义。

然而，伊莱恩很快纠正了这一说法："刚才，当我注意到母亲身旁的报纸时，我对这一场景的美好看法真的改变了。我越是思考那份报纸的象征意义，就越感到不安，因为我的母亲很可能并不像我原来认为的那样真正'陪伴'着我们。一般来说，她更喜欢读书，而不是和我们一起做事。这说明我希望母亲能把养育子女放在她的学习之上，而我的母亲却没有这样做。这也说明了我想要一对真正爱我的父母的渴望。因此，我的愤怒其实是针对报纸的，它破坏了我对'这是一次快乐、亲密的家庭出游'的看法。"我问她，如果把这张照片上的报纸去掉会怎么样，她回答道："去掉它是不对的，因为它代表了对当时情况的真实看法。"几个月后，伊莱恩为母亲的生日礼物制作了一张老照片拼贴画。对是否把照片中的报纸剪掉，她考虑了很久，最后她还是剪掉了，"部分原因是受拼贴画本身的空间限制，但主要原因是我决定不管现实情况如何，先尊重自己的想法"。

理想情况下，我希望伊莱恩与她远在异乡的母亲分享她的感悟，让她们讨论那段时光的真实情况。我想，让伊莱恩了解这张照片给她母亲和姐姐带来了哪些回忆或感受可能会对她有帮助，因为她们对当时发生的事情的描述可能会给她带来不同的感悟。至少，在征得母亲同意在本书中使用这张照片时，伊莱恩与母亲分享了照片中的轶事细节（这不仅是伦理上的需要，而且我认为这也会引发一些良好的治疗对话）。

她的母亲回答，伊莱恩的记忆有些错误，如那张报纸是她父亲的，而不是她的。她解释说，她不会在那里看报纸，因为风太大，手上会沾上油墨，这是她最讨厌的。她还说，这里有一个女孩们可能不知道的特殊含义：那是父亲和母亲定情的海滩。后来，伊莱恩把照片拿给父亲看，并告诉他母亲的评论。她告诉我，父亲回答道："那不是真的！我从没在那里求过婚。这张照片是在波托马克河畔的大瀑布拍摄的，我是在北卡罗来纳州的大学求的婚。"

即使是摆拍的照片，也能捕捉到被拍摄对象生活中所发生事情的本质。一张照片本身可能不会透露太多信息，但与其他照片放在一起，非言语信息就会凸显出来。例如，我父母相隔50年拍摄的两张照片，两张照片中都显示他们相处融洽（见图 7-2 和图 7-3 ）。

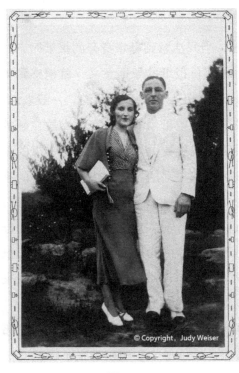

图 7-2 　　　　　　　　　　　　　　　　　图 7-3

　　然而，当我母亲看到这两张合影时，她说："这不是很有趣吗？以前是我靠着他，现在是他靠着我。""有趣"是一个多么安全的词。如果她是我的治疗对象，我会建议她进一步探索自己的感受。然而，当我把母亲的话反馈给她时，她说我对她的评论解读得太多了。尽管如此，这件事还是让我开始探索自己的家庭相册。和其他使用照片进行治疗的治疗师一样，我也没有真正关注过自己的家庭相册，也许我应该多关注一下，现在是时候找出相册中的秘密了。这次探索的结果将作为本部分最后一个案例。

　　当治疗变得压力重重，或者似乎过多地关注问题，而不是来访者用来渡过危机的应对方式时，相册可以作为让人们看到家庭生活中更积极因素的一种方式。例如，那些快乐的时光或良好的品质，它们构成了家庭现实的一部分。通过与和照片有关的记忆中的许多美好时光重新建立联结，人们可以重新认识他们生活中的其他组成部分，而不仅仅是那些被带到治疗中的"糟糕"部分，从而获得对生活整体平衡的认知。

例如，在与一对感情出现问题的夫妇合作时，我让他们给我看他们的结婚照。这些照片帮助他们思考当初对方的哪些方面吸引了他们。在向我讲述彼此的优点时，他们才意识到自己是多么容易陷入总是批评、否定的陷阱中。

同样，我曾让那些与青少年相处不愉快的家长一起回顾孩子儿时的照片，照片上有早期的生日派对、假期旅行等。这些照片有助于他们谈论过去共同度过的美好时光。我建议他们计划一些类似的快乐时光，在这些时光里不允许有争吵，我还给他们布置了一些具体的拍摄练习，这样他们就有理由主动体验这些时光（"下次约会时带上这次外出的照片"）。如果断章取义，这些技巧可能会显得很理想化。读者应该认识到，在治疗过程中，我们并不是直接传达这些建议，而是将它们融入更广泛的治疗对话中。但是，当人们过于关注生活中的负面因素时，这些建议确实经常能起到令人惊讶的作用，让人们停下来重新定义自己。

如果家庭治疗的目标之一是增强个体的内在力量及其对家庭模式的觉察，提高其与每位家庭成员关系的质量和深度，从而在不造成威胁或困难的情况下瓦解这种分化，那么考虑上几代人通过家庭代际传递的模式也很重要。将上几代人的照片与当代人的照片进行对比，可以发现多年来一直存在的无意识镜像和不断重复的模式，而相关的家庭成员却没有意识到这些跨代信息和期待一直在延续。

从结构的视角来看，治疗师或许可以从来访者的照片中找到直观的"事实"，显示出家庭价值观和行为的代际传递。然而，让来访者参与其中会更有帮助（也更符合伦理规范），因为他们的发现及他们对这些发现的感受会对治疗产生影响。一种方法是让来访者记录下他们以后可能想讨论的细节。来访者所注意到的模式、主题、情感信息、差异、突然发现之前未注意的材料（有时甚至是人），都可能非常有趣和有价值。

一名妇女在回顾她家人的照片时，说："我似乎总是在家人前面，现在想想，这很有道理，因为我非常独立，并不真正关心自己的所作所为会对他们产生什么影响。现在我在接受心理治疗，看着我和丈夫的合影，我看到了同样的模式：我在前面。

我们正在努力解决我们之间缺乏亲密的问题，我似乎在我的感受和我与他的关系之间保持着疏离，他最近的一句话突然让我明白了很多。他说，当我们一起去某个地方时，我似乎总是走在他的前面，大步流星地走在他的前面，完全不知道或不关心他是否在后面。噢，原来是这样。"

我请她多看看她和丈夫及家人的合影，注意他们的手在哪里，目光在哪里，谁的姿势与谁的相同或相映成趣，她的父母之间是否有接触或有很多眼神交流，如果没有，这种情况是什么时候停止的。在翻看一张照片时，她停下讨论，这张照片上显示父亲站在母亲身后（"当然！"），父亲双手搭在母亲的肩膀上。当她第一次看到这张照片时，她把它作为一名"女性站在前面"同样姿势的例子，但当她听到自己的描述是"他在后面抱着她"时，她说她突然"噢"地一下意识到了自己言语中的暗示。她揭开了埋藏在心底的印象：父亲总是限制母亲的情感成长。"现在我终于明白自己总是抢在前面的这种风格还与什么有关了！"

当一个人发现自己的家庭成员身份取决于自己的存在、行为或说话方式时，就可以利用相册作为视觉地图，追溯自己可能经历过的一些双重信息和双重束缚（通常被他人否认）。

有一个朋友早些时候曾选择儿童的照片作为他最喜欢的投射图像，因为他"被孩子们的天真和美丽所吸引，他们的生命充满活力，不谙世事"，他向我展示了他的家庭相册中的一张照片，这张照片是在他的幼儿园毕业晚会上拍摄的（见图7-4）。"我在这里！从我记事起，这张照片就一直在相册里，但没有人看到我在照片里看到的东西。我在努力躲避身后的男孩，我对此并不感到奇怪。"

"这张照片证实了我的想法。我是同性恋，我相信从很小的时候，在我开始上学之前，我就知道自己与众不同。在这张照片中，我看到了那个不愿意玩粗暴游戏的小男孩，他经常以'腼腆和女性化的姿势'出现在照片中，而我在这张照片中的姿势就像在'抚摸'站在我身后的男孩。我无法忍受手或衣服脏兮兮的。每当身上沾上一点泥巴，我就会急忙跑到妈妈身边，让她帮我擦干净。那个腼腆的小男孩一直在我身边，我身上也有他的影子。我很喜欢他，虽然家人经常喜欢提醒我，在这张照片里，他似乎是个小娘娘腔。"

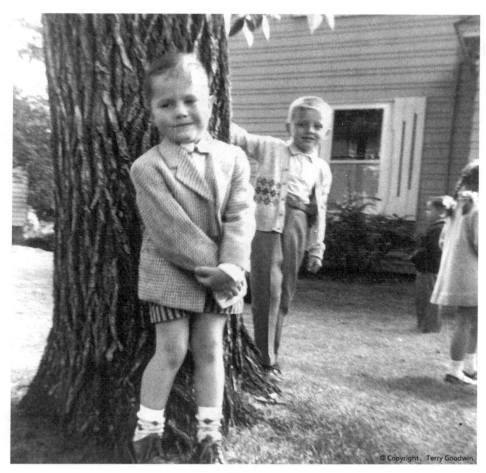

© Copyright, Terry Goodwin

图 7-4

　　在充满压力的家庭氛围中，沟通总是充斥着回避的信号和矛盾的意味。在回顾数十张童年照片时，一名男子从照片中发现了这种双重束缚和其中掺杂的信息。家庭相册中的大部分照片都是他一个人的。他的姐姐在出生时夭折，五年之后他出生，他是父母"唯一"的孩子，从小就被父母视为珍宝，孩子代表着一切。

　　"我既是他们的女儿，也是他们的儿子，这让我不断得到的信息和期待变得复杂起来。"他告诉我，"你可以从我年复一年总是被摆成他们关注的对象的姿势中可以看出这一点。"他说，除了所有的生活照外，他的母亲每年都会在他生日那天为他拍摄一张正式的照片，一连拍摄了 18 年。这些定期拍摄的照片展示了他的个人经历，伴随着他从水手服到牛仔装再到各种风格的"正装"，这些照片不仅是对他个人经历的回顾，也是对那个年代社会流行文化的总体记录。有一张和母亲的合影对他来说尤为重要。照片中两人都面带微笑，但母亲紧紧地握住他的手，他说这一定让他很不舒服（见图 7-5）。

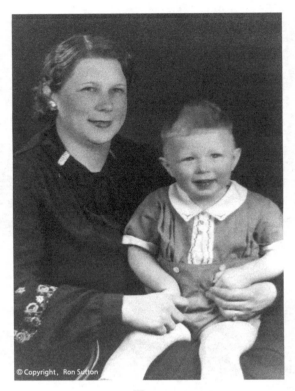

图 7-5

他解释道，这张照片象征着他是如何被对待的，也说明了他的母亲如何经常巧妙地试图阻止他变得独立，无论身体上（就像照片中那样）还是情感上，都是如此。"我的父母似乎很爱我，给了我一切，为什么我会如此愤怒？看看这张照片！我母亲的控制欲很强，最终演变成一种非常扭曲的爱。当我坐在她腿上时，我看到她把我的双手弯曲。我在笑，她也在笑，但我是被控制的，她这样做其实是为了让我们给他人留下好印象。她在入侵和控制我的自我和空间。我对她的这一行为感到愤怒，并间接地对我的父亲也感到愤怒，因为他没有阻止母亲的控制行为。"

他后来提供了一个这种母爱的例子：在他的结婚照上，他的父母都以占有欲的姿态靠近他和妻子，尤其是在他身边一直徘徊。他们与妻子的父母形成了鲜明的对比，妻子父母的姿势表明他们对女儿新生活和独立关系的认可，并且表现得很放松。

综上所述，以治疗为基础的家庭相册回顾可以在许多方面帮助来访者揭示长期存在和深埋的情感冲突，尤其是那些在家庭动态中根深蒂固的情感冲突。当这些冲突变得清晰可见并可供有意识地审视时，它们同时也可以进行治疗性的操作，从而松开来访者身上的束缚。

相册保管者的意义

谁掌握了家庭相册，谁就掌握了大部分家庭历史，也就掌握了家庭历史的"真相"，正如谁制定了辩论的规则，谁就会对辩论的结果产生重大影响。相册保管者有能力使自己的家庭故事版本成为所有观看者心目中的"真实"版本。因为家族接受他（她）作为记录者，这通常反映了家庭的权力平衡。拍摄者通过自己的视角创造了相册中的照片，而相册保管者的目光则构建了这些照片的"真相"，以供后来的观看者解读。如何让来访者重新创造和认识他们自己的个人经历，已经成为我的照片治疗工作的焦点，尤其当来访者来自弱势群体，或者来自传统上被边缘化或被排斥的群体时。我发现，许多来访者，无论男性还是女性，异性恋者还是同性恋者，往往都需要做大量的工作来消除被父母中的任何一方非人化的羞辱和贬低。我认为，好的心理治疗必须包括尝试探索来访者与父母双方关系的复杂性，尽管在传统治疗模式中来访者与母亲的关系往往是重点。家庭相册的工作可以成为开启这项工作的有效方式。

在家庭相册的呈现中，大多数人都学会如何成为人们期待的"好孩子"，学会通过让我们的行为或外表符合某种标准，从而让自己的形象载入家庭历史的照片记录中。我们可以通过观察哪些形象会被父母接受，或者至少会被他们公开展示，来了解哪些形象会被永久定格在家族历史中。当我们坐下来回顾自己的记忆时，我们通常会怀念这些理想化的形象。在成长过程中，我们中的大多数人都在努力地不辜负他人（通常是父母）对我们的印象，努力满足那些无法用语言表达的期待，这些期待有时被巧妙地呈现为我们被接受或被爱的条件。

本章的后面部分是我自己的故事。在与母亲一起回顾家庭相册时，我发现了一个有趣的现象，那就是她对某张照片的细节或某一天的背景信息的记忆，往往与我自己所知的真实情况大相径庭。在认知层面，我很清楚就像其他人一样，我对现实的理解只是我对真相的选择性建构。然而，在更直观或情感层面，我和母亲都绝对确信对方的记忆是错误的或扭曲的，而我们自己的版本才是正确的。

此外，治疗师还应了解谁可以或不可以翻看家庭相册和其他照片。来访者的隐私限制可能与其家庭相册保管者的隐私限制不同（例如，母亲向客人展示婴儿没穿衣服的照片，这会让青少年感到很尴尬）。

有时，照片的潜在治疗价值更多在于照片的拍摄者或被拍摄者对该事件的感受，而非照片内容本身。有些家庭成员可能对被某个人拍照有强烈的情绪，这直接影响了他们在家庭相册中的形象，下面的例子就说明了这一点。

一个十几岁的男孩带来了他的家庭相册，里面有几张他父母手挽手坐在门廊秋千上微笑的照片。他告诉我，他们经常争吵，从不表现出亲密举动。实际上，他们已经分居两年了，对此我表示很惊讶。他解释说，上个周末父亲带他回母亲家时，父亲给了他们每人一块最爱吃的糖果作为"贿赂"，让他只拍一张他俩看起来"正常"的合影。他特意在室外拍摄，让邻居们看到"还有希望"。他还说："我告诉他们是我的心理治疗师要求拍摄的，这有助于说服他们，但这只是我的借口。我知道这是个谎言，但我只想为我的剪贴簿准备一张像样的父母合照。"

在使用家庭相册启动照片治疗工作时，有很多方法可以将这些深层次的、隐藏较深的方面考虑在内。治疗师可以设计一些涉及这些方面的问题，以诱发出可能预示着这些额外复杂问题的答案。我试图揭示新拍摄的照片是如何被选择加入家庭相册中的。哪些因素会影响是否将其放入家庭相册？如果出现分歧，谁有最终的决定权？这到底是谁的家庭相册？如果不放入家庭相册，这些照片会怎样？

换句话说，对整理家庭相册的"入门资格"（从而根据其规则被接纳并进入家庭），有哪些未言明的规定？来访者的家庭相册中是否有他们知道并不真实的或歪曲的照片？是否有他人的照片出现在家庭相册中？如果可以选择，他们会删除或更改这些照片吗？如果来访者的家庭相册是由其他人而不是保管相册者制作或整理的，或者来访者可以制作自己的版本，那会有什么不同？他们的家庭相册是否显示出不同的模式？这个家庭通常的模式是什么？这些模式是否不同于前文中列出的一般人群的模式？该相册的保管者在哪些情况下没有遵循通常的模式？是因为家庭本身的外部环境，还是相册保管者个人生活的变化？来访者如何看待这本记录自己生活的特定相册里出现的差距或偏离常规的情况？推荐练习部分中的这些问题和其他问题会以意想不到的方式为我们提供启发。

特殊应用：受虐幸存者与生活回顾

照片治疗在两个特别的领域十分有用：一是帮助揭示和处理来访者过去的情感、身体或性虐待中意识不到的方面；二是为面临危机的人提供人生回顾的视角，包括即将到来的死亡、似乎无法解决的个人问题、突然对他人的依赖等。

事实证明，摄影所普遍具有的真实特质使照片治疗对受虐幸存者尤为有用。例如，许多受虐者在回顾以前的家庭旧照时发现，施虐者（通常是在第一次实施虐待的前几年）曾给他们拍摄偏性感的照片，或者与施虐者的合影中充斥着性意味。这些信号对外界观察者来说并不明显，但对当事人来说却可以清晰辨别，因为他们知道那些愚蠢的姿势或玩笑与隐藏着巨大痛苦和悲伤的事件之间的区别。

回顾家庭相册为许多来访者提供了一种支持，使他们能够重新认识自己的过去，否则他们永远不会冒险探索这些内容。在记录着他们的过去的家庭相册中，来访者不可避免地会遇到一些照片，他们知道这些照片是虚假的，表现的是不真实的事实；也有些照片会唤起他们的深厚情感；还有一些照片是在违背他们意愿的情况下拍摄的，或者与他们所了解的真相相反。

那些为了他人观看而精心制作的家庭相册，往往与来访者内心对家庭生活真实情况的了解并不相符。许多治疗师指导来访者重新拍摄或使用找到的照片来进行拼贴，以更真实的方式重新创作他们的个人叙事。老照片可以揭示出童年"遗失"的细节，帮助他们认识到当时的自己能力有限。在试图治愈内心受伤的孩子，并原谅他们在年幼时无法做到更多的事情时，我发现没有什么比来访者小时候的真实照片更有用的了。

选择性遗忘并不总是一件坏事，因为它可能是来访者在压力下生存的唯一方式。在他们有足够的能力重构完整的故事之前，遗忘给了他们一层保护机制，让他们免受原始的、压倒性的真相的伤害。实际上，家庭相册只是有选择性地叙述，可能无法为来访者提供完整的故事。大多数来访者都可以根据对自己的了解，以自己的方式重新回顾过去，从而获益。来访者无法回到过去改变他们生活中的历史事实，但他们可以回溯过去，澄清这些事实，或者重新定义他们对这些事实的记忆，从而改变现在它们对来访者的含义及其在情感方面的影响力。

大多数参与受虐幸存者治疗的治疗师都强调，成年人重新看到儿童自我的重要性，帮助儿童见证、表达抗议和埋藏已久且往往被长期否认的感受，以及学习如何在成年人的自我中获得安慰和自我发展。照片治疗通常是通过使用家庭相册或自画像来关注儿童遭受虐待的问题，并经常与其他照片相结合（参见前几章的相关内容，尤其关于"流血"的门那个案例）。来访者往往需要治疗师帮助才能发现隐藏在他们内心的儿童自我，然后才能让儿童自我发出声音和表达情感。我曾帮助来访者发现需要说什么（及对谁说），方法是让他们排练对话，无论对话是否会在现实中发生。这是因为虽然有时对抗性的应对方式是实现健康情感所必需的，但它的潜在威力如此之大，可能会打破他们与过去之间脆弱的平衡关系。

然而，利用家庭的旧照片（通过拼贴、重新拍照或打印、使用艺术材料增强效果、重建新相册、制作自画像等方式）来创造更新、更真实的过去版本，有助于将一个人的生活重新编织成一个更完整的整体。

对来访者的生活进行总结性回顾是有治疗作用的，回顾家庭相册和自传式照片集也被证明是有效的。家庭相册记录了来访者从一个时间或地点到另一个时间或地点，从一个家庭或朋友圈到其他家庭或朋友圈，甚至从孩提时代到有了孩子的演变过程。治疗师回顾来访者的家庭相册，独自或与他人一起聆听来访者解释其中的联系，可以重建他们认为相册中应该呈现的整体性。通过单张照片重新建构联系，治疗可以唤起来访者生活中的明显变动和方向。就像人们从电影模糊的画面中感知运动一样，这些探索有助于理解来访者的所作所为。这种合成不需要任何语言。人们可以追溯自己的视觉足迹，找到自己的根、爱情、友谊、目标和联结，延续到未来的连续性。

怎么做

无论信奉哪种理论模式，治疗师都应该尽可能多地回顾来访者的家庭相册，这不仅是为了"更好地了解"构成来访者生活的人和事，也为了与来访者一起探索这些照片所蕴含的个人意义。除此之外，还有很多方法可以利用这些信息。有些治疗师喜欢让来访者带着照片和相册来进行治疗。有些治疗师则喜欢在办公室外，让来访者单独或与家庭成员一起观看照片并讨论。我更喜欢两者兼顾。这些方法可以帮助我们实现不同的目标。

治疗师可以根据治疗目标及时调整寻找照片的练习，从而充分利用这些照片。我可能会请来访者下周带 12 张左右他们认为最能说明某个特定主题的照片。例如，他们真实的童年、他们父母的真实关系或他们的家庭运作的规则。我可能会请他们带那些最重要的、最喜欢的或最不喜欢的照片，只带那些他们知道是不真实的或隐瞒（歪曲了）家庭情况的照片，或者那些他们认为他们想从自己的角度对所呈现的故事进行重新建构的照片。我可能只要求他们带有自己在其中的照片，也可能只要求他们带自己不在其中的照片，有些照片有兄弟姐妹或父母，有些则没有。

起初，我轻轻地、快速地浏览家庭相册，以了解它们的节奏和规律。我想看看照片中都有谁、他们通常在做什么、在哪里、记录了哪些事件和瞬间。有时，我在来访者的注视下静静地做这件事，我沉浸在第一时间的发现和感受中，其中不掺杂来访者对照片的解读。这种初步浏览可能非常重要，因为之后我再也不会像第一次看到来访者相册中的任何照片那样感到新鲜，所以我总是尽量花时间记录下自己的第一印象。

然后，我开始与来访者交谈，了解他（她）对同一视觉"旅程"的总体看法，或者我可能会告诉来访者我在寻找什么，并在浏览照片时进行对话。我采用任何一种方法来治疗来访者那天所遭遇的特殊困难都是合理的。

我的看法很可能与来访者的看法不同。这种差异一经讨论，可能会释放出一些重要的信息，而这些信息是来访者由于记忆和价值观的过滤，或者以前观看照片时未曾看到的。

反思技术：寻找什么及如何寻找

首先，我会默默地浏览来访者的家庭相册，以了解其特定照片的性质和特质。然后，通常我会先询问来访者在家庭中的地位、他（她）在出生顺序中的位置、他（她）有几个兄弟姐妹、（外）祖父母是否健在，以及其他能让我了解家庭结构的问题。了解来访者对其原生家庭的看法或假设，这对我的治疗方法至关重要；来访者对其童年生活的描述，无论是否得到家庭相册的支持，最终都会成为我们治疗中的"现实"。

在进入当前的危机情境之前，我可能会先回顾过去，这不仅是为了对来访者的生活有更深入的了解，而是因为较早的、更"遥远"的照片通常不会让来访者在讨论时产生情感张力。

在回顾家庭相册时，可以要求来访者思考以下问题：来访者出生前的家庭是什么样的？来访者的父母是如何与他们自己的父母互动的？来访者出生后有什么不同？

在翻看来访者的兄弟姐妹出生前后的照片时，可以提出类似以下的问题：相册中父母双方照顾孩子的方式有什么不同吗？谁最常抱孩子？谁与来访者（而不是拍摄者）互动、玩耍、有眼神接触等，这些差异可能意味着什么？父母与兄弟姐妹的相处模式是怎样的？这些照片中人物的面部表情可能意味着什么？对新成员的到来，父母看起来是高兴、怨恨、满足还是不安？

随着来访者年龄的增加，家人拍摄并记录了哪些事件或时刻？哪些被认为是最重要的？兄弟姐妹童年时的照片是否比来访者的多（男孩比女孩多、长子比次子多）？原因可能是什么？是否存在持续重复的模式？一个人或一个孩子是否一直是照片的中心，还是说谁是照片"明星"？是否有一些人似乎经常被排除在外或被挤到一边？这似乎与任何模式、特定情况或条件有关，还是自始至终都是随机出现的？如果来访者现在有孩子，在为他们拍摄的照片中是否出现了一些模式？如果有，它们与来访者自己童年时期的照片相比有何不同？

有一名中年来访者向我展示了她 11 岁时一次家庭聚会的照片（见图 7-6），从中我们可以看到一些事情是如何相互关联的。她是家中最小的孩子，在这张照片中，她在一群孩子的后面和两个大人之间，这些孩子包括兄弟姐妹、堂弟和堂妹。

她观察了照片中自己的脸和身体，并将她自己定义为"勉强能被人看到，努力不被完全排除在照片之外"。她说这种感觉贯穿了她的一生，当她意识到她所选择的工作领域让她在公众面前备受瞩目时，这种感觉突然间变得真实起来。

除了探究相册线性叙事中的特定照片外，我还会向来访者提出有关相册的一般性问题。例如，"在翻看这些照片时，你认为是否应该去掉某些照片，从而使相册更好或更真实？""如果可以，你现在想做哪些修改？这些改动是否会被他人发现？如果会，是谁？为什么？""如果你的相册里真的有你渴望看到的那些更真实的照片，那会怎么样？""你现在看到的照片是否有你以前不记得的？"等。

在此过程中，治疗师可以提出一些不太笼统的问题，以帮助寻找主题，如性别议题、重复的视觉信息、代际相传的关系模式等。

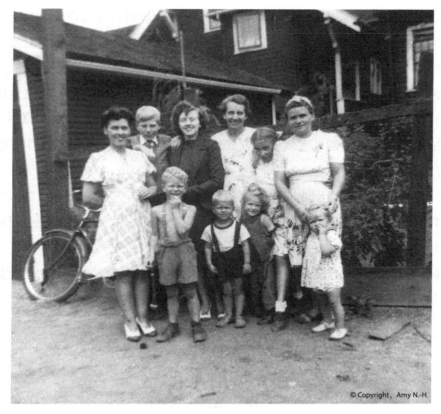

图 7-6

你注意到谁在接触谁，谁在面对谁，谁似乎在避免做这些事情？哪些人似乎总是在一起？哪些人似乎从不靠近对方，除非被迫在一起？

哪些人或哪些事不应该出现在相册里？有哪些照片真的应该去掉，因为它们只是为了"展示"而不是真实的状况？

你（来访者）或其他家庭成员的照片是否因不同的拍摄者而有明显的差异？是否有些家庭成员对拍照感到不自在，家人对此有何反应？是尊重他们的感受，还是强迫他们拍摄？是否有些家庭成员根本不愿意让其他人给他们拍摄照片，这可能意味着什么？

年复一年例行拍照的过程中出现了哪些规律？是否有某些仪式、典礼、聚会、节日等被持续、定期地拍摄下来？在这些时刻，家庭被展示为一个融为一体的整体，因此可能会出现哪些个人摩擦和冲突？如果是这样，是否有某些家庭成员由于抵触或被群体排斥而从未出现在集体照片中，而是仅出现在随机拍摄的照片中？

　　家庭的日常相册是否存在时间间隔，期间没有照片被收入或被拍摄？这对当时的家庭生活有何影响？是否有不愉快、悲剧、艰难时期或其他外部原因造成了这些空白期？

　　是否有人在从相册中消失一段时间，有时再次出现，有时又没有？这是由于工作调动、疾病、离婚等外部原因造成的，还是更多来自家庭内部的情感原因，如某个家庭成员被孤立、他的外表或生活方式不被认可、由未解决的分歧或争吵造成的后果等？

　　探究谁没有出现在画面中或只是偶尔出现，以及这在情感上或在家庭政治方面意味着什么，往往很有意思。如果这个人后来再次出现，这种变化可能会对这个人自身或其家庭产生什么影响？

　　人们从家庭相册中"消失"通常是因为他们的照片不再被收入其中，但他们也可能以其他方式被排除在外，变得"不存在"。一位男士告诉我，他的岳母"不会扔掉照片，但会剪掉不合时宜的人，非常小心地把他（她）从照片中剪掉"。我指出，由于照片上留下了孔洞，因此这个人的存在仍然是显而易见的，就像"镜像"空间中的一个影子。他回答道："她也会列一些清单，就像心理记分卡一样，根据这些清单来安排亲戚'进入'或'离开'相册，这其实与剪掉一样。通过告知我们这一切，她认为这些人受到了惩罚，而事实上，她自己也被囚禁起来，因为她需要有意识地维持他们继续被'放逐'的状态。"

　　另一名来访者告诉我，在她离婚时，她的母亲小心翼翼地从婚礼上的照片和其他家庭合影中剪掉了前夫的所有脸部和身体图像，"留下了一个空白，恐怕任何男性都很难填补"。还有一名来访者报告，她在婆婆去世后发现了一本她和丈夫结婚时的旧相册。婆婆在他们的每一张合影上都划掉了来访者的脸。一名成年来访者体重超标，对自己的身材很不满意，她翻看了自己十几岁时的相册，把所有照片上穿着泳衣的身体都剪掉了，只留下脸、胳膊和脚。在来访者的家庭相册中发现这样的情况，可以引发促进性的治疗对话！销毁照片是一种心理谋杀。一名来访者告诉我，当她发现前夫出于愤怒几乎抹去了所有照片中她的印迹时，她变得歇斯底里："我把我的过去装进了两个箱子里。这些箱子里装着我所有的照片和信件，当我在律师事务所处理我们的分居协议时，他把它们扔到了垃圾桶。我永远也不会原谅他。"

　　当一张照片被证明特别重要时，我可能会问一些问题，以了解除了已经讨论的信息外，这张照片是否还存在其他秘密。例如，"关于这张照片我还应该知道什么？""你家里还有谁知道这些秘密？""如果说出真相会怎样？""你想让谁知道这些秘密，你自己能告诉他们吗？"等。

一旦了解了来访者生活的基本情况，我就可以利用这些情况探究表象之下隐藏着什么。探究性问题更多是联想性的，而不是认知性的，更有可能让人产生情感联结。例如，"你在哪些方面与照片中的人（或这些人）相似？""你最喜欢或最不喜欢这些人中的哪一个？你最喜欢或最讨厌他们的哪一点？""他们的意见对你来说重要吗？""你欢迎他们不请自来吗？""你如何描述这些照片中暗示的关系？""你认为为什么要拍摄这张照片？""当看到它时你有什么感觉或回忆？""随着时间的流逝，你的家庭或你自己有哪些明显的变化？"等。

在对家庭相册进行回顾和探究时，我有兴趣了解相册中的内容、单张照片是如何组合成来访者的生活叙事的、这是谁的真实版本，以及哪些内容并非出于自愿或偶然出现在相册中，这对来访者可能意味着什么。我使用问题作为工具来了解这些事情，虽然尝试列出一份全面的问题清单是不可能的，但我希望上述建议能提供一些一般性的问题，以便开始基于家庭相册的照片治疗探索。

积极技术：如何处理发现的内容

我经常发现，在处理来访者的家庭相册时，会直接借鉴之前与来访者一起初步翻看相册时所遇到的问题。在这一部分，我将就如何利用特别挑选出来的照片提出更多的创造性的建议。在所有情况下，如果照片本身过于珍贵，不便带走或运输，那么可以用翻拍版甚至素描来代替。

我发现有一项活动非常有用，那就是让来访者在一张大报纸上绘制他（她）的"家谱图"（家庭树状图），然后将照片贴在上面。或者我也会让来访者用一张长长的报纸或书架纸，为其个人或家庭生活中的重要事件绘制一条时间线或大事年表，然后尽可能地将相册中的照片与之匹配。有时，我会让来访者，尤其是孩子，画出他们的家，然后用照片向我展示谁在家里，他们在做什么。这可以包括在房间或窗户上放置照片。我经常鼓励来访者用艺术材料进行装饰，以便利用可能出现的艺术治疗成分。我还经常使用前几章讨论过的照片面质和照片互动对话技术。

这类活动的效果往往是迅速且直接的。例如，有一名来访者一直告诉我她小时候有多丑。她似乎固执地认为这是她成年后出现问题的原因，尤其是她形容自己 18 岁的女儿"从出生起就很漂亮"。我让她把一生中的岁月画成一条时间线，在每年的标记处放一张自己的旧照片，从出生到十几岁，然后在每张照片旁边放一张她女儿在相同年龄的照片。她从中发现了一些问题，包括她非常惊讶地发现自己和女儿在每个年龄段的长相是如此相似。她面对着自己的标签："漂亮"的女儿和"丑陋的孩子（小时候的自己）"。她说照片证据是很难反驳的，她开始思考自己为什么会如此固执地维持这种扭曲的自我形象，并开始探究她与自己母亲之间的关系。为此，她做的一项练习是在时间线的每一年添加自己母亲童年时的照片。

将照片与创造性的艺术作品或书面表达结合起来，对探索家庭动态、系统问题和相互关联的情感非常有用。在初期阶段，我特别喜欢的一项活动非常简单。在一张大纸的中间画一条竖线。然后让来访者把不同家庭成员的照片放在线的两边（一边是积极的感受，另一边是消极的感受，中线代表矛盾或混合的感受）。这是一种快速的方法，可以让来访者以非言语的方式探讨他们对家庭的感受，而不需要他们用言语来解释这一切，尽管我们经常会讨论他们所构建的内容。两边的标签可以是来访者信任或不信任的人、亲近或疏远的感觉、相似或不同的感觉等，治疗的重点将决定这些标签是什么样的。

在一个个案中，我让来访者在纸的一面描绘在其心目中家庭成员最美好的照片，在另一面描绘最糟糕的照片。还有一次，我让来访者在纸的一面描绘家庭的真实状况，在另一面描绘她希望的理想状态。在最近的一次会谈中，我让来访者把分界线想象成阻碍这种状态改善的障碍，并讨论消除和阻碍向积极方向发展的障碍是什么。在这个练习中，有一名来访者拿起了她父亲的照片，并把它砸在了分界线上；她没做任何解释，虽然随后我们花了一小时讨论她的自发行为所带来的"后果"。

在给来访的家庭布置拍摄照片、寻找照片（在相册中或其他地方）或拼贴画的练习，或者让他们重组相册时，治疗师注意到他们对边界和界限（或缺乏边界和界限）的需求是非常有用的，因为这些可能是家庭或个别家庭成员纠缠或分化的隐蔽信号。如果一个家庭似乎需要努力实现其成员的自我分化，那么在布置练习时，就应该让他们最终拍到每个人单独的照片，以帮助他们脱离和个体区分自己。相反，如果目标是鼓励更多的家庭成员参与和互动，那么练习可以是带全家人集体完成相册制作工作。

　　我让一名来访者带来她在人生每个阶段的照片，然后用这些照片构建她的人生故事。故事创作完成后，我要求她以此为基础向我讲述这个故事。在她父母婚前的一张照片中，她的母亲看起来妩媚而俏皮。她说："我忘记了她曾经生活过的样子。突然间，她变得有人情味了，甚至很性感。看看我刚出生时，她抱着我的样子就不一样了。突然间，她看起来有了母性和责任感。"

　　这名来访者的母亲在她一岁生日后不久就去世了，因此她只能通过照片来了解母亲。我们通过对她母亲童年和青少年时期照片进行探索，她的母亲变得更加"丰满"，来访者开始将母亲视为一个完整的人，并更多地思考她的生活是怎样的。此外，她还试着想象母亲的突然离世对父亲的影响。"我以前只想到她和我的关系，以及她抛弃我的感受。突然之间，我想到了更多。我真希望能和她谈谈。"

　　我建议她把注意力集中在那些似乎能吸引她的照片上，并牢记这些照片，然后给母亲写信。后来，她回来告诉我，她开始给母亲写一系列信，就像写日记一样，并在信中加入了绘画、诗歌和自己的照片。"我让她知道我的成长过程，并感谢她让我来到这个世界。也许有一天我还会把这些信给我的父亲看，但现在能做到这一点已经足够了。"

　　利用家庭相册探索亲子关系并使之个性化的另一种方法是，找到父母双方在来访者现在的年龄时的照片，并将其与来访者或来访者的照片放在一起重新拍摄，以便进行比较。谈论"当时"和"那个年龄"的情况可以让父母重新认识自己在生命早期阶段的感受和信念。这也让孩子或成年来访者意识到，父母曾经与现在是多么不同。事实上，他们也曾经是孩子。类似的工作还可以通过母女或父子的合影来进行，以寻找他们现在的相似之处和不同之处。这些探索可以反映和探讨分化和个性化问题。

　　人们的照片可以清楚地显示什么会随着时间的推移而改变，而什么不会。几十年来连续每年拍摄的照片可以显示出相同和不同是如何与人的衰老过程中交织在一起的。它的应用范围很广，包括传统的生活回顾活动，以及在特殊情况下的治疗，如否认酗酒等健康问题的来访者。这些活动也有助于实现积极的目标，如证明减肥效果等。

在练习中使用相册中的照片

本部分介绍的几个练习视角有些不同，不仅仅涉及几张照片，在这些练习中，来访者会从更长远的角度看待自己的生活，而不是专注于具体的图像和指定的任务。

例如，要求一对夫妇在下一次治疗时从他们共同的相册中拿出几张对他们来说最重要的照片，以及几张他们认为对对方来说最重要的照片。有时，这四堆照片的内容会重复，治疗师可以让他们单独交流数小时，如果治疗师也参与其中，交流时间会更长。配偶可以将自己的选择与为对方做出的选择进行比较，每个人都可以问"为什么是那个"及其他基于照片的问题，这避免了面对面的直接对抗。在解释自己的理由时，他们的答案是基于照片的选择，这样就不会引起争议。每个人都在陈述自己的观点。任何人的选择都不一定是错的，因为每个人的选择与其他人的选择都不同。这种开放式的交流使每个人都处于不受威胁的位置。每个人都能了解对方的价值体系和信仰，而不会觉得有必要为自己辩护。虽然最初我是针对伴侣来做这个练习的，但也经常把它改编用于任何两个或三个固守各自立场的家庭成员。

有时，一个家庭可以把家庭相册中的所有照片都摊在一张大桌子上或地板上，这样做非常有用。如前所述，如果无法以这种方式拆开相册，那么复制相册并剪下单张照片也很有效。在打印过程中，可以将照片放大，以便进行更详细的回顾。

当来访者同时看到所有照片时，可能会显现出一种普遍的情感特质。其中可能会蕴含着一种普遍的感觉，如抑郁、坚强或其他非言语的总体基调。当把照片按顺序放在纸上时，作为整体的所有照片可能与组成部分的照片讲述的故事具有不同的含义。

有时，只要花时间一起凝视所有照片，来访者就会被特定的图像、图像类型或图像主题所吸引，这有助于找出为什么这些照片如此吸引他们，为什么这些图像那么吸引他们的关注，而其他图像则不会。有时，无意识的材料会逃避有意识的搜索。例如，我的一名来访者突然意识到童年时叔叔对她的虐待，因为她注意到照片中出现了他们两个人的身影，但在这些照片中，她似乎从来都不想靠近叔叔。她以前也看过这些照片，但直到有几张照片放在桌子上，她才注意到自己在看这些照片时感到不适。

重要的发现往往是由一系列活动促成的，这些活动会迫使来访者对他们的照片和他们所代表的人做出艰难的选择。第六章中的空间站练习就是这样一种活动。空间站练习的过程可以改编为聚焦家庭相册的更狭义的活动。在这样做的过程中，氛围往往会变得更加有张力，因为只能把家庭成员作为最后 6 张照片的对象，然后排列优先顺序，放弃其中的三到四张，"拒绝"或放弃家庭成员的照片可能会让来访者体验到失去父母和亲人的强烈悲伤，这是以前在使用非家庭成员的照片时无法体验到的。在使用家人的照片时，有一点很重要，那就是空间站练习确实是对死亡、濒死、抛弃他人和被抛弃的一种隐喻。因此，对患有危及生命疾病（如艾滋病或癌症）的来访者，或者正在考虑自杀且不考虑自己自杀会对他人有何影响的来访者，这个练习非常有用。

在以这种方式进行空间站练习（只使用家庭相册）时，一名来访者发现，她的照片中没有全家人在一起的合影。另一名来访者发现，他的相册中没有一张有他父亲的身影，因为照片一直都是他父亲拍摄的；现在他父亲去世了，也就只有家人心里偶尔会出现他的身影。在仅使用家庭相册进行空间站练习时，讨论过程大致相同：试图找出为什么每张照片都包含在最初的照片组中，选择一些照片而放弃其他照片的感觉如何（来访者现在可能后悔没有将哪些照片包括在内），每张照片的故事（为什么现在仍然包括在内），来访者与照片互动时的感觉如何（注意其整体色调和感觉）。唯一不同的是，这些被选择或被拒绝的都是家庭成员的照片，因此对这一过程的感受可能会很强烈。正如一位男士所说："天哪，太可怕了！我必须决定丢弃哪个孩子！"

如前所述，与家庭相册一起工作不仅对直接治疗工作有用，还能在另一个层面让来访者发现自己的社会支持网络，这些网络可能是他们在危急时刻的有用资源。通过对所有相关人员进行一些"网络咨询"，治疗师往往能够退回到偶尔咨询的状态，而不再是来访者的主要依赖对象。

环形练习是让来访者更直观、更真实地了解这些关系的一种方法，因为来访者可能承受着巨大的压力，这些资源可能暂时不被他们意识到或接受。我相信，环形练习能让来访者更好地了解自己的核心支持网络，即那些与他们在情感上联系最紧密的人。因为在这个练习中选择照片时，来访者的内疚感或责任感可能比在空间站练习中更少。

环形练习（详情见本章末尾的练习部分）非常简单：来访者坐在一张大桌子旁

或地板上，假装自己位于一系列同心圆环的中心。最靠近来访者的那一环是其最亲近的人——那些可以被信任、为来访者保守内心最深处秘密的人，那些他们愿意向其展示脆弱的人，而最远的那一环则是绝对的陌生人。

我通常请来访者使用四到六个圆环，更多的圆环往往会使练习变得过于复杂。如果来访者觉得有必要，我也会允许他们把人放在不同的圆环之间。一旦他们了解了这个练习的框架，我就会请他们把他们认识的每个人的照片放在他们所属的位置。（如果一张照片上有不止一个人，可以用遮蔽胶带把照片上的其他人遮住。反之，则可以在胶带上画一个指向此人的箭头来突出显示此人）。他们的选择和标准很重要。例如，决定把某人放在多近的位置可能涉及承诺的风险和害怕承担义务的感受，做出这一决定的难易程度可能暗示着认知推理和情感推理之间的冲突。这个练习可以安静地做，然后进行处理，也可以伴随着治疗对话来完成做决定的所有步骤。通过环形练习，治疗师可以帮助来访者更好地意识到未完成的事情、相互依赖的关系或期待、三角关系或其他权力联盟，以及其他许多影响其情绪健康的潜在因素。

环形练习可以在上文讨论过的照片摆放级别过程中进行，也可以使用艺术材料、找到的照片、拼贴画或前面各章讨论过的其他技术来进一步充实。治疗师还可以要求来访者排列分组，或者在一张大纸上画出这些圆环，通过画线或符号将它们串联起来，从而明确它们相互之间的联系。这些相互连接的子结构作为主要的中心资源清晰地呈现在视觉上，来访者可以换一种方式重新进行环形练习，将这些人中的任何一个放在中心位置，而不是自己，以探索该当事人的视角及与这些人的关系。这将直观地表明，除了来访者的主要关系外，这些人之间也存在相互关系。

一名来访者告诉我，直到她开始把她的兄弟姐妹放在特定的圆环上，她才意识到他们对她的重要性远远超出了她的认识，她的照片摆放显示了她之前没有公开表达的对姐夫的不满，因为他的照片被放在最后一个圆环的后面很远的地方，离他的妻子（她的姐姐）很远。一位男士早些时候曾告诉我，他喜欢自己与其他人（如朋友、恋人，甚至最喜欢的狗）互动的照片，这些关系都在展示他们与他之间的爱。他还告诉我，他很少被自己独处的照片吸引，因为独处的照片会让他感到孤独和不受欢迎。事实上，直到现在他都不喜欢独处。然而，当他做空间站练习时，最终统计出的大多数照片都是他的直系亲属，而他与这些人的大多数合影都不在其中。

接下来，当做环形练习时，他使用了许多与空间站练习中相同的图片，最后，亲密的核心圈子中只有几个人，没有一个人是他的亲人，有几个人把他和被选中的人包括在了照片中。他对此的解释是，虽然他觉得父亲是他最好的朋友，但他没能进入父亲最亲密的圈子，因为父亲太幼稚了，在任何情况下都听不到关于他生活的真相，所以他必须继续对父亲保守一些秘密。这名来访者患有艾滋病，可能很快就会需要一个他可以依赖的支持系统，以获得深切的关怀和信任；他允许帮助自己的人和他的血亲家族之间很可能会有一些冲突。

这就引出了我对积极练习的最后一点看法：将任何一种练习与其他练习结合起来，都会成倍地增加它们对来访者的价值。当相同的照片能够提供不同的信息（取决于如何使用练习）时，来访者对自我和家庭关系的洞察力也会随之增加。例如，一名来访者在做空间站练习时曾表示，他非常痛苦，因为他必须在去年去世的前任和他的新恋人之间做出选择——他的新恋人最近才进入他的生活，可以让他的性欲和内心重新焕发活力。我的来访者说，在寻找要带给我的照片时，他惊讶地发现没有一张他和已故恋人的合影，也没有已故恋人独自一人的照片，只有一些她和来访者的侄子们玩耍的照片。虽然已故恋人受到了来访者的大部分家人的欢迎，但有一个兄弟却不太愿意接受她。我的来访者发现，他的相册里没有这个兄弟的照片，对此他一点也不感到惊讶。

当他将环形练习作为下一项活动时，发现最靠近的两个环形只包含他的家庭关系，而他的原生家庭只出现在前两个圆环之外的圆环上，有些圆环离他很远（包括一个被推到桌子最边上的圆环）。他的新恋人并没有完全进入第一个圆环，而是被放在了离第一个圆环很近的地方。他解释说："这段关系刚开始。我必须在这段关系中多花些时间，才能再次获得信任。"这个案例说明了两个练习的结果是如何交织在一起并产生新信息的。

案例

与本书其他章不同的是，本章在前面已经提供了许多详细的案例，因此我认为在这里再提供更多的来访者案例就显得冗余了。相反，我将以自己的经历作为案例，将个人家庭相册回顾中的一些轶事作为示例，以增加对本章所涉及的概念和技术的另一层理解，从个人一生中收集的照片实例中指出，家庭系统理论和照片是如何在现实生活中交融在一起阐述上述原则的。我的家庭相册展示了这部分内容，因为我了解照片中的不同人物，并在必要时获得了许可。我不太喜欢使用来访者的家庭相册，因为无关人员可能会意外地发现自己的照片被收录在本书中。此外，我相信，从系统的视角看，第一手资料对读者而言更有价值。

在学习了家庭系统理论并将其应用于来访者之后，我决定看看可以从自己的家庭相册中找到些什么。大学毕业后我就从家里搬走了，因此除了短暂的探访或节日、婚礼、葬礼等仪式外，我在家庭相册中出现得（及对家庭事务的参与）越来越少。但是，由于我有兴趣更多地了解自己的童年和青少年时期的生活，我希望能在许多熟悉的相册中发现一些模式和其他视觉信息，从而获得一些启示。

我发现了许多有趣的视觉信息，这些信息是我以前无法解释的。我以前看过这些照片，但没有注意到一些特定的细节，现在我从新的视角来看，这些细节又有了新的含义。事实上，相册中呈现的童年并不总是我记忆中的样子，至少不完全是那样。我发现一些照片证实了我的个人经历，同时也会发现一些照片的内容纠正了我被扭曲的记忆。我与父母分享了我的许多发现，特别是与我的母亲。母亲是一个比较内向的人，比父亲更喜欢参与这样的探讨，父亲常会纳闷为什么我们会花费那么多时间看老照片。

父母的评价显示出他们对这些照片所蕴含的心理含义的无知，同时我也意识到，如果我对照片治疗不感兴趣，很可能对相册中这些照片所蕴含的层层意义也保持同样的无知。我发现了自己一些剩余情感的来源，也了解了父母除了作为父亲和母亲的角色之外，也是脆弱的、情感丰富的人。我还发现了自己一些未了的心愿、悬而未决的问题、情感上的"困惑"，以及那些早该解决但尚未表达的需求。

我向父母解释，我想把一些家庭故事"公之于众"，因为我认为这些故事可以很好地说明照片治疗的有效性。他们同意了，但我必须明确指出，用我母亲的话说，"你说的不一定是真的，因为你还是个孩子，没有看到事情的真实面目"（特别强调我说的）。也许我没有看到真实面目，但也许孩子的眼睛看到的是不同的，也不一定总是错误的。因此，读者需要记住，这些个人案例都是从我的童年视角出发的，并不一定是客观意义上的"真相"。我也不是在暗示，我当时所觉察到任何问题都是被讨论者有意为之的。

然而，我所感知和记忆的是"我的真实"想法，就治疗而言，不能因为其他人持不同的观点或认为"我的真实"想法是扭曲的而被轻视或否定。例如，过去可能被认为适当的体罚或合理的个人批评，现在可能被认为是侮辱甚至虐待儿童。因此，我并不质疑我的父母对所发生的事情和原因的说法，我所讲述的故事是我自己对家庭相册的见解，更重要的是，这是对我童年"真实"状况的验证。我讲述这些故事，并非表示我的父母对我生命中发生的事情负有某种"责任"，也不是要他们对我现在的所有态度、信仰或价值观负责，而只是指出我们之间相互影响的模式（正如所有这些自发拍摄的照片中所捕捉到的那样）对造成这种情况负有部分责任。可以说，我之所以成为现在这样的人，我们都有"责任"，因为我们是共同发展、密不可分的大家庭。

总体来说，我度过了相对平淡的童年，也没有感到特别不快乐，尽管我把青少年时期的焦虑看得非常严重。除了父亲对我的身体和情感的管教比较冷漠之外（他当时认为这是恰当的），我的童年比我从来访者那里听到的大多数人的童年都好得多。不过，它也不是我的家庭相册中塑造的"完美"童年。

寻找模式

自发拍摄的照片只能捕捉已经存在的事物。因此，研究家庭相册中的所有照片可以看出我与家人、亲戚和朋友的关系通常是怎样的。为了对这些关系有更多发现，我多次翻看所有照片，直到它们的内容中呈现出明显的模式。

读者只能接受我的说法，即我的案例和这里展示的照片是我的家庭相册中一贯出现的真实范例。像这样的可靠性和有效性问题必须在严肃的照片治疗研究中加以解决。如果声称存在某种模式，就应该有相应证据证明所使用的任何照片都是真正具有代表性的。如果只用一张照片来说明特定的事情，那么这张照片可以很好地单独证明其中呈现的情况，但是根据这张照片进行概括或推断则应该非常谨慎，尤其在无法提供额外的照片对此提供支持时。

在我家的相册中，我发现了许多引人注目的模式。例如，在记录我最初几年的几十张照片中，大约有一半是我一个人的照片，另外大约 40% 是我和母亲的合影。在这些照片中，她几乎总是抱着我，抚摸着我，寻求与我有直接的目光接触，而不是与父亲手中的镜头接触。我首先想到的词是"养育"（见图 7-7）。

在我和父亲的合影中，几乎所有的照片都是他尴尬地抱着我，同时在镜头中寻找母亲的目光。很明显，他不舒服（见图 7-8）。他们的"镜头聚焦"截然不同，这种反差一直持续到现在。对我的父亲来说，这可能代表着他对被拍照而不是抱着孩子感到不适，但这在 40 年后的今天还无法确定。不过，作为他的孩子，我对他在养育孩子方面的不自在颇有体会，因此我认为第二种解释是正确的。

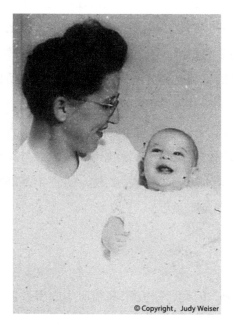

图 7-7

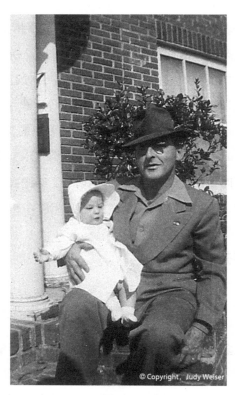

图 7-8

　　事实上，我与他们两个人之间的关系截然不同。因此，任何相册评论者都不会在自发拍摄的照片中看到我与父亲之间的关系，就像我与母亲之间的关系一样，因为这些情况从未发生过，任何照相机都无法自然地捕捉到。我和母亲的大多数照片都显示我们在情感上的投入，通常还会有接触，但我找不到我和父亲自发互动的照片，也找不到我主动接触父亲的照片。虽然我们之间的关系并非不好，但照片呈现出的情况似乎只是为了拍照而摆姿势。

　　就这些照片本身而言，除了记录我们的日常行为外，没有任何意义。相册只显示了我和父亲在一起的"亲密时光"并不多，这并不一定是出于自愿，部分原因是他工作时间长，所以不常在我身边，还有部分原因是他并没有真正为养育子女做好准备。此外，当时人们也不期待父亲参与养育子女。在我人生的前十年里，我在家里玩耍、做作业，去看医生、加入童子军等，他几乎都不参与。这一点从他不常出现在家庭相册的照片中就可见一斑，除非我母亲让他和我摆姿势拍照合影。

如果摄影师在给我拍合照时告诉我们拍照的"理想家庭姿势"，那么我们就会摆出不同的姿势。然而，当被正式拍摄时允许我们按照自己的意愿摆姿势，似乎就会出现另一种有趣的模式。我在这里用了"似乎"这个词，因为我们三个人在一起的照片很少。这种模式可以从图 7-9 和图 7-10 中看到，我在整个家庭相册中找到的 7 张合照中，有 3 张重复了这种模式。

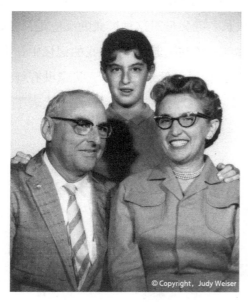
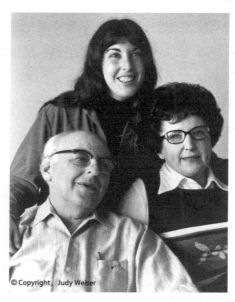

图 7-9   图 7-10

我多次出现在坐着的父母身后，这与传统的孩子在父母面前的情形截然相反。这可能是因为我父母中的一方决定了这样的安排。无论如何，这些画面都给我带来了强烈的感受，并传达了一些信息。

一方面，虽然我们都面带微笑，但我感觉自己在保持警惕，希望他们都站在我的面前，让我能一直注视着他们（也许还能控制一下他们对我的影响）。此外，这个姿势似乎传达了一种反向依赖，即使在我很小的时候，似乎也在照顾他们。我对这种想法的唯一反应是，他们对我未来的成就抱有很大的期待，他们的生活也是为了我的幸福和成功而奋斗。因此，他们对我的认可和接受大多是有附加条件的，所以我可能也被"活生生"地折磨了一番。毕竟,我是他们唯一的孩子。

当我把这些看法告诉母亲时,她认为我反应过度了,他们这样坐着只是因为他们的年纪大了,坐着更舒服一些。尽管我承认这只是对我们家庭动态的众多可能的看法之一,而且我的父母也强烈反对我的解释,但我的版本仍然是我当时生活的真实写照。

在我童年时期的照片中,我还发现了许多其他模式,其中有一种模式特别引人注目。从两岁左右开始,一直到我上学,我似乎经常与家里的汽车合影(见图 7-11 和图 7-12)。我不确定是否应该做以下理解:将此理解为汽车几乎是我的兄弟姐妹;或者父母将我作为珍宝,与其他重要财产和地位象征物品一起展示给后人;或者在某种程度上他们计划以汽车为背景记录我的成长。我父母对这种模式的反应是:"这是一辆新车,我们喜欢给你拍照,所以就把你和车放在一起了。"在我的记忆中,大多数周末都是父亲在外面洗车、打蜡,我在后院玩耍,母亲做家务。父亲没有任何运动或阅读等爱好,母亲也没有什么时间,所以这些照片或许也象征性地代表了我和他的关系。

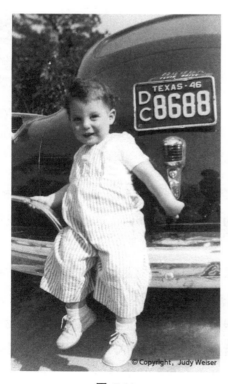

图 7-11

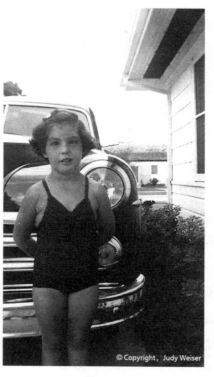

图 7-12

代际传递

我的祖父母和外祖父母四人没有他们祖先的照片。他们是移居美国的移民，抛弃了所有的传统根基和故乡。在我家的照片中，只有少数几张是他们或他们直系亲属的合影。这就是我的全部照片遗产，而那些本可以提供更多细节的人，大多在几十年前就去世了。尽管如此，代际相似性仍然存在于隐藏的、无意识的模式中。

我发现这种"秘密"代际传递的最佳例子之一是我在储藏柜里发现了一张外祖母在她30多岁时拍摄的照片。我真的看到了我们惊人的相似之处。我把她的照片放在自己的脸旁，并请我的丈夫为我们俩拍了一张"合影"（见图 7-13 ）。

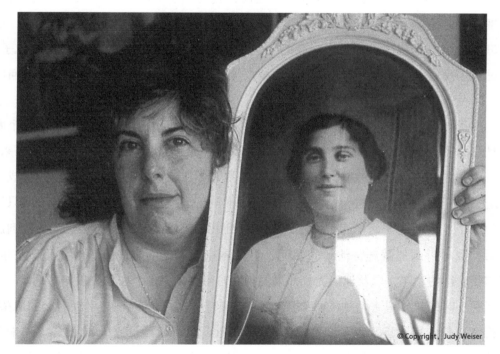

© Copyright, Judy Weiser

图 7-13

当看到这张照片时，我惊讶地感觉到一股突如其来的力量突然从我与她的联系中涌现出来。这名坚强不屈、独自带着孩子离开俄罗斯（她以前从未离开过自家所在的村庄）的妇女，突然成了我不可分割的一部分，我发现她和我在克服巨大困难的决心上很可能是相似的。后来我发现（在我开始与艾滋病患者一起开展工作四年之后），她多年来一直在照顾濒临死亡的人。这种联系也许是偶然的，但对我来说却是一种验证和肯定。

三角关系

在系统理论中，我学会了研究第一个孩子的到来如何影响其父母的关系，以及第一个孩子如何在其母亲和父亲之间占据主要位置，从而形成一种情感互动的三角关系，这种情感互动会影响三个人的余生。这种特殊的三角化很少在所有三个方向上的关系都是相等的。通常情况下，家庭动力系统会通过重新结盟、角色转变、注意力焦点，并将三人中的一人排除在外，重新定位为新的"局外人"。

我是家里唯一的孩子。但在我出生之前，我的母亲生过一个孩子，那本该是我的哥哥，但他在出生后不久就夭折了。直到我十几岁的时候，才得知他的存在，尽管母亲说她以为我已经知道了。我的父亲也从来没有说过他需要或想要一个儿子；不过，在我进入青春期之前，他一直"嬉皮笑脸"地叫我"小男孩"，我天真地回应了这个昵称，并没有意识到其中隐藏的深意。

在我出生之前，父亲已经单独与母亲生活十几年了，所以他对多出这么一个闹腾且总是需要父母照料的婴儿并不感到那么高兴。虽然有了孩子，父亲肯定很高兴，但一个狂乱、不讲卫生的婴儿还是让父亲感到力不从心，他的不适感逐渐演变成一种疏远和粗暴的父爱风格，这在那个年代并不罕见。我出生后，他的妻子不再只属于他一个人，而是开始把大量的注意力转移到我的需求（和她的需求）上。直到成年后，我才听到他辩解，他脾气暴躁、不懂体谅他人，可能是源于他自己不快乐、偶尔受虐待的童年，以及他认为，如果温柔地对待孩子，他们往往会被宠坏的。

我小时候只知道害怕他的喜怒无常和急躁脾气，并且有一种"幸存者"的愿望，不愿意与他走得太近，也不愿意暴露出任何弱点。童年时，我曾多次觉得（可能是正确的），父亲把我视为争夺母亲注意力的对手。他通过多种方式与我争夺母亲的爱，包括当母亲在身边陪伴和保护我时，他对我的态度也会有所不同。在这样形成的三角关系中，我们经常是对手（尤其是我似乎遗传了他的固执），作为成年人，他拥有破坏、羞辱和以其他方式剥夺我权利的大部分能力，而我却完全没有意识到到底发生了什么。

然而，我的母亲是我身体和精神上安全和舒适的保障。我们会花很多时间在一起，建立起非常亲密的关系，她分享了我所有的秘密。虽然她也很严厉，但她的管教总是带着爱，而不是讽刺或报复。在我的整个童年时期，她都是我的好朋友（现在仍然是）。我们在一起度过了许多愉快的时光，在安静舒适的环境中，通过言语、无声的交流和大量令人安心的抚摸，形成了足够持续一生的坦诚交流。我不怕她，也不怕与她靠得太近。相反，当我受伤时，我会寻求她的帮助，这和我与父亲的互动恰恰相反。

　　在我自己的相册里，在很多地方都能找到这种三角关系的例子。我和母亲在厨房里的一张照片就是一个特别明显的例子，父亲在我们身后注视着我们，他试图让我们俩都注意到他，但我们都看不见他，他也几乎没有机会加入我们紧紧环抱的手臂中（见图 7-14）。

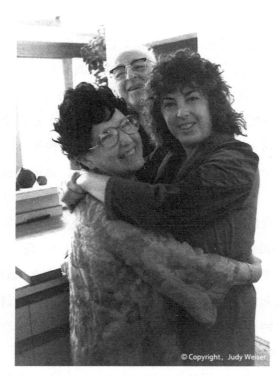

图 7-14

　　在这一小段时间里，我童年的大部分情感结构都"有目共睹"，并且依然清晰可见。即使现在，这也是我们家庭的模式：父亲仍然发现自己经常被排除在我和母亲深情分享的内容之外（在这张照片中，是对母亲笑话的傻笑）。我丈夫的照相机捕捉到了我们"一如既往"的瞬间，这就是我们的三角关系，它依然存在，还在运作。

如果治疗师让我回顾一下我们家收藏的所有照片，找出一张最能表达我们共同生活的照片，我很容易就会选择这张照片。关于我和父母的关系，从幼年到现在，照片所表达的内容远胜千言万语。

性别角色与期待

从很小的时候起，我就是一个假小子，父母都鼓励我以大学教育和工作为目标。当然，除此之外，我还要结婚，可能还要成为母亲。我的童年在某种程度上有些非传统，在我开始上学后，母亲要么外出工作，担任父亲的办公室经理，要么在家里做额外的工作，以帮助维持生计。因为她是全职工作，所以对我未来成就的期待似乎并没有特别不同寻常，当然我知道，作为我的女性朋友的母亲，似乎并没有把自己女儿的目标定得那么高。后来，当开始研究性别和性别角色的构建时，我开始意识到，我是作为一个男孩和一个女孩长大的，这可能对我成为一个独立和自信的孩子有很大的帮助，但这对我后来的期待来说，既是一种祝福，也是一种诅咒。

我的一些记忆是一把双刃剑。例如，我曾要求父亲小心翼翼地为我系上黄色荷叶边连衣裙的腰结，同一天，我又要求父亲教我如何在他正在布线的建筑工地上走横梁。我还记得我终于被允许可以涂指甲油时的喜悦，也记得我从树上跳到邻居恶霸的背上，想去揍他，结果把刚长出来的指甲弄断的情景。父亲带我去看当地的赛车比赛，我们尤其喜欢残酷的撞车比赛，这让母亲很不高兴。父亲和我经常兴致勃勃地观看周五晚上的摔跤比赛，他鄙视我杀人般的尖叫声。我一直以为自己是"自然而然"成长为自信、果断、自爱的人，但现在翻阅我的家庭相册寻找线索时，我发现父母无意识的要求和态度，以微妙的方式影响着我被允许或鼓励做的事情。我获得了比其他女孩更多的自由，但我并不知道这并不常见。我志存高远，因为没有人告诉我，我可能不会成功。

我发现了许多能证明这种两极化性别角色认同的照片。对我来说，最明显的两张照片是图 7-15 和图 7-16，这两张照片拍摄于同一年。

时至今日，我还记得拍摄第一张照片的前几分钟。我清楚地记得，有人对我说："让我给你拍摄一张年轻漂亮女士的照片吧。"然后教我如何行屈膝礼。我尴尬地单膝跪下（跪在一块粗糙的鹅卵石上，膝盖很疼，这可能是我记得那一刻的原因），保持着僵硬的笑容，似乎过了很久，直到快门声响起。第二张照片是我被告知可以用

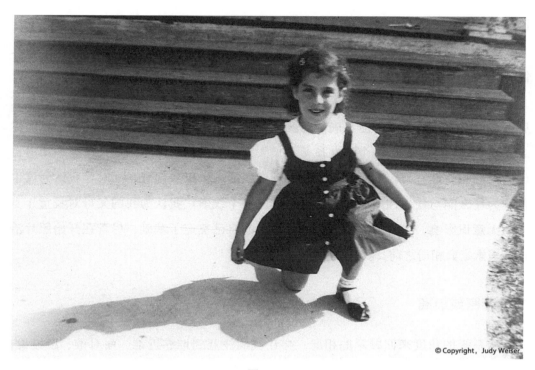

图 7-15

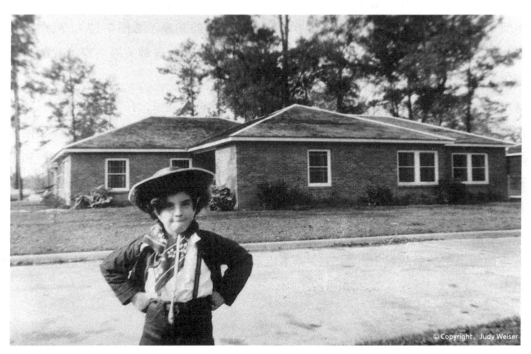

图 7-16

任何方式拍照。我记得当时我欣喜若狂，因为我穿着牛仔服（注意，绝对不是牛仔女郎），摆出了我当时最喜欢的姿势。直到今天，我还珍藏着这张照片，照片上的我像牛仔一样（这也是我在当时那个年龄阶段想象自己长大后的样子）。

那一刻非常重要，所以深深地印在了我的潜意识里。我无法用言语表达它对我后来自信心成长的影响，但我确信它就在我的记忆中。这两个形象几乎成了我的标志，因为我现在既是这两个小女孩，又长大了，现在合二为一，并且清楚地知道自己的男性和女性特征。这对我来说是心理健康的一个组成部分，同时，我认为这也是我为什么能与任何性取向的人相处自如的一个线索。我认为我的父母对我童年身份的无意识影响，为我现在的身份和我喜欢的自己奠定了基础，尽管在开始照片治疗并探索家庭相册之前，我并没有意识到这一点。

情感亲密或疏离

从系统的角度来回顾家庭相册，会让我们注意到谁靠近谁、面对谁、触摸谁，或者至少看起来与谁有情感上的接触。这并不是说这些内容会直接产生——对应的意义，而是说它们可以用来探究与视觉捕捉到的关系相关的情感线索。在我的家庭相册中，有许多照片证明了我和母亲之间亲密无间的关系（见图7-17）。然而，我与父亲之间的几张照片却很少有直接的互动或情感交流。这种关系贯穿了我的整个童年。

在我十几岁的时候，我和父亲的关系已经变得非常紧张，在情感上颇具有破坏性。特别是在他对我的体罚方面，我们的理解大相径庭。虽然现在我不再怀疑他在那些年里是爱我的，但当时我并不相信。在我年轻的时候，他表达愤怒、嫉妒和不赞同的方式是令人不快的，也对我的身心健康造成了威胁。因此，在我十几岁的时候，我尽量躲着他。

我以为我已经很好地隐藏了这些情感，但有一张照片却公然表达了我对信任他或与他的亲密关系的抗拒。图7-18原本应该是我一个人的照片，但他冲过来闯入了画面中。

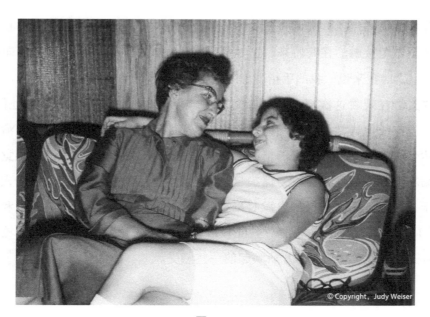

图 7-17

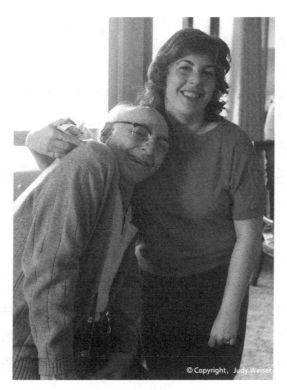

图 7-18

我看着这张照片，再次体验到一种被侵犯的感觉，一种再次被压制的感觉。我本能地试图避免接触，在我看来，这是显而易见的。我的上半身因他的头向我胸前移动而后退，对我来说，我的手指就像一把枪。

我的父母在观看这次探访的照片时，对这张照片视而不见，因为对他们来说，这张照片没有任何异常的信号。但对我来说，我很少看到像这张照片这样清晰、自发地表达个人边界及其被入侵的情况。这张照片给我一种恶心和恐惧的感觉，然而枪的隐喻却让我放心，我有能力保护自己，因为现在我才是更强大的那个人。这一切都源于一次意外闯入拍摄的自发时刻。如果我父亲没有急于强行进入我和我丈夫（拍摄者）的拍摄行为，如果我手里没有拿着什么东西让我的手指摆出"枪"的姿势，我可能还不能觉察这张照片所唤起的一些感受。

角色个性化

我只知道我的父母是我的父母，直到我学习了家庭系统理论后，我才重新开始探索他们作为个体的身份，除了我自己的生活，我真的没有想过他们的生活。了解他们的童年和青春期是一件令人愉快的事情，我从他们对每张老照片的解释中发现了一些我从来不知道的细节。例如，我从来不知道他们都会拉手风琴，也不知道母亲年轻时养过一只宠物山羊。看到他们是一对热恋的恋人真是让人大吃一惊：我母亲骑着自行车的样子简直可以当模特，而看到我父亲是一个光膀子的年轻人，我突然意识到她可能真的被他的身体吸引，而不仅仅觉得他可以被她的父母所接受。有了这些照片，我的父母就可以和我谈论过去的事情，他们给我讲了很多我从未听过的故事。

练习示例

前文已经充分讨论了从来访者的所有家庭相册和自传式照片集中得出的总体结论和感受，并给出了与来访者一起翻看相册时可选择的问题。我已经强调过，要注意多年来在许多地方拍摄的照片中出现的总体主题、趋势和一致性，这些照片通常跨越几代人。我建议关注家庭互动、角色和关系模式，以及这些照片中呈现的时间或背景信息。

因此，我假定，在本书的这一部分，读者已经充分了解了在开始家庭相册探索时应使用的问题类型，因此我在这里只提供了两个练习示例：一个是反思练习，可在思考家庭成员的照片时使用；另一个是积极练习，即前面讨论过的环形练习。

反思练习：家庭照片互动

这个练习由两部分组成，目的是让来访者在了解家庭成员的角色之外，将其作为一个独特的个体来看待。这意味着要了解此人生活中许多鲜为人知的方面及其各种感受和经历，一般来说要超越人们对此人通常角色的了解。有几种方法可以做到这一点，例如，来访者可以选择一个特定的人，回顾这个人从小直到现在的所有生活照片，观察她或他的外部变化，并试图理解任何可能促成或跟随实际身体变化的内在变化。可以请来访者探索这些观察结果，并尝试"调整"这些内在现实的视觉信号。如果有可能，来访者应在安全、不具有威胁性的对话环境中与当事人讨论他们的发现。

虽然理论上这种反思练习可以作为家庭练习，但我更愿意让我的来访者在治疗中完成，这样我就可以观察他们的任何非言语行为，还可以进行自发的讨论，如果我们等待延迟的陈述，可能会失去讨论的机会（因为这些练习可以在不从相册中取出照片的情况下完成，所以是很好的入门练习）。

请来访者回顾其家庭过去的照片，从他们希望的最久远的时间开始，然后思考或与治疗师讨论对下列问题的回答。来访者可以默不作声地在心里回答，也可以写下答案或说出自己的想法。（对每个家庭成员重复以下顺序。）

翻看某个家庭成员的照片。慢慢地、安静地回顾对方的一张照片，仔细观察其中的许多细节和整体。感受这张照片，并写下（或说出）你对以下问题的答案。

1. 当你看到这张照片时，首先想到的三件事是什么？

2. 你还能想到其他的人或地方吗？

3. 描述一下你看到这张照片时的三种感受、想法或回忆。试着完成类似以下句子。

"当我看到这张照片时，我想＿＿＿＿＿＿＿＿＿＿＿＿＿＿＿。""我感觉到

＿＿＿＿＿＿＿＿＿＿＿＿＿＿＿＿＿＿。""我记得

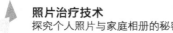

_____。""我发现自己想

说_____。"

4. 你想对照片中的人说什么？想一想自己为什么还没有说，试着表达你一直想对那个人说但由于某些原因一直不能或不愿说的话。

5. 有哪些事情是你一直想问或想从这个人身上了解，却一直不能或不愿问的？

6. 你想让这个人告诉（或问）你什么？为什么对方还没有告诉（或问）你？要实现这一点需要做什么（必须改变什么）？

7. 你认为是谁、出于什么原因拍摄了这张照片？他们得到他们想要的结果了吗？你会这样拍摄吗？你现在想重新拍摄吗？如果你重新拍摄，效果会有什么不同？

8. 你希望这张照片做什么或说什么？对你说什么？

9. 家里谁是或曾经是这个人的最爱，为什么？

10. 你会给这张照片起什么名字？

11. 你可以给张照片送什么礼物？

12. 你愿意和这个人合影吗？

13. 这张照片似乎缺少了什么？需要添加什么才能使它更完整？

14. 这张照片是这个人的真实写照，还是在某些方面是虚构的？

15. 这个人会被允许拥有一张（你喜欢的）你自己的照片吗？为什么被允许，或为什么不被允许？如果不被允许，他们必须改变什么？

要进一步深入研究，请考虑这些问题中的任何一个或所有问题。

是否有家庭成员的照片你没有带来，这可能与什么有关？如果有某张照片让你有某种感觉，可以通过开放式问题直接提问。例如，"当我看到这张照片（这个人）时，我很生气，因为_____。"然后，如果要消除愤怒，照片的主人公必须做些什么。然后再试一次，但不要说"你做或说_____让我生气"，而是说"我感到受伤了"。感觉有什么不同？

如果有美术材料，试着画一幅肖像（参考与照片相似的框架比例），以更好地表达你对这个人的了解和感受。试着创作一幅比照片更真实的肖像。

在你的脑海中记住这张照片，试着在脑海中放大图像的边界。假装你可以把照片的边缘扩大，看看在拍摄这张照片的场景中还有什么。也许你可以将画面放在纸上，然后画出其余部分。

在研究照片和思考所产生的感受时，如果有黏土或橡皮泥，用这些材料并按自己的意愿进行创造[①]。这样做几分钟，然后放下材料。不要停下来分析你所创造的东西。拿起更多的黏土或橡皮泥，立即进入下一张照片。对所有照片都这样做后，将注意力集中在黏土上：出现了哪些非言语的东西？这如何增加了你对这个家庭的了解？

积极练习：环形练习

与上面一个练习中来访者只需观看某些家庭照片并做出反应不同，有些练习要求来访者更积极地参与创作或重新组合新版本的家庭照片。有些建议可能比较简单，如告诉来访者重新拍摄相册中不满意的照片，就好像他们是原来的拍摄者一样，或者拍下他们相册中缺少的东西，等等。

正如本章所述，除了拍摄新的照片外，来访者还可以在大的纸张或报纸上处理现有的照片（或新打印的照片），通过附加的艺术品或文字对照片进行进一步的阐述，就好像这些照片是报纸或书的插图一样。治疗师可以请来访者挑选几张对他们来说特别重要的照片，冲洗时可以把照片按需要放大、缩小，或者按需要裁剪照片。这些照片甚至可以重新排列或拼贴成更"真实"的个人、家庭或集体肖像。

或者治疗师可以请来访者将每个家庭成员的一张照片排列在一张报纸上，使整体比例和排列方式直观地传达出这些家庭成员的实际关系。如果条件允许，来访者甚至可以尝试将家庭成员"放大"，放大到与他们的权力或影响力、被爱或不被爱的程度、好的或坏的品质成比例的大小，或者放大到来访者认为存在其他方面比例的大小，并以拼贴画或雕塑的形式直观地表现这些概念。

其他的积极练习涉及更复杂的任务。例如，在下面的环形练习建议的活动中，来访者会得到以下指示。

如果你愿意，把直系亲属、朋友、熟人和宠物的所有照片都摆在自己的面前，

[①] 本练习改编自让 - 吕克·拉克鲁瓦（Jean-Luc LaCroix）于 1987 年 5 月在不列颠哥伦比亚大学家庭治疗心理健康会议上的演示。

这样你就可以同时看到所有照片。挑选一张最能代表每个人的照片，然后把其他照片收起来。现在，你面前应该有一张每个人的照片，想象自己位于一个圆圈的中心，周围都是同心圆。

将这些环形想象成你照片的安放处。每个圆环的级别大致定义如下。把每张照片放在与这些定义最匹配的地方，也可以随意把照片放在圆环之间，因为它们可能介于下面的描述之间。如果照片中的有些人似乎与属于同一圆环的其他人"相配"，可随意地将他们按空间关系聚拢在一起，表达他们之间的联系。以下会给出对圆环级别的定义，供你借鉴；如果其他含义在概念上更适合你，请你随时重新定义。

离你最近的圆环代表非常亲近。在你的一生中，只有少数几个人能与你如此接近。他们必须是非常特别的人，因为只有这些人才能完全了解你的一切，你对他们没有任何秘密，与他们在一起你不会感到害怕。

第二个圆环是给那些与你非常亲近的人，但你仍然希望对他们保守一些秘密或保持一定的边界，不欢迎他们跨越。这些人虽然与你关系密切，但你仍然需要设置一些屏障来保护自己的脆弱，因为你还不想让他们那么了解你。

第三个圆环是你认识和喜欢的人，你肯定感觉自己与他们有联系，但你不会真正称他们为"亲密的人"。因亲情或友情，他们与你的关系足够亲密，你喜欢和他们在一起，但他们并不完全符合第一个圆环和第二个圆环的亲密关系。如果你的生活中出现了情感危机，你可能不会与这些人分享。

第四个圆环是与你不太亲近的泛泛之交或家庭成员。这些人往往是你觉得应该包括在内的人，但你又不想让他们靠得太近。

第五个圆环和更远的圆环留给那些不在核心圈子里的人。也许你会根据自己的参数将他们划分到不同的圆环，但一定要将所有照片都放在这个圆环框架内的某个地方。

这个练习可以在桌子上或地板上进行；不过，如果有其他材料，也可以在大张报纸上进行。可以把照片平铺在纸上，标出它们的位置（或者描出轮廓或勾画内容），来访者可以通过额外的绘画、书写和拼贴，进一步阐述照片上的人之间及他们与来访者之间的关系。来访者可能还会发现，画线将每个人的照片与有联系的其他人的照片连接起来很有用。

在会谈过程中，治疗师可以让来访者说出自己的每一个决定或感受，也可以让来访者安静地完成整个过程，然后讨论完成后的效果。这两种方法都有优势，也有局限性，治疗师需要熟练掌握这两种方法，以便为来访者选择最佳的方法。

当你回想起你对每个人的想法（和感受）时，请考虑类似以下这些探索性问题。

当你把其他人添加到整个场景中时，是否发现人们在与你或其他人的关系中的位置发生了变化？是什么促成了这些变化？

你对某些位置的安排感到为难吗？是哪些，为什么？

假装这些照片中的每一张都在与你对话。这次对话传达了什么信息，让你产生了哪些感受、想法或回忆？

你是否对发现自己与一些人在情感上最亲近感到惊讶？这些人主要是血亲、朋友，还是两者兼而有之？

如果你必须归还这些照片，并且只能用一个象征性的图像来标记每个人在圆环上的位置，你会为每个人选择什么符号或图像作为标记？

想象一下，你的每个直系亲属或亲密朋友都用你用过的照片做了这个练习。选择一个你最喜欢（或最不喜欢）的家庭成员，从他（她）的角度做这个练习。

从这次经历中，你对这个人有了哪些了解？

比较一下这个人可能把你放在哪个圆环上，以及你把他（她）放在哪个环上。这样做时，你会产生什么想法和感受？

如果你还做了第六章中的空间站练习，那么你在第六章中选择的前 6 张照片与本章中离你最近的圆环中的照片有何不同？如果你在两个练习中都使用了相同的照片，那么会出现哪些不同，又会引发哪些截然不同的感受？

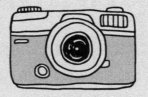

第八章

*

照片治疗促进个人疗愈和成长

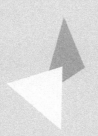

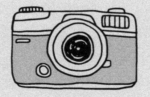

一台可以凝固时间的机器，一种让转瞬即逝的瞬间永久定格的方法，就像它发生时一样，永远不变，这一切看起来如此简单：将机械物体（照相机）对准一个场景，它就会捕捉镜头前的影像，客观地复制镜头前的场景，而且不会出现绘画和素描过程中的失真。在 20 世纪的科学理性和客观性时代，出现了这样一种奇妙的可能性：机器终于可以记录下世界的真实面貌，它的美丽和真实不受人类干扰，它的图像不再因人类感知或干预的弱点和陷阱而受影响。

我希望这本书能证明上述观点是错误的。我的目的是要展示我们的拍摄现实是多么个人化和私密化。有了照片，那一刻的时间就真的停止了，外部空间现实在某种程度上也不复存在。每一张照片都是同时从所有时刻中抽取出来的一个时刻，但又是所有时刻的一部分。在我看来，观察者和被观察者都是生命主线的一部分，而生命主线本身是不可观察的，但我们却试图通过按下快门来阻止这一切。这就是照片治疗的意义所在：当一个人与照片互动时，哪怕只是看着照片或自发地按下快门，他（她）也会完全"改变画面"。

一张普通的照片为我们最深层的情感状态和潜意识信息提供了形式和结构。它是认知与感官之间的桥梁，是隐藏在意识之下的内在自我与能够被我们认识的自我之间的桥梁，也是我们内心意识到的自我与他人眼中的自我之间的桥梁。它还能将过去与现在联结起来，形成一个多层次的交互矩阵，让我们准备好继续将这一矩阵延伸到当下之外的时间。它将物质世界与精神世界连接起来，将我们所意识到的现实与事后回顾才能看到的联系或模式所呈现的现实联结起来。

在回顾我们的个人照片时，我们会了解到一些我们在拍摄照片时完全没有意识到的关于自己的事情——那些后来看起来明显可见的事情，在我们捕捉它们的那一刻却是潜在的或蕴含其中的。这就是为什么我把它们称为心灵的"脚印"和生活的"镜子"；它们是视觉标记，不仅让我们知道我们曾经去过哪里，而且也许还让我们知道我们可能会去哪里，即使我们还没有意识到这一点。

　　鉴于此，我们不难看出，即使是普通的照片，也可以成为很好的治疗工具，用来揭示那些以前无法通过语言或有意识的探索获得的无意识思维和情感领域。本书介绍的照片治疗技术可以将我们遗忘、掩盖和自我防御的信息带入可知和可识别的领域，尤其那些我们找不到言语和无法用言语表达的信息。它们将我们与最初以感官印象记录下来的生活细节重新联系在一起，也将我们与记忆中的信息重新联系在一起，直到视觉刺激帮助我们产生联想，我们才意识到这些信息之间的相关性。一张个人照片既是一种知识财产，也是一种情感财产，它的存在不仅因为它的外观，还因为它的外观在潜意识中被赋予了意义。

　　个人照片为"眼不见，心不烦"这句谚语赋予了新的含义，并强化了大多数人主要使用视觉语言表达自我的说法。很显然，我们试图用来传达内心的想法、感受或记忆的任何语言充其量只能是表象和隐喻。我们头脑中的所见所闻永远无法被直接观察到。我们的言语反映了我们的认知策略及其内在价值观；它本身就是一幅地图，甚至包括其视觉语言成分。

　　在本书中，我试图解释和证明普通的照片是如何具有远超过任何言语的传播力，大多数人是如何感知到照片代表（和重新代表）现实、情感真相，以及那一瞬间的无可争辩的证据。照片捕捉到的每一个瞬间，在日后我们观看时，都会觉得就像在当下，就像"此时此刻"，我们会重新体验其中蕴含的所有情感、记忆和信息，以及日后的相关信息，就像它们就发生在此时此刻。

　　在为治疗师提供照片治疗的理论依据并展示照片治疗的技术时，照片治疗作为治疗师的一种工具，我试图解释和展示如何利用普通的照片来接触"当时"的感受、信息和记忆，从而了解它们对"现在"的影响。精心设计的问题是我们帮助来访者将部分潜意识带入意识的主要工具。

　　照片可以轻柔地提醒你，安全地与你对质或告知你过去的事情，还可以为你说话和对你说话。它们可以帮助你从生活中找到更多你想要的东西，以及你可能要去的地方。通过照片治疗，我们可以了解自己生活中的事实，也可以了解那些通常不被我们意识到的因素，如我们的内在价值观、我们根据这些价值观来运作和形成观点、判断、解释和期待。我们会深入了解自己的感受，以及为什么会有这样的感受；了解我们独特的个人符号，即对我们来说具有私人甚至秘密意义的符号；了解我们是如何构建自己的生活的。我们开始理解我们的家庭、性别、社会、文化及其他类似因素对我们自以为是的观念所产生的各种影响。利用基于照片的提问技巧，我们可以更多地了解那些隐藏的、神秘的和"安静"的地方，它们是自我认识和与他人交流的核心。

照片治疗并不是一个封闭的、固定的模式，没有关于如何"正确"进行治疗的规则，而是一套灵活的工具，可以根据每名来访者的个人需求和目标来构建治疗过程。我不仅展示了用某人手中（或头脑中）的照片可以完成多少治疗工作，而且还展示了用这种艺术品作为促进其他过程的开端可以完成多少工作。不仅是照片，还有与之相伴的拍摄计划、摆拍姿势、抓拍、观看、保存、送出、联想、收藏和想象，这些都为表达、探索和体验提供了极大的自由空间。

学习使用照片治疗技术的人必须意识到，在来访者与特定照片互动的过程中（接触、记忆、想象和改变图像）所沉淀下来的东西具有重要意义。当治疗师使用个人照片来帮助来访者集中注意力时，来访者从内到外和从外到内的自我观点都会得到加强。我们的照片和由我们拍摄的照片提供了洞察力和展望；由内向外（由我们拍摄的照片）和由外向内（我们的照片）地展示了我们自己。自画像同时包含了这两种情况，而相册中的照片则同时呈现了这两种情况，两者之间有时间差，但归根结底，它们都是更好地认识自己的有用工具。

投射技术告诉我们，一个人如何看待照片，反映了他（她）如何定义世界和他人，思想、情感、记忆和许多其他东西都存储在代码中，有时只有视觉线索才能解开这些代码。自画像可能是个人学习、区分成熟和有意识自我的最有力的照片，探索和面对一个人的自我形象可能是来访者所能做的最重要和最有价值的照片治疗工作。来访者的照片提供了大量的外部相关性，可以与内在的自我概念相匹配，从现象学的角度看，来访者拍摄或收集的照片都是自我建构，因为在某种程度上来访者拍摄的所有照片都是他们重要事物的线索。家庭相册中的照片和其他照片展示了一个家庭的选择性现实，照片中的人们永远定格在一起，经得起时间的考验；同时也展示了他们的关系动态及他们对这一切的感受等大量信息。很快我们就会发现，照片治疗不仅是关于照片所展示的内容，也是关于如何利用照片进一步探索其中的秘密。

我试图说明，照片治疗的过程最重要的是要知道如何设计问题，将照片作为一种催化剂来获取、释放，并经常实际转化来访者内心深处潜意识的、埋藏的、过度防御的或"被遗忘的"信息和情感。这些被有意识或潜意识"囚禁"起来的材料必须被释放出来，并作为治疗和学习过程本身的一部分加以处理。关键在于治疗师要学会如何根据作为刺激的照片提出问题，从而引导来访者进行所需要的内心探索，了解在什么时候问什么及如何问，以便与来访者一起发现更多关于自己的信息。

要掌握照片治疗技术，就需要有开放的探究精神，并愿意拓展自己作为引导者的可能性。这就要求治疗师扩大探究技巧的范围，将非言语和视觉成分纳入其中，并接受你和来访者一起在一条你们都无法看到的道路上探索对方的生活。照片治疗技术体现在你提问的能力上，这些问题能激发来访者进入潜意识的、先前受到保护的深度，而这些深度低于他们的意识或重新体验的能力。你必须对选择性知觉、情境现实、同步性、自我中心主义和种族中心主义等概念驾轻就熟，并对自己的理论基础有足够的了解，深刻认识到这些东西可能会影响你与来访者的沟通。你必须能够接受在任何情况下都可能存在不止一种正确的可能性，而这些可能性往往就在你的面前或你的内心，在相互矛盾、悖论或否认中共存。而且，你必须能够从容地接受这一切，使其不会严重影响你帮助来访者取得治疗进展。

大多数静下心来思考照片如何真正定格时间片段的人都会对这种神奇的魔力感到惊叹和敬畏，因为它可以从不断流动的时间进程中抽出一瞬间，并将其定格为可以永恒的短暂瞬间。这种力量是人们与照片的关系所赋予他们的情感联系和潜意识理解的一部分，它当然也可以成为帮助他们向内关注自身和生活的有力工具。文字主要是视觉的，而视觉输入文字又是如此重要，以至于照片成为寻求交流语言的合乎逻辑解决方案。各种文化和社会经济背景的人都会拍摄、保存和珍藏照片。大多数人都有自己的照片、生活中重要他人的照片及具有特殊意义地点的照片。有人曾告诉我，他们把照片理解为没有文字的诗歌，称其为视觉凝固的音乐。

无论用什么比喻，人们的普通照片都有着惊人的重要生命（和秘密）。它们允许人们以一种主要是非言语的方式探索这个非言语的领域。因此，照片是一把有效的钥匙，可以打开通往以前隐藏的信息、情感和记忆的大门。它们允许我们将语言与视觉联系起来，将两者与情感联系起来，并在解释这种联系的过程中见证我们自己的人生故事及其重要性。利用照片治疗技术，人们可以获得一幅自己的人生画卷，其价值远远超过千言万语。有人说，检验一件事物价值的最好方法就是想象没有它的生活，所以我试着想象一个从未有过摄影、也从未有人想过发明摄影的世界。我能为这样一种工具创造出怎样的想象，它能带来怎样令人惊叹的承诺？但没有比现有的更好的了。

最后，我想鼓励治疗师和来访者享受照片和家庭相册带来的乐趣，探索它们在你通常所见之外的秘密生活，以及它们给你和关于你的信息。我希望读完本书后，你再也不会像以前那样看待自己的照片了。现在就把它们当作一种开始深入了解自己的方式，当作早该进行的对话的催化剂，以增进对自己感受的理解和交流。从它们中找到你自身独特性和根源性的线索。但请注意：一旦开始，旅途就没有终点；到达目的地才是"全部"。到达我们出发的地方，并第一次重新认识它（套用 T.S. 艾略特的话），这当然是旅程的一部分，但对治疗而言，更重要的是旅程本身。

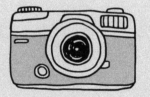

致　谢

　　感谢那些帮助我完成这本书的人，感谢所有向我提问为什么及促使我决定写这本书的学生们；感谢我的好友——特里·古德温（Terry Goodwin），花费许多时间完成了烦琐的校对、录像带转录和评论整理，以及给出许多中肯的批评；也感谢劳拉·莫里森（Laura Morrison）帮助转录录像带；感谢大卫·克劳斯（David Krauss）和乔尔·沃克（Joel Walker），我的同事和亲爱的朋友，他们对照片治疗的想法与我非常相似，所以我们在教学或写作方面似乎经常气味相投；感谢苏珊·罗宾逊（Susan Robinson，在我早期的作品中被称为"Debbie F."），她也是我最早尝试实现这些想法的来访者；感谢所有那些给予我信任并允许我在书中使用他们的个人照片、故事案例的人；感谢我的父母（尽管我透露了许多关于我童年生活的个人细节和照片，但他们仍然爱我——他们想让我告诉读者，其中大部分都"不是真的"）；感谢我的编辑丽贝卡·麦戈文（Rebecca McGovern）和齐尼亚·利萨内维奇（Xenia Lisanevich），感谢加拿大委员会（Canada Council）及另外两位希望保持匿名的资金捐助人，感谢他们对我开拓这一领域付出努力的信任（及给予我的经济支持），而我也因此获得了时间和信心来完成这本书。

　　我想对比利·罗达（Billy Rodda）给予我非常特别的友谊表示最诚挚的感谢，他的内在力量、爱的支持和完全的信任使我们能够经历一些我生命中最有效（及最令人惊奇）的照片治疗体验。最后，我还要承认和感谢我的丈夫罗伯特·奥斯提格（Robert Ostiguy）的重要性，他投入的无限耐心、不断宽容和完全无条件的爱贯穿整个手稿的写作过程（及我的全部生命历程），而这些都远不仅是文字（甚至照片）可以尽述的。

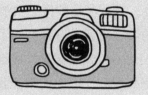

参考文献和推荐阅读

为了节省纸张、降低图书定价，本书编辑制作了电子版参考文献和推荐阅读，按以下链接即可下载。

https://box.ptpress.com.cn/y/63506

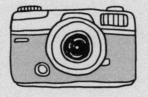

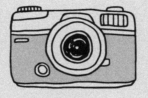